U0300949

风湿病

常用特色疗法

主　编　黄传兵

副主编　刘　健　李　明

编　委（按姓氏笔画排序）

万　磊　　王桂珍　　王善萍　　戈　扬　　田丹丹　　付皖兰

刘　健　　刘天阳　　汤忠富　　李　明　　李云飞　　束龙武

何素梅　　汪　元　　张皖东　　陈瑞莲　　纵瑞凯　　范海霞

庞利君　　徐昌萍　　黄传兵　　曹云祥　　谌　曦　　葛　瑶

程丽丽

编写秘书　尚双双　　陈君洁

人民卫生出版社

·北京·

图书在版编目（CIP）数据

风湿病常用特色疗法 / 黄传兵主编 . —北京：人
民卫生出版社，2024.5

ISBN 978-7-117-36282-5

Ⅰ . ①风… Ⅱ . ①黄… Ⅲ . ①风湿性疾病 – 中医治疗
法 Ⅳ . ①R259.932.1

中国国家版本馆 CIP 数据核字（2024）第 089374 号

人卫智网	www.ipmph.com	医学教育、学术、考试、健康，购书智慧智能综合服务平台
人卫官网	www.pmph.com	人卫官方资讯发布平台

风湿病常用特色疗法
Fengshibing Changyong Tese Liaofa

主　　编：黄传兵
出版发行：人民卫生出版社（中继线 010-59780011）
地　　址：北京市朝阳区潘家园南里 19 号
邮　　编：100021
E - mail：pmph @ pmph.com
购书热线：010-59787592　010-59787584　010-65264830
印　　刷：天津善印科技有限公司
经　　销：新华书店
开　　本：710×1000　1/16　**印张：**22
字　　数：316 千字
版　　次：2024 年 5 月第 1 版
印　　次：2024 年 5 月第 1 次印刷
标准书号：ISBN 978-7-117-36282-5
定　　价：98.00 元

打击盗版举报电话：010-59787491　**E-mail：**WQ @ pmph.com
质量问题联系电话：010-59787234　**E-mail：**zhiliang @ pmph.com
数字融合服务电话：4001118166　**E-mail：**zengzhi @ pmph.com

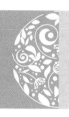

序

　　风湿病是影响骨、关节及其周围软组织，如肌肉、滑囊、肌腱、筋膜等的一组疾病，属于中医学"痹证"范畴。痹证是由于风、寒、湿、热等邪气闭阻经络，导致以肢体筋骨、关节、肌肉等处发生疼痛、重着、酸楚、麻木，或关节屈伸不利、僵硬、肿大、变形等为主症的疾病。《素问·痹论》指出："风寒湿三气杂至，合而为痹也。其风气胜者为行痹，寒气胜者为痛痹，湿气胜者为着痹也。"大多数风湿病的治疗需要漫长的过程，从传统医学到现代医学，汇集了众多特色治法，形式多样，为广大患者解除了病痛。

　　安徽中医药大学第一附属医院风湿免疫科是国家临床重点专科、国家中医药管理局中医药重点学科（中医痹病学）建设单位。风湿病的特色疗法一直在该院风湿科长期开展，如中药熏蒸、中药离子导入、中药热罨包等中医特色外治法，关节腔注射、光疗、关节镜等现代特色疗法，以及八段锦、太极拳、五禽戏、游泳等运动疗法。风湿病最大的特点是影响机体功能活动，而特色疗法的宗旨就是缓解关节疼痛，改善功能活动，防止致残致畸，提高生活质量。

　　中医痹病学科一直是安徽中医药大学第一附属医院特色专科，科研与临床能力并行，负责全省大部分风湿病患者的诊疗工作，门诊量和住院人数逐年增加。风湿科中医特点明显，一直秉承"大医精诚"的主旨开展中医药服务，辨证与辨病结合，内治与外治结合，倡导多途径、多方面干预治疗。临床上风湿病患者长期口服激素、免疫抑制剂等药物，副作用较多，中医药参与治疗能有效减少副作用，促进激素等药物的减撤，扶正祛邪，固本培元。同时，现代疗法也需要学习利用，关节镜和关节腔内注射治疗对于大关节炎症积液有很好的效果，能快速缓解疼痛和肿胀。另外，对系统性红斑狼疮重症患者，采用血浆置换和免疫吸附疗法，能及时挽救生命。中西医结合治疗,各取所长,积极学习国内外先进诊疗技术,才能更好地造福患者。

黄传兵主任医师一直致力于风湿病诊疗和科研工作,带领科室开展多项特色疗法。其所率领的团队,团结合作,追求创新精神,积极传承中医药,践行中西医结合理念。现团队成员将临床风湿病常用特色疗法编写成书,本书重点介绍类风湿关节炎、强直性脊柱炎、干燥综合征、系统性红斑狼疮等十余种常见风湿病的特色疗法,其中包括中医适宜技术和现代特色疗法,内容丰富新颖,条理清楚,为临床治疗风湿病提供正确的指导和参考。从长远来看,该书对风湿病诊疗技术的传承发展具有重要意义,对我校附属医院中医痹病学的传承发展有着弥足珍贵的价值。故欣然为序。相信本书在风湿界会产生深远影响,为临床工作者提供新的借鉴和感悟!

安徽中医药大学原校长

2023 年 10 月 10 日

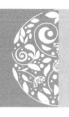

前　言

　　风湿病是一类累及全身多系统的自身免疫性疾病。风湿病在我国发病率较高,病因及发病机制尚未完全明确,诊断较困难,变化多,病程长,治疗棘手,致残率高,甚者危及生命,给患者家庭和社会带来诸多困难。

　　目前风湿病的治疗仍以药物为主,主要包括非甾体抗炎药、激素类药物、免疫抑制剂、小分子靶向药以及生物制剂等,极大地改善了患者的预后。但仍有很多患者病情控制不佳。大多数风湿病患者表现为骨、关节及其周围软组织的肿胀、压痛、疼痛等特点,故非药物疗法作为其辅助治疗显得格外重要。药物疗法与非药物疗法结合,取长补短,互相协同,具有提高疗效和减少毒性反应的优点。其中,中医适宜技术和一些西医治疗技术作为非药物治疗的重要组成部分,是风湿病的特色疗法。认识与挖掘这些特色疗法对于提高风湿病的临床疗效是十分有益的。另外,我国地域辽阔,各地区风湿病学科发展不平衡,对于风湿病常用特色疗法的认识及开展并不完善,为了普及风湿病常用特色疗法,拓展各级临床医生对风湿病的治疗手段,造福更多风湿病患者,我们广泛参阅古今医籍,撷取精粹,整理收集治疗风湿病的常用中医与西医特色疗法,结合我们临床实践的经验,编写了这本书,以供所有热心从事风湿病诊治工作的同仁与广大风湿病患者参考。

　　本书是一本侧重于特色疗法的风湿病学专著。风湿性疾病多达百余种,而本书涉及的主要为临床上可以应用特色疗法的一些疾病。全书共21(含附篇)章,分为总论篇、疾病篇与附篇三大部分。总论篇简要介绍了风湿病的一般情况、常用特色疗法及其分类。疾病篇则详细讲述了类风湿关节炎、骨关节炎、痛风、系统性红斑狼疮、干燥综合征、强直性脊柱炎、银屑病关节炎、炎症性肌病、系统性硬化、纤维肌痛综合征、白塞综合征、雷诺征、结节性红斑、反应性关节炎、产后风湿等 10 余种风湿病的常用特色疗法。附篇主要介绍风湿病常用中药、风湿病特色膳食疗法、中医治疗风湿病的古代方剂与风湿病常用膏方。本书内容新颖,资料丰富,理论与临床兼顾,重点突出实用。为帮助读者更清晰直观地理解,书中还附有部分特色疗法的流程图。

我们期望本书的出版,能够使大家关注风湿病常用特色疗法,包括中医适宜技术和西医诊疗技术,使药物治疗与特色疗法互相补充,互相借鉴,二者共同发展,造福风湿病患者。我们深知任重而道远,仍需风湿病工作者齐心协力、坚持不懈。

由于编者水平所限,书中若有疏漏之处,敬请广大读者批评指正。

黄传兵

2023 年 8 月 16 日

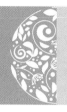

目 录

总论篇

第一章 风湿病概述 …… 3
第一节 西医学认识 …… 3
一、概述 …… 3
二、病因机制 …… 4
三、常见临床表现 …… 5
四、药物治疗 …… 8
第二节 中医学认识 …… 15
一、风湿病历史源流 …… 15
二、病因病机 …… 19
三、中医常用治疗方法 …… 21

第二章 风湿病常用特色
疗法 …… 25
第一节 西医常用特色疗法 …… 25
一、血浆置换疗法 …… 25
二、免疫吸附疗法 …… 28
三、干细胞移植 …… 31
四、关节镜 …… 34
五、关节腔注射治疗 …… 37
六、其他疗法 …… 40
第二节 中医常用特色疗法 …… 60
一、中药涂擦治疗 …… 61
二、中药药浴 …… 62

三、中药外敷 …… 64
四、熏洗熏蒸疗法 …… 69
五、中药热罨包 …… 71
六、中药离子导入法 …… 74
七、中药含漱疗法 …… 78
八、中药雾化治疗 …… 79
九、中药保留灌肠 …… 81
十、耳穴埋豆法 …… 83
十一、穴位注射 …… 85
十二、眼部穴位按摩 …… 87
十三、针刀疗法 …… 89
十四、艾灸拔罐疗法 …… 91
十五、运动疗法 …… 94

疾病篇

第三章 类风湿关节炎 …… 99
一、概述 …… 99
二、病因病机 …… 100
三、临床表现 …… 100
四、诊断及治疗 …… 100
五、常用特色疗法 …… 103

第四章 骨关节炎 …… 113
一、概述 …… 113

二、病因病机 ……………… 113

三、临床表现 ……………… 114

四、诊断及治疗 …………… 114

五、常用特色疗法 ………… 118

第五章 痛风 …………… 132

一、概述 …………………… 132

二、病因病机 ……………… 133

三、临床表现 ……………… 133

四、诊断及治疗 …………… 134

五、常用特色疗法 ………… 136

第六章 系统性红斑狼疮 … 142

一、概述 …………………… 142

二、病因病机 ……………… 143

三、临床表现 ……………… 144

四、诊断及治疗 …………… 145

五、常用特色疗法 ………… 148

第七章 干燥综合征 ……… 154

一、概述 …………………… 154

二、病因病机 ……………… 155

三、临床表现 ……………… 155

四、诊断及治疗 …………… 156

五、常用特色疗法 ………… 159

第八章 强直性脊柱炎 …… 164

一、概述 …………………… 164

二、病因病机 ……………… 164

三、临床表现 ……………… 165

四、诊断及治疗 …………… 166

五、常用特色疗法 ………… 167

第九章 银屑病关节炎 …… 177

一、概述 …………………… 177

二、病因病机 ……………… 177

三、临床表现 ……………… 177

四、诊断及治疗 …………… 178

五、常用特色疗法 ………… 179

第十章 炎症性肌病 ……… 184

一、概述 …………………… 184

二、病因病机 ……………… 185

三、临床表现 ……………… 185

四、诊断及治疗 …………… 185

五、常用特色疗法 ………… 189

第十一章 系统性硬化 …… 196

一、概述 …………………… 196

二、病因病机 ……………… 197

三、临床表现 ……………… 197

四、诊断及治疗 …………… 198

五、常用特色疗法 ………… 200

第十二章 纤维肌痛综合征 … 205

一、概述 …………………… 205

二、病因病机 ……………… 206

三、临床表现 ……………… 206

四、诊断及治疗 …………… 206

五、常用特色疗法 ………… 208

第十三章 白塞综合征 …… 213

一、概述 …………………… 213

二、病因病机 ……………… 214

三、临床表现 ……………… 214

四、诊断及治疗 …………… 214

五、常用特色疗法 ………… 216

第十四章 雷诺征 ………… 220

一、概述 …………………… 220

二、病因病机 ·············· 221

三、临床表现 ·············· 221

四、诊断及治疗 ·········· 221

五、常用特色疗法 ········ 223

第十五章　结节性红斑·········· 230

一、概述 ·················· 230

二、病因病机 ·············· 230

三、临床表现 ·············· 231

四、诊断及治疗 ·········· 231

五、常用特色疗法 ········ 232

第十六章　反应性关节炎······ 238

一、概述 ·················· 238

二、病因病机 ·············· 239

三、临床表现 ·············· 239

四、诊断及治疗 ·········· 239

五、常用特色疗法 ········ 241

第十七章　产后风湿·········· 244

一、概述 ·················· 244

二、病因病机 ·············· 245

三、临床表现 ·············· 245

四、诊断及治疗 ·········· 245

五、常用特色疗法 ········ 246

附　篇

第一章　风湿病常用中药····· 255

第一节　祛风通络药········ 255

一、徐长卿 ················ 255

二、桑枝 ·················· 255

三、威灵仙 ················ 256

四、蕲蛇 ·················· 256

五、乌梢蛇 ················ 257

六、海风藤 ················ 257

七、青风藤 ················ 257

八、络石藤 ················ 258

九、忍冬藤 ················ 258

十、天麻 ·················· 258

第二节　祛风寒湿药········ 259

一、伸筋草 ················ 259

二、臭梧桐 ················ 259

三、海桐皮 ················ 260

四、独活 ·················· 260

五、木瓜 ·················· 260

六、川乌 ·················· 261

七、草乌 ·················· 261

八、羌活 ·················· 262

九、艾叶 ·················· 262

十、巴戟天 ················ 263

第三节　祛风湿热药········ 263

一、苦参 ·················· 263

二、黄柏 ·················· 263

三、白鲜皮 ················ 264

四、大黄 ·················· 264

五、秦艽 ·················· 265

六、防己 ·················· 265

七、豨莶草 ················ 265

八、土茯苓 ················ 266

九、地肤子 ················ 266

十、露蜂房 ················ 266

第四节　舒筋活络药·········· 267

一、红花 ·················· 267

二、鸡血藤 ·············· 267

三、苏木 ·················· 268

四、路路通 ·············· 268

五、昆明山海棠 ········ 268

六、透骨草 ·············· 269

七、雷公藤 ·············· 269

八、乳香 ·················· 270

九、没药 ·················· 270

十、川芎 ·················· 271

第五节　祛风湿强筋骨药 ····· 272

一、五加皮 ·············· 272

二、桑寄生 ·············· 272

三、狗脊 ·················· 273

四、千年健 ·············· 273

五、鹿衔草 ·············· 273

六、牛膝 ·················· 274

七、杜仲 ·················· 274

八、续断 ·················· 275

九、蛇床子 ·············· 275

十、骨碎补 ·············· 276

第二章　风湿病特色膳食

疗法 ·················· 277

第一节　邪实候 ············ 277

一、风湿痹阻证 ········ 277

二、湿热痹阻证 ········ 283

三、寒湿痹阻证 ········ 286

四、痰瘀互结证 ········ 288

第二节　正虚候 ············ 289

一、气血亏虚证 ········ 289

二、肝肾亏虚证 ········ 292

第三章　中医治疗风湿病的

古代方剂 ·········· 295

第一节　按证候分类 ······ 295

一、治风寒湿痹方 ····· 295

二、治风湿热痹方 ····· 298

三、治痰瘀痹方 ········ 299

四、治脏腑亏虚方 ····· 300

第二节　按中医病名分类 ··· 302

一、治脏腑痹方 ········ 302

二、治五体痹方 ········ 310

三、治血痹方 ·········· 315

四、治痛风历节方 ····· 316

第三节　药酒及外用方 ····· 319

第四章　风湿病常用膏方 ···· 322

第一节　膏方概述 ·········· 322

一、膏方的作用 ········ 322

二、适应人群 ·········· 323

三、组方原则 ·········· 323

四、分类 ··············· 324

五、制作方法 ·········· 325

六、食用与储存方法 ··· 326

七、注意事项 ·········· 326

第二节　风湿病常用膏方 ···· 327

一、内服类 ············· 327

二、外用类 ············· 335

总论篇

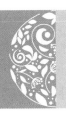

第一章

风湿病概述

 第一节　西医学认识

一、概述

风湿病全称为"风湿性疾病"。风湿性疾病(rheumatic disease)是泛指影响骨、关节及其周围软组织,如肌肉、滑囊、肌腱、血管、神经等结缔组织的一类疾病。风湿病发病原因涉及免疫、感染、内分泌、代谢、退化、遗传、肿瘤、环境等诸多因素。在疾病分类上,风湿病涵盖内容十分丰富,被许多国家和地区采用的是1983年美国风湿病学会的分类方法,其根据病因、发病机制和部位的不同,将风湿病分为10个类别,共计包含疾病100余种,分别为:①弥漫性结缔组织病(类风湿关节炎、系统性红斑狼疮等);②脊柱关节病(强直性脊柱炎等);③骨关节炎;④感染导致的风湿病(莱姆病、淋球菌性关节炎等);⑤代谢性疾病(痛风等);⑥肿瘤(骨软骨瘤等);⑦神经血管疾病;⑧骨及软骨疾病;⑨关节外疾病(软组织炎症等);⑩其他。其中第一类结缔组织病在风湿性疾病中始终占有重要地位,主要因为结缔组织病临床上较为常见,且常累及多个器官。近年来,随着免疫学的迅速发展,结缔组织病的研究不断推进,出现了对发病机制新的认识,以及新的诊疗手段与治疗方法。

二、病因机制

风湿性疾病的病因尚未明确,随着多学科医学的不断发展,目前已发现遗传因素、免疫功能紊乱、感染、内分泌失调、代谢异常、退化、肿瘤、环境等因素参与了风湿性疾病的发生发展,可能是其中一个因素主导引发,也可能是多个因素相互作用导致,过程颇为复杂。目前,关于风湿病的病因机制仍需要进一步研究和验证。

(一)遗传因素

随着人类遗传学的迅速发展,基因在风湿性疾病中的地位受到研究者广泛关注。研究已表明风湿性疾病具有遗传学特点,有多种基因参与风湿性疾病的发病过程。目前研究最成熟的是主要组织相容性复合体(MHC)基因,人类 MHC 基因分为 Ⅰ 类、Ⅱ 类和 Ⅲ 类基因,不同基因类别与风湿病的关系不一,最先报道出来的是 Ⅱ 类 MHC 基因与类风湿关节炎(RA)的相关性,是对 RA 发病影响最大的危险因子。近年来,除了 MHC 基因,一些非 MHC 区域基因也被发现与多种风湿性疾病相关联,例如 1q41 区与系统性红斑狼疮有相关性、16q 区与强直性脊柱炎有相关性、8q 区与骨关节炎有相关性,等等,但目前还有待于进一步深入研究。

(二)免疫因素

免疫功能异常在风湿性疾病发病中起着直接作用。免疫功能异常反应包括遗传导致的先天免疫缺陷;细菌、病毒、支原体、衣原体、螺旋体等微生物感染引起的免疫反应;自身抗原引起机体产生针对自身抗原的抗体,形成抗原抗体复合物等。免疫功能异常包括 T 细胞免疫失衡、B 细胞免疫亢进、自身抗体产生、细胞因子等多种免疫紊乱过程,参与风湿性疾病的发病,充分体现了免疫反应在风湿病发病过程中的重要作用。

(三)感染

目前,医学界普遍认为感染可能是风湿性疾病重要的发病因素。许多风湿性疾病与感染有关,如类风湿关节炎与 EB 病毒、幽门螺杆菌感染;风湿热与 A 组乙型溶血性链球菌感染;强直性脊柱炎与克雷伯菌感染;莱姆病与螺旋体感染;反应性关节炎与福氏志贺菌、沙门菌属等肠道细菌感染,等等。近年来,人们开始认识到机体对感染所产生的免疫反应及造成的免疫损伤可能是风湿性疾病的确切发病机制。

(四)内分泌因素

根据免疫 - 神经 - 内分泌调节网络学说,神经内分泌系统与免疫系统之间存在着完整的功能性调节环路,后者主要是通过神经肽、激素和免疫分子三者之间相互作用而构成。有许多内分泌疾病,其症状本质上与自身免疫性疾病密切相关,如桥本甲状腺炎、1 型糖尿病等,其内分泌表现只是相应内分泌器官损伤后的结果;另外,理论上凡可引起内分泌器官、组织损伤、破坏,或者干扰下丘脑 - 垂体 - 肾上腺轴调节功能的风湿病,均可有相应的内分泌表现。

(五)其他因素

与风湿性疾病相关的其他病因还包括代谢异常、退化、肿瘤、环境等因素,比如痛风性关节炎是尿酸代谢形成的尿酸钠盐在关节或周围组织中沉淀所致。环境因素中,紫外线照射可以诱发系统性红斑狼疮患者皮损的发生甚至加重,少数病例可以诱发或加重系统性病变。

三、常见临床表现

(一)发热

发热是风湿性疾病的常见症状之一,风湿病发热的形式是多样的、不规则的,可以持续高热、中度发热或长期低热,大多为轻、中度发热。常见的风湿性疾病如风湿热、类风湿关节炎、系统性红斑狼疮、强直性脊柱炎、皮肌炎、急性痛风性关节炎、成人斯蒂尔病等,当患者处于疾病的急性期或活动期,都可以出现低热、中等程度发热甚至高热。

(二)皮肤黏膜表现

风湿性疾病的皮肤损害呈现多样性,分成特异性和非特异性两类,可以辅助风湿性疾病的诊断与鉴别诊断。

1. 皮肤红斑 皮肤红斑是指皮肤出现红色斑样改变,红斑的大小不一,形态多种,如环形红斑、蝶形红斑、盘状红斑、结节性红斑、多形性红斑等,常发生于四肢、胸背部及面部,如红斑狼疮、白塞综合征、风湿热、结节病等。

2. 皮肤斑疹 皮肤斑疹是指皮肤局部颜色、形态异常改变的一种表现，是风湿性疾病皮肌炎的重要体征。发生在上眼睑的紫红色水肿性红斑具有特征性，称为"向阳疹"。皮疹可蔓延至面颊、颈部、前胸及暴露部位，在四肢主要位于大、小关节伸面，融合后形成斑块，其上面有细小鳞屑覆盖，逐渐萎缩，毛细血管扩张和色素减退，有时可破溃，称"Gottron征"，亦是本病的特征性皮疹之一。

3. 皮下结节 皮下结节是指在皮下出现小硬结的表现，呈半球形，质地坚实，其大小1~4cm不等，任何部位都可发生，但多发生在关节隆突部位，如肘关节鹰嘴处、腕部、手背、踝部等。皮下结节可附着在肌腱或者滑膜上，可有轻度压痛。最常发生于类风湿关节炎患者。

4. 皮肤硬化 皮肤硬化是指皮肤变硬，不能用手捏起，皮肤皱纹变浅或消失的一种症状。皮肤硬化轻者，硬斑损害常为单个或多个，躯干部好发，表面光滑，质地坚硬，有蜡样光泽，经过缓慢，数年后变成淡褐色萎缩性瘢痕。皮肤硬化重者，躯干、四肢、面部呈弥漫性硬化，皮肤坚硬，表面光滑，随之变薄萎缩，影响张口，胸廓皮肤累及而感呼吸困难等。最常见于硬皮病。

5. 口腔溃疡 口腔溃疡可以出现在口唇黏膜、牙龈及舌体，大小不一，局部红、稍肿，表面可有白色分泌物，常反复发作，初起为点状，逐渐发展为浅表溃疡，偶见深部较大溃疡。常见于系统性红斑狼疮、白塞综合征、莱特尔综合征、干燥综合征等。

6. 生殖器溃疡 生殖器溃疡是指生殖器黏膜出现局限性糜烂的一种临床表现，男性多见于阴囊，也可在阴茎；女性多见于阴唇，也可出现于阴道。最常见于白塞综合征。

7. 脱发 脱发是指头发脱落较正常情况增多的一种临床表现，有以下两种形式：斑片状脱发，由盘状红斑狼疮侵及头皮引起；弥漫性脱发，临床上可伴系统性红斑狼疮的暴发，病情稳定后能长出新发，前额处头发易枯黄、断裂。

（三）肌肉表现

风湿性疾病引起肌肉损害很常见，表现为肌痛和肌无力，严重者可发生吞咽困难或呼吸肌无力。如皮肌炎表现为近端肌痛并有触痛,伴近端肌无力;结节性多动脉炎表现为弥漫性肌痛或下肢肌触痛,伴有网状青斑,单神经或多神经病变;风湿性多肌痛以上肢近端肌群更为明显,常伴有局部肌肉压痛;系统性红斑狼疮早期也有肌痛表现,但很少出现严重的肌无力、肌萎缩和肌炎。

(四)关节表现

1. 晨僵　晨僵是指清晨起床后出现关节及其周围僵硬感,持续时间一般超过 1 小时方有意义。大约有 95% 以上的类风湿关节炎患者出现晨僵,其他类型的关节炎也可会出现晨僵,但一般持续时间较短。强直性脊柱炎可出现下腰背晨僵,伴有疼痛,症状在夜间休息时较明显,活动后可减轻。

2. 关节痛　风湿性疾病最常见的症状往往是关节痛。关节痛始发于老年人多考虑骨性关节炎,中年人以类风湿关节炎多见,年轻男性大多考虑强直性脊柱炎,年轻育龄妇女则考虑系统性红斑狼疮。论起病的急缓:类风湿关节炎多为缓进,而痛风的典型发作则常为夜间突然发生;论关节疼痛的程度:类风湿关节炎多可耐受,逐渐加重,而痛风则剧烈难忍,当日或 1~2 日达高峰;论疼痛部位:类风湿关节炎常影响腕、掌指、近端指间及跖趾关节等,但较少影响远端指间关节,而骨关节炎受累部位多见于远端指间关节,较少影响掌指关节及腕关节;腰背部关节疼痛则常见于强直性脊柱炎、银屑病关节炎、骨关节炎和感染性关节炎等;足跟痛的病变主要有跟腱炎,即跟腱与跟骨粗隆附着点及其附近的炎症。脊柱关节病常有跟骨痛,触痛多在中后部足底筋膜附着点处或跟骨粗隆处;类风湿关节炎累及双足病变,踝关节肿胀,跟腱旁凹陷消失,关节活动受限,压痛明显,晚期足跗外翻,跖趾关节脱位等。关节痛是单关节或多关节亦有鉴别意义,单关节最多见于痛风性关节炎及感染性关节炎,而多关节疼痛多见于类风湿关节炎等。论关节痛对称性:反复痛风性关节炎多为不对称性,而类风湿关节炎多呈对称性。

3. 关节肿胀　关节肿胀是指关节周围浮肿而胀的一种症状。肿胀多因关节腔内积液或周围软组织炎症引起。关节肿胀以四肢关节为多,多见于肘、腕、掌指、指间、膝、踝、跖趾、趾间关节等处。肿胀可见于一个或多个关节,亦可对称出现,常伴有疼痛症状。类风湿关节炎、强直性脊柱炎、银屑病关节炎、骨关节炎、痛风、反应性关节炎等均可出现关节肿胀症状。类风湿关节炎多以对称性关节肿胀为主,多发生于手指近端指间关节,及掌指、腕、肘、膝、踝等关节,手指近端指间关节肿胀可呈梭形,随着疾病发展可出现关节畸形。骨关节炎出现关节腔积液时关节肿胀,手关节以远端指间关节肿胀为主,呈骨性肿胀。痛风常突然出现关节红肿疼痛,多于夜间发病,疼痛剧烈,肿胀消失后肤色变暗,或有皮屑,或见结石,多发生于跖趾关节。反应性关节炎关节出现红肿热痛,伴发热,近期多有肠道或泌尿系统的感染。

(五)眼部表现

多种风湿性疾病有眼及其周围结构的异常。类风湿关节炎最常见的眼部表现是巩膜炎和角膜炎。类风湿关节炎也可引起角膜周边或角膜缘溃疡,溃疡可不继续扩大,也可逐渐扩散至角膜穿孔。幼年型类风湿关节炎侵犯中层出现葡萄膜炎,巩膜炎少见。虹膜炎在强直性脊柱炎非常多见,几乎所有患者在不同阶段都会发生,所以对青年男性的虹膜炎要警惕强直性脊柱炎的可能。系统性红斑狼疮对眼的任何部分均可产生损害,如患者有巩膜炎的同时出现了葡萄膜炎,则系统性红斑狼疮可能性较大。视网膜病变以絮状渗出为主,视网膜出血、水肿,有人将视网膜血管炎称为狼疮视网膜病。另外,巨细胞动脉炎及白塞综合征均可出现不同程度的葡萄膜炎和视网膜血管炎、视神经萎缩、玻璃体炎及眼底出血。

(六)雷诺现象

雷诺现象(Raynaud phenomenon,RP)是指指(趾)端阵发性缺血,表现为指(趾)远端先苍白,随后发绀、变红,常伴有疼痛,持续数分钟至数小时;上肢多见,但也有40%患者表现在下肢,寒冷或精神紧张可诱发或加重。常见于系统性硬化、系统性红斑狼疮、皮肌炎等。

四、药物治疗

风湿病是一类慢性进行性疾病,病程常缠绵终生。由于绝大部分风湿病是自身免疫性疾病,临床病理特征是体内自身免疫反应介导的亚急性或慢性结缔组织炎症性损害,故治疗上必须运用抗炎和免疫调节药物才能有效控制这类疾病。风湿病治疗的目标是:①根除原发病因;②防止组织器官损伤;③改变炎症反应;④促进组织和功能的恢复。尽管近年来对风湿病病因的认识有重要进展,但大多数风湿病病因、发病机制仍未完全清楚。因此,除细菌感染性关节炎外,其他风湿病治疗则无法根除原发病因。目前,药物治疗在整个风湿病的治疗中是最基本、最主要的手段。

（一）非甾体抗炎药

非甾体抗炎药（nonsteroidal anti-inflammatory drugs,NSAIDs）是一大类化学结构不同的具有抗炎、解热、镇痛作用的非类固醇药物。不同 NSAIDs 的化学结构不同,但都能通过抑制前列腺素 G/H 合成酶（PGHS）,即环氧合酶（cyclooxygenase,COX）阻止前列腺素（prostaglandin,PG）的生成。NSAIDs 的临床疗效取决于其药理特性和对不同 COX 亚型（COX-1 和 COX-2）的影响。

1. 治疗作用

（1）抗炎作用:非甾体抗炎药具有较强的抗炎作用,经常作为一线药物用于缓解各种炎性疾病的症状。NSAIDs 的抗炎作用在风湿热、幼年型类风湿关节炎、强直性脊柱炎、骨关节炎及系统性红斑狼疮中也得到证明。即使没有得到严格证明,但它们对反应性关节炎、银屑病关节炎、急慢性滑囊炎和肌腱炎也是有效的。

（2）镇痛作用:NSAIDs 具有中等程度的镇痛作用,几乎所有 NSAIDs 在明显低于抗炎所需剂量时即可发挥镇痛作用。其镇痛作用是由周围和中枢神经系统 PG 合成所介导的。对于风湿性疾病关节疼痛症状有良好的镇痛效果。

（3）解热作用:NSAIDs 能降低发热者的体温,而对正常体温几乎无影响。NSAIDs 的解热作用是中枢性的,它能抑制处于兴奋状态下的体温调节中枢,使皮肤血管扩张和出汗等散热过程增加,从而降低体温。

2. 不良反应　NSAIDs 有共同的临床毒性谱,如胃肠道、肝脏、肾脏、神经系统、造血系统、过敏反应等,特异性 COX-2 抑制剂发生胃肠道溃疡风险较低,不同个体对不同类 NSAIDs 敏感度不同,应根据个体差异选择用药。

(1) 胃肠道副作用:胃肠道副作用居 NSAIDs 不良反应之首,至少有 10%~20% 的患者在服用 NSAIDs 后出现胃肠道不良反应。对上消化道的影响包括恶心、呕吐、上腹部不适、胀气、食欲下降等消化不良症状。严重者出现急性胃炎、胃十二指肠溃疡、出血或穿孔。更为危险的是,NSAIDs 诱发消化道溃疡并发穿孔的危险性比一般的溃疡病大得多。

(2) 肾脏毒性反应:NSAIDs 造成肾脏不良反应主要表现为蛋白尿、管型尿、红白细胞尿,也可出现水肿、头晕、高血压、腰痛等症状,严重者可引起慢性间质性肾炎,甚至出现急性肾功能不全。

(3) 肝损害表现:大部分 NSAIDs 经过肝脏代谢,可能引起肝损害,如转氨酶升高、轻度黄疸、食欲差、食量减少等。NSAIDs 造成肝损害发生率约为 2.9%,出现副作用时应立即停用,并保肝对症治疗。

(4) 过敏反应:过敏反应可表现为皮肤瘙痒,各种形态的皮疹如红斑、丘疹、荨麻疹或血管神经性水肿,甚至诱发急性支气管哮喘或过敏性休克。

(5) 血液系统表现:NSAIDs 抑制环氧酶的合成,进而抑制血栓素 A2 的生成,从而抑制、降低血小板聚集,延长凝血时间。

(6) 神经系统表现:少数患者出现头痛、头晕、耳鸣、视力下降、困倦、意识模糊、精神错乱等中枢神经系统反应。

(二) 糖皮质激素

糖皮质激素(glucocorticoid)现已广泛应用于治疗风湿病。糖皮质激素可显著缓解症状,因此最初备受临床推崇。但广泛出现的严重不良反应明显限制了其应用。尽管如此,作为目前最有效的抗炎及免疫抑制剂,糖皮质激素已成为包括系统性红斑狼疮、血管炎、风湿性多肌痛和肌炎在内的许多风湿病治疗的基础用药。

1. 治疗作用

(1) 抗炎作用:糖皮质激素具有强大的抗炎作用,对各种炎症反应包括感染性或非感染性,均有明显的抑制作用,能减轻炎症的早期渗出、水肿、毛细血管扩张、白细胞浸润及吞噬反应等现象,从而减轻炎症的红、肿、热、痛症状。

（2）免疫抑制作用：免疫反应是一个极为复杂的过程，糖皮质激素对免疫反应的许多环节都有抑制作用，包括：①抗原被巨噬细胞截获并将其降解、消化，最后形成超抗原或 RNA- 抗原复合物；②该种超抗原由巨噬细胞传递给 T 细胞和 B 细胞，借此传递免疫信息；③识别抗原后的 T 细胞和 B 细胞，使之分别增殖分化为免疫母细胞，再分别转化为致敏淋巴细胞或浆细胞，后者可以产生抗体；④当再次接触同样抗原时，该抗原与致敏淋巴细胞结合，可发生细胞免疫，产生淋巴激活素，以发挥致炎作用。抗原与抗体结合，在补体的介导下，可以引起体液免疫而导致炎症反应。

（3）抗毒作用：糖皮质激素不直接对抗或破坏外源性或内源性毒素，但可通过代谢影响提高机体对有害刺激的应激能力，减轻毒素对机体的有害刺激和损伤作用。如糖皮质激素能稳定溶酶体膜，减少内源性致热原的释放，同时还可作用于下丘脑的体温调节中枢，降低它对致热原的敏感性，因而有良好的退热作用。

2. 不良反应　由于不同糖皮质激素作用机制及作用位点各不相同，因此可出现多种不良反应。虽然绝大多数不良反应不可避免，但大部分为剂量与时间依赖性，尽量减少糖皮质激素用量可使不良反应风险降至最低。

（1）骨质疏松：骨质疏松为糖皮质激素治疗的不良反应之一，但在很多情况下是可以预防的。激素诱导骨丢失在开始使用的 6~12 个月丢失速度最快，应对措施包括补钙和使用维生素 D 改善钙吸收，适量户外运动，戒烟酒，必要时加用抗骨吸收药物如降钙素和双膦酸盐类药物等。

（2）骨坏死：应用大剂量糖皮质激素是骨坏死的原因之一，特别是儿童及系统性红斑狼疮患者。早期症状为持续性弥漫性疼痛，活动后加重，髋、膝关节受累常见，而踝、肩关节受累少见。

（3）免疫不良反应：大剂量糖皮质激素可降低体外中性粒细胞的吞噬与杀菌力，而其体内的杀菌活性及吞噬力正常。免疫抑制反应导致对细菌、病毒、真菌、原虫感染的风险，或使机体内潜在的感染病灶扩散，最常见的感染有金黄色葡萄球菌、病毒、真菌及结核病灶的扩散。

（4）肌病：近端肌无力，尤其是双下肢，通常发生于糖皮质激素治疗后数周至数月内，或在剂量增加后出现，可提示类固醇性肌病。几乎均发生于接受大剂量糖皮质激素治疗的患者。

（5）消化性溃疡：由于糖皮质激素可增加胃酸和胃蛋白酶的分泌，抑制胃黏膜分泌，减弱了胃黏膜抵抗力，在胃酸和胃蛋白酶等因素作用下，容易发生消化性溃疡。特别是当激素与非甾体抗炎药合用时，更容易引起消化性溃疡和消化道出血。

（6）代谢紊乱：可导致糖、脂肪、蛋白质等代谢紊乱。激素可导致糖耐量降低和胰岛素抵抗，出现激素性糖尿病，轻者停用激素后可逆转，重者需用胰岛素控制血糖；激素可增加食欲使体重增加，脂肪重新分布，形成满月脸、水牛背等典型的库欣综合征表现；激素还可引起钾丢失、水钠潴留。

（7）高血压和动脉硬化：某些糖皮质激素具有盐皮质激素作用，包括减少钠和氯的排泄，增加钾、钙和磷的排泄，导致水肿、体重增加、血压升高及心力衰竭、心律失常、抽搐等。相对于大剂量，小剂量糖皮质激素很少导致高血压。糖皮质激素可能通过影响脂代谢、糖耐量、胰岛素的产生和抵抗、血压和肥胖的产生，从而增加心血管疾病的风险。

（8）神经精神异常：糖皮质激素导致的神经精神异常表现为情绪不稳、欣快、激动、失眠、抑郁、精神病等。其中情绪改变最为常见，占所有精神症状的90%，严重精神症状与剂量有关。

（9）眼的不良反应：可引起白内障和青光眼。糖皮质激素能刺激后囊下白内障形成，且可能增加皮质型白内障风险。由于增加眼内压，糖皮质激素可导致或加重青光眼，有开角型青光眼家族史的患者和高度近视的患者易出现这种不良反应，接受大剂量糖皮质激素治疗时，必须检查眼内压。

（10）皮肤不良反应：包括类库欣综合征、易挫伤、瘀斑、皮肤萎缩、紫纹、伤口不愈合、痤疮、口周皮炎、色素沉着、面部潮红、多毛症和头皮变薄等，给患者带来很大烦恼。这些不良反应取决于治疗的持续时间和剂量。

（三）改善病情抗风湿药

改善病情抗风湿药（disease-modifying antirheumatic drugs，DMARDs）均具有改善病情和延缓病情进展的作用，其起效较慢，通常在治疗2~4个月后起效,并且病情得到缓解后宜长期使用此类药物。DMARDs 的作用机制尚未完全清楚,但其中大多数具有抗炎和免疫调节作用。临床上选择 DMARDs 治疗时,应当遵循个体化原则,依据患者的年龄、生育计划、并发症等制定治疗时机和治疗方案。DMARDs 药物的毒性反应发生率较高,应当注重合适的药物剂量和毒副反应的定期监测。

1. 甲氨蝶呤

（1）治疗作用:甲氨蝶呤（methotrexate,MTX）在风湿病特别是类风湿关节炎的现代治疗中占有举足轻重的地位。甲氨蝶呤是一种叶酸类似物,它能强烈抑制二氢叶酸还原酶,使二氢叶酸不能转变成四氢叶酸,使 5,10-亚甲基四氢叶酸产生不足,脱氧胸苷酸合成受阻,能携带一碳基团的四氢叶酸生成不足,也使嘌呤核苷酸的合成受阻,从而抑制细胞的 DNA、RNA 和蛋白质合成。甲氨蝶呤的免疫抑制作用机制主要是它可选择性地作用于增殖中的淋巴细胞,阻止免疫母细胞的进一步分裂增殖。甲氨蝶呤是类风湿关节炎联合治疗的基础,也可用于银屑病关节炎、系统性红斑狼疮等疾病的治疗。

（2）不良反应:常见的不良反应有恶心、肝脏毒性、骨髓抑制、肺炎等。

2. 硫唑嘌呤

（1）治疗作用:硫唑嘌呤（azathioprine,AZA）是 6- 羟基嘌呤的衍生物,在体内被分解成 6- 羟基嘌呤而起作用。本品对 T 淋巴细胞的抑制作用较强,对 B 淋巴细胞的抑制作用较弱。实验表明硫唑嘌呤可使向炎症区迁徙的单核细胞和粒细胞数减少,还能抑制骨髓中的幼单核细胞,使循环中的单核细胞和巨噬细胞数减少。适用于严重的活动性和侵蚀性类风湿关节炎、系统性红斑狼疮、风湿性脉管炎、多发性肌炎 / 皮肌炎、硬皮病、重症肌无力及结节性多动脉炎等。

（2）不良反应:常见的不良反应有骨髓抑制、胃肠道反应、肝脏毒性等。

3. 吗替麦考酚酯

（1）治疗作用:吗替麦考酚酯（mycophenolatemofetil,MMF）是一种新型免疫抑制剂,经口服后在体内迅速水解为具有免疫抑制作用的活性产物麦考酚酸。麦考酚酸能可逆性地与次黄嘌呤单核苷酸脱氢酶结合,抑制鸟嘌呤核苷酸的经典合成途径,进一步抑制 DNA 和 RNA 的合成。麦考酚酸除抑制 T 和 B 淋巴细胞的增殖外,还抑制 B 淋巴细胞的抗体生成。此外,麦考酚酸还通过抑制细胞表面黏附分子的合成而抑制白细胞的趋化作用。用于治疗系统性红斑狼疮等自身免疫性疾病。

（2）不良反应:常见的不良反应有消化道症状、骨髓抑制、感染等。

4. 抗疟药

（1）治疗作用:临床用于风湿病的抗疟药（antimalarial drugs）主要是氯喹和羟氯喹。其作用机制可能与稳定溶酶体膜、抑制白细胞趋化及吞噬作用、对抗前列腺素作用、抑制淋巴细胞对丝裂原的反应、干扰抗原抗体反应等有关。主要用于类风湿关节炎、干燥综合征、结缔组织病、系统性红斑狼疮的治疗。

（2）不良反应:常见的不良反应有皮疹、视网膜病变、神经疾病等。

5. 柳氮磺吡啶

（1）治疗作用:柳氮磺吡啶（sulfasalazine）是 5-氨基水杨酸和磺胺吡啶的化合物,具有水杨酸类的抗风湿作用和磺胺类的抗菌作用。柳氮磺吡啶治疗类风湿关节炎及强直性脊柱炎已得到比较肯定的疗效,一般多与甲氨蝶呤合用,但对一些早期或诊断尚不够明确的血清阴性脊柱关节病可单独使用。

（2）不良反应:常见的不良反应有恶心、头痛、白细胞减少、皮疹等。

6. 来氟米特

（1）治疗作用:来氟米特（leflunomide）是一种低分子量异噁唑类衍生物,其确切作用机制尚未完全明了。来氟米特通过减少活化的 T 淋巴细胞发挥免疫调节效应,其对二氢乳清酸脱氢酶有抑制作用,因而抑制嘧啶合成。主要用于类风湿关节炎的治疗。

（2）不良反应:常见的不良反应有肝毒性、消化道症状、体重减轻等。

（四）生物制剂

生物制剂是一种新型的选择性针对参与免疫反应或炎症过程的分子或以受体为靶目标的单克隆抗体或天然抑制分子的重组产物。生物制剂种类繁多,主要针对细胞因子、B 细胞和共刺激信号分子,包括:肿瘤坏死因子抑制剂、抗白细胞介素 6（IL-6）受体单克隆抗体和抗 CD20 单克隆抗体利妥昔单抗等多种药物，主要用于治疗强直性脊柱炎、类风湿关节炎和系统性红斑狼疮等自身免疫性疾病，并逐渐拓展至弥漫性结缔组织病和系统性血管炎等疾病。生物制剂的出现给风湿性疾病的靶向治疗带来了新的希望，但应关注其安全性，用药前进行结核筛查，除外活动性感染和肿瘤等，昂贵的价格也阻碍了其广泛使用。

 第二节　中医学认识

一、风湿病历史源流

风湿性疾病在中医学中属于"痹证""风湿"范畴。我国古籍《山海经》中记录了 30 余种疾病，其中包括痹证。《左传·昭公元年》提出了"风淫末疾"的概念，即风邪为病导致四肢疼痛。长沙马王堆三号汉墓出土的文物中就有"疾畀"的记载，可见在汉代之前对风湿病就有了明确的认识和防治经验。

（一）战国、秦汉时期

1.《黄帝内经》《素问·痹论》："风寒湿三气杂至，合而为痹也。"对风湿性疾病的病因病机进行了描述。《素问·痹论》又说："痹或痛，或不痛，或不仁，或寒，或热，或燥，或湿，其故何也……其热者，阳气多，阴气少，病气胜，阳遭阴，故为痹热。"提出了热痹的形成机制，为后人辨证治疗热痹提供理论依据。《素问·痹论》还指出"风气胜者为行痹，寒气胜者为痛痹，湿气胜者为着痹""痛者，寒气多也，有寒故痛也"。明确了痹证的主要病因是风寒湿邪，还指出邪正盛衰与痹证发生之间的关系。《灵枢·阴阳二十五人》云："血气皆少则无须，感于寒湿则善痹。"表明机体正气不足是风寒湿邪得以侵犯人体的重要内因，为后人治疗痹证提供了理论基础。

2.《金匮要略》《金匮要略》首次提出了外感寒湿、郁而化热而致热痹的治疗理论，将痹证分为风寒湿痹与风湿热痹两大类，并记载了麻黄加术汤、麻黄杏仁薏苡甘草汤、桂枝芍药知母汤等一系列方药，对于深伏于内的痹邪，除祛风除痹从表而解外，尚需扶阳气、充腠理，缓缓蒸发，通畅营卫，致风湿尽去，对后世医家的临床实践起到了指导作用。

3.《神农本草经》 本书记载的痹证病名有痹气、气血痹、血痹、风痹、寒痹、寒热痹、湿痹、筋骨湿痹、骨节痛痹、风湿痹、风湿痹痛、风湿偏痹、风寒湿痹、寒湿痹、寒湿痿痹、内痹、阴痹、肉痹、周痹、风寒湿周痹、诸痹、骨间诸痹、喉痹、咽喉痹、胃痹等。从这些名称可以看出，《神农本草经》已经明确认识到痹证的发生不但与风、寒、湿、热密切相关，且与血虚、痰瘀等有关，这种认识是对《素问·痹论》"风寒湿三气杂至，合而为痹"理论的进一步发展，且命名突出病因，简单明了，并创造性地提出血痹、肉痹、胃痹等概念，对后世及当代痹证理论发展和临床治疗起到了重要作用。《神农本草经》中明确记载治疗痹证的药物共83种，除去蜚蠊、射干、蒺藜子、贝母、款冬花和杏仁6种主要治疗咽喉痹和喉痹的药物外，剩余77味治疗痹证的药物，这些药物涉及补肝肾、健脾、强筋壮骨、祛风除湿、利湿消肿、清热解毒、行气活血、祛瘀、补血、祛痰、虫类等各类中药，为后世治疗痹证奠定了药物学基础。

4.《中藏经》《中藏经》最早提出暑邪致痹的理论，即所谓"痹者，风寒暑湿之气中于人"。《中藏经》更是推崇七情致痹学说："气痹者，愁忧思喜怒过多，则气结于上，久而不消则伤肺，肺伤则生气渐衰，而邪气愈胜，留于上，则胸腹痹而不能食，注于下则腰脚重而不能行。""筋痹者，由怒叫无时，行步奔急，淫邪伤肝，肝失其气，因而寒热所客。"

（二）隋唐时期

隋代巢元方在《诸病源候论》里强调体虚感邪是引起痹证的主要因素，如《诸病源候论·风湿痹候》言："由血气虚，则受风湿，而成此病。"并提出脏腑积热蕴毒可致痹。并对"历节风"进行了详细的论述："历节风之状，短气，自汗出，历节疼痛不可忍，屈伸不得是也，由饮酒腠理开，汗出当风所致也，亦有血气虚，受风邪而得之者，风历关节，与血气相搏交攻，故疼痛，血气虚则汗也，风冷搏于筋，则不可屈伸，为历节风也。"唐代医家孙思邈提出风毒致"历节风"，在《备急千金要方》中提到"夫历节风著人，久不治者，令人骨节蹉跌……此是风之毒害者也"，并创立了清热解毒的治则，使用犀角汤治疗"热毒流入四肢,历节肿痛"。王焘《外台秘要》中提出白虎病之名:"白虎病者,大都是风寒暑湿之毒,因虚所致,将摄失理,受此风邪,经脉结滞,血气不行,蓄于骨节之间,或在四肢,肉色不变。其疾昼静而夜发,发即彻髓酸疼,乍歇,其病如虎之啮,故名曰白虎之病也。"

(三)金元时期

金元时期,史称"金元四大家"的刘完素、张从正、李东垣、朱丹溪对痹证病因病机提出的不同观点和治疗之法,进一步推动了痹病学的发展。刘完素对痹证的认识,秉承《黄帝内经》"风寒湿三气杂至,合而为痹"及"风寒湿三气偏盛"的学术思想,但又遵经而不泥古,根据临床实际创立新说,如以《素问·至真要大论》病机十九条为纲,创造性地增加了"诸涩枯涸,干劲皴揭,皆属于燥"的病机,认为"火灼真阴,血液衰少"可导致"皮肤皴揭而涩",甚则"麻痹不仁",对后世五淫痹之"燥痹"的病因病机有着指导意义;治疗要"切忌辛温大热之乌附之辈",应"通经活络,投以寒凉之品",以达到"养阴退阳,血脉流通,阴津得布,肌肤得养",并创立"麦门冬饮子",成为目前临床治疗燥痹的常用方剂。他认为"阳气多,阴气少,阳热遭其阴寒"可发生热痹,并出现"肌肉热极……皮色变"的临床表现,主张犀角(现已禁用,水牛角代。全书同)等寒凉之药治疗热痹,为后世热痹证型的发展奠定了基础。张从正在《儒门事亲》中首次提出"痹证以湿热为源,风寒湿为兼"的论点,认为湿热也是致痹的主要原因之一。还指出各种痹证致病特点不同,"所受之邪各有浅深,或痛或不痛,或仁或不仁,或筋屈而不能伸,或引而不缩,寒则虫行,热则纵缓,不相乱也",对后世临床痹证之鉴别诊断具有实际意义。李东垣认为"脾病,体重节痛,为痛痹,为寒痹,为诸湿痹",提出"脾胃所伤"为痹证主要发生原因之一,丰富了痹证的病因学说。同时在痹证的辨证论治中,李东垣强调首先要辨外感还是内伤:"若外伤风寒,是肾肝之气已绝于内。肾主骨,为寒;肝主筋,为风……得病之日,便着床枕,非扶不起,筋骨为之疼痛,不能动摇,乃形质之伤。"朱丹溪首立"痛风"之名,由于素人阴虚火盛,"血受热自沸腾",后因涉水遇冷,或久居湿地,或当风受凉,"寒凉外搏,热血得寒,污浊凝涩"而成痹。丹溪认为"湿痰浊血流注"是其发生病机,在临床实践中以气血痰郁为纲,以人的体质作为辨证论痹的客观依据,强调从痰瘀论痹。《丹溪心法》中载有:"肥人肢节痛,多是风湿与痰饮流注经络而痛……瘦人肢节痛,是血虚。"

(四)明清时期

张介宾的《类经》谓"非若皮肉、筋骨、血脉、脏腑之有形者也,无迹可着,故不与三气为合,盖无形亦无痹也",即风寒湿邪为无形之邪,如不附着于皮肉、筋骨、血脉、脏腑,则不能形成痹证。认为"风寒湿三气杂至……亦总由真阴衰弱,精血亏损,故三气得以乘之而为此诸证"。治疗上"最宜峻补真阴,使血气流行,则寒邪随去,若过用风湿痰滞等药,而再伤阴气,必反增其病矣"。方剂上提出用三气饮、大防风汤等治之。此外,他还提出"盖痹者闭也……然必重感于邪而内连脏气则合而为痹",指明湿邪内外相引之理。叶天士认为痹证不离风寒湿热虚瘀,并创造性地将痹证的病机融入络病理论,以经络学说加以解释,如《临证指南医案》"大凡邪中于经为痹,邪中于络为痿"。叶氏在《临证指南医案·痹》中运用卫气营血理论解释痹证的发病机制和相应的治疗原则,如"脉小弱,当长夏四肢痹痛,一止之后,筋骨不甚舒展。此卫阳单薄,三气易袭",治以益气升阳、化湿运脾,用药为"黄芪、生白术、汉防己、川独活、苡仁、茯苓"。"湿盛生热生痰,渐有痿痹之状……今有痛处,治在气分",治以生于术、生黄芪、片姜黄、川羌活、半夏、防风、桑枝。"脉沉小数,营中留热,骭骨尚有微疼",治以钩藤、细生地、当归须、白蒺藜、丹皮、片姜黄。"四肢经隧之中,遇天令阴晦,疼痛拘挛……然经年累月,外邪留着,气血皆伤,其化为败瘀凝痰,混处经络,盖有诸矣",治疗通养结合,用当归须、干地龙、穿山甲、白芥子、小抚芎、生白蒺。吴鞠通在《温病条辨》指出"痹之因于寒者固多,痹之兼乎热者,亦复不少",并总结了暑湿痹、湿热痹、湿痹的辨证治疗经验,如"湿聚热蒸,蕴于经络,寒战热炽,骨骱烦疼,舌色灰滞,面目萎黄,病名湿痹,宣痹汤主之"。林珮琴在《类证治裁》中对前人论治热痹进行了总结归纳。认为其病机有"风热攻注,筋弛脉缓";有"初因寒湿风郁痹阴分,久则化热攻痛"。治疗上提出湿热者治以加味三妙散、苍术散、当归拈痛散;风热者用消风散;暑湿用清暑益气汤;热毒流注骨节用千金犀角散;营热用四物汤去川芎加钩藤、丹皮。王清任继承朱丹溪、喻昌关于瘀邪致病的观点和叶天士"久病入络"的说法,在《医林改错》中突出论述了因血瘀致痹的学术观点,创制了一系列补气活血逐瘀之剂,对"瘀血痹"的概念,及理、法、方、药的确立,做出了贡献,在活血逐瘀法治疗痹证的广泛运用上树立了典范。

二、病因病机

(一)寒湿痹

痹证的最早论述见于长沙马王堆出土的帛书与木简。而对本病的具体认识则首见于《黄帝内经》,并列了两篇有关"痹证"的专论《痹论》和《周痹》。《黄帝内经》对痹证的概念、病因病机、病位、症状及鉴别、预后等均有比较详尽的记载,同时为痹证的辨证论治提供了理论基础。《素问·痹论》:"风寒湿三气杂至,合而为痹也",指出痹证的致病原因是外来的风、寒、湿三种邪气。其后又根据三种邪气的多少对痹证进行了分类,"其风气胜者为行痹,寒气胜者为痛痹,湿气胜者为着痹",这种分类对后世根据邪气偏盛不同而采用不同治法提供了理论上的指导。论述病因病机时指出"三气杂至,合而为痹""逆其气则病,从其气则愈,不与风寒湿气合,故不为痹",提出了风寒湿邪与内在机体"外内相合"致痹的观点,而"合"与"不合"的关键,取决于机体本身即内因"粗理而肉不坚者善病痹"。并针对出现的五脏、五体的症状和病变,进一步分为五脏痹和五体痹,并系统论述了痹证传变规律,"病久而不去者,内舍于其合也",其病邪由外而内、由浅入深的转变规律是:"骨痹不已,复感于邪,内舍于肾。筋痹不已,复感于邪,内舍于肝。脉痹不已,复感于邪,内舍于心。肌痹不已,复感于邪,内舍于脾。皮痹不已,复感于邪,内舍于肺。"在痹证发病机制方面则突出了"内因论"的观点,强调了先饮食失节,起居不慎,遂使脏腑内伤,功能失调以及营卫不和,然后风寒湿邪乘虚内侵,发生各种痹证。如《黄帝内经》中指出"食饮居处,为其病本""粗理而肉不坚者善病痹"。《黄帝内经》确定了痹证的外因为风、寒、湿三气侵袭,内因为正气不足,病机为正气不足,风寒湿邪与正虚"外内相合",此认识一直为后世所遵循。

（二）湿热痹

隋代巢元方在《诸病源候论》云："热毒气从脏腑出，攻于手足，手足则焮热、赤、肿、疼痛也。"首次提出脏腑积热蕴毒致痹说。宋代《圣济总录·诸痹门》云："盖腑脏壅热，复遇风寒湿三气杂至，客搏经络，留而不行，阳遭其阴，故痛痹燔然而热闷也……肌肉热极，体上如鼠走，唇口反坏，皮肤色变。"认为脏腑内热，复感外邪可致热痹，首次提出了外感邪气，从阳化热之说，补充了热痹形成的病因病机理论。金元时期的张从正认为"痹病以湿热为源，风寒为兼，三气合而为痹"，这是痹证史上第一次明确提出了湿热为致痹的因素。明代王肯堂《证治准绳》对热痹的病机和证候也进行了总结和发挥。至明清时代，湿热痹理论进一步完善。明代秦景明在《症因脉治》中指出热痹的发生是"阴血不足，阳气偏旺，偶因热极见寒，风寒外束，《内经》云：炅气相薄则脉满而痛，此热痹所由生也"。清代叶天士在《临证指南医案·痹》中论述："由乎暑暍外加之湿热，水谷内蕴之湿热，外来之邪，着于经络，内受之邪，着于腑络。"对于热痹的病理演变，提出了"初病湿热在经，久则瘀热入络"，对指导后世临床用药起到了重要作用。程钟龄《医学心悟》亦谓病由"三阴本亏，寒邪袭于经络"所致。

（三）痰瘀致痹

痰浊多为外感邪气、情志内伤、饮食失节等导致脏腑功能失调，气化不利，津液代谢失常，湿聚为水，积水为饮，饮凝为痰，痰饮流注经络肢体关节，便易形成痹证。《金匮要略·痰饮咳嗽病脉证并治》曰："四肢历节痛……有留饮。"后世《万病回春·痛风》中亦有言："周身四肢骨节走注疼痛……乃是湿痰流注经络、关节不利故也。"痰、饮、湿都是由于脏腑功能运作不得，津液不能如常运行和敷布，或停结于体内某一局部，或走窜于周身回环，经络筋骨、肌肉关节受痰、饮、湿所困，而滞阻不通，临床可见肢体活动欠利，转侧痛剧，肌肉关节沉重、麻木、酸楚、疼痛。脏腑功能失常，邪气便易前来相凑，风寒湿邪因虚入内，侵袭经脉，邪痰夹杂，病及筋骨肉，邪滞经脉，痰阻络道，经络痹阻不通，临床可见关节活动不利，肌肤麻木不仁，周身酸重痛，如《医门法律·中风门》云："风寒湿三痹之邪，每借人胸中之痰为相援。"痰郁化火，湿郁化热，痰火湿热，流注四肢关节，临床可见肢体关节活动受限,红肿热痛,伴里热证表现,如《证治汇补·痹症》中指出:"湿热痰火……悉能为麻为痹"。因津液停贮可致使血行瘀滞,故痰瘀常互结,痰浊瘀血阻痹经络,不通则痛,临床可见肌肉关节刺痛肿胀,肿大畸形,固定不移,伴有硬结瘀斑,如《医级·杂病》所言:"痹非三气,患在痰瘀。"然经年累月,由风、寒、湿邪气导致的痹痛,病久必入络,久病必伤及气血,终化为败瘀凝痰,留滞、阻碍经络,临床见于痹证后期,病程较长,关节疼痛肿大、强直、畸形、活动不便,《类证治裁》有言:"久而不痊,必有湿痰败血瘀滞经络。"

(四)肝肾亏虚

《金匮要略》中,仲景便认为历节责之于肝肾,后世的《金匮要略心典·中风历节病脉证并治第五》中:"历节者……盖非肝肾先虚,则虽得水气,未必便入筋骨。"所谓"正气存内,邪不可干",若内在强盛,即使邪气来犯,机体也会抗邪于外,使其不得入里,筋脉通畅则不会引发疼痛。若肾精亏虚,不荣则痛,临床可见肢体筋骨疼痛不利,腰膝酸软,活动无力,如《古今医鉴·痹痛》所言:"夫痹者……盖由元精内虚。"肝与肾为乙癸同源,在功能运作上相互关联,常共同致病。若痹证迁延,必致肝肾虚弱,元精转化气血不足,气血亏损,不能通达,肢节失于气血温煦濡养,不荣则痛。临床常见痹证晚期,关节屈伸不便,肌肉弱削,腰膝酸软,甚则尻以代踵,脊以代头,如《辨证录·痹证门》云:"虽风寒湿三者成之,然亦气血之不足而成之也。"若肝肾阴亏严重,形成阴虚火旺之证,筋脉滞涩不濡,临床可见筋骨关节疼痛伴骨蒸劳热,如《杂症会心录·痹症》言:"痛痹一症,肝肾为病……虚火乘于经络。"

三、中医常用治疗方法

(一)常用治法

中医药对风湿病的诊治在中医经典中早有论述,此类疾病属于"痹证""历节风"等范畴。治疗原则可归纳为扶正祛邪,标本兼治。治法以辨证施治为基础,也可根据现代药理研究而使用单方独味的药品进行临床辨病治疗。辨证分型是治疗本病的传统方法,根据本病内脏虚损的表现和外感邪气致病的特点进行处方用药。

1. 祛风止痛法　运用祛风发散之药，使风湿之邪从汗而解，达到止痛作用。适用于风湿病初起关节酸痛，游走不定，伴恶风寒、发热之症。常用药有麻黄、荆芥、羌活、独活、防风、白芷、秦艽、威灵仙、苍耳子等。

2. 祛湿消肿法　运用燥湿利水之药，使湿邪从二便而解，达到消除关节肿胀疼痛之目的。适用于关节严重肿胀疼痛，沉重疲乏无力，二便不调，便溏尿短之症。常用药有苍术、薏苡仁、五加皮、川木瓜、木防己、海桐皮、豨莶草、川萆薢、土茯苓、干地龙和滑石等。

3. 清热解毒法　运用清除热邪、解暑泻火之药，使热毒之邪得以清除，达到消除关节红、肿、热、痛的目的。适用于湿热之邪侵袭，关节红肿热痛之症。常用药有水牛角、忍冬藤、桑枝、黄柏、知母、地骨皮、丹皮、青蒿、丝瓜络等。

4. 温经散寒法　运用温通经络、发散寒邪的药物，使风寒之邪发散，受阻之经络通畅，达到关节通利，疼痛得止之目的。适用于寒邪严重侵袭，关节刺痛，遇寒更甚之症。常用药有桂枝、细辛、制川乌、炙麻黄、羌活、独活、海风藤、威灵仙、生姜等。

5. 舒筋活络法　运用舒展筋络，通利关节之药物，使因受外邪侵袭、气滞血瘀导致的关节僵硬、筋脉麻痹，得以舒活滑利，达到筋脉舒展、关节活动顺畅的目的。适用于关节屈伸不利，甚至痉挛、强直、僵硬之症。常用藤类和蛇虫类药物，如海风藤、络石藤、鸡血藤、丝瓜络、夜交藤、威灵仙、干地龙、乌蛇、白花蛇、全虫、白僵蚕、土鳖虫等。

6. 行气活血法　运用行气活血、散瘀止痛的方药，使气滞血瘀得以通畅，关节肌肉疼痛得以缓解。适用于关节疼痛日久的顽痹，舌质常有瘀斑，皮肤紫暗，关节屈伸严重受限之症。常用药有三七、血竭、乳香、没药、三棱、土鳖虫、当归、川芎、桃仁、红花、赤芍、牛膝、丹参、丁香、沉香等。

7. 益肝肾补气血法　运用益肝壮肾、补养气血之药，使肝血肾精之虚损，气血不足得到调理补养。适用于因肝肾气血虚而生风致痹，关节隐痛，倦怠乏力，头晕眼花，手足麻痹之症。常用药有枸杞子、鹿角胶、龟板胶、熟地、首乌、当归、巴戟天、淫羊藿、杜仲、黄精、黄芪、党参、红参等。

8. **健脾燥湿法**　运用强健脾胃、补益中气之药，使脾胃健旺，气血生化有源，水湿之邪得以从二便而解，达到通利关节、消肿止痛之目的。适用于关节肿痛、屈伸不利、肌肉麻木、萎缩，四肢重着倦怠之症。常用药有党参、黄芪、白术、薏苡仁、苍术、炒扁豆、怀山药、砂仁、茯苓等。

（二）冬令膏方治疗

膏方，又称"煎膏""膏滋"，为中医传统剂型，指将中药饮片煎煮取汁，蒸发浓缩，加入阿胶等动物胶质、滋补细料及黄酒、蜂蜜、糖或木糖醇制成的半流体状或固体状物。膏方具有防病治病、固本培元、调理机体之功效，既可治疗慢性消耗性疾病，又可滋补大病过后的虚弱病体。是兼顾治病与补虚双重作用的良剂。

1. **膏方的源流**　膏方最早见于《五十二病方》，书中记载膏剂30余首。《黄帝内经》中有"豕膏""马膏"的记载，《灵枢·痈疽》中的豕膏多指外用膏，以疗外、伤科疾病，非今之内服膏滋方。东汉时期内服的"膏"又多称为"煎"，这些早期称作"膏"或"煎"的内服剂，主要用作治病，并非滋补。《金匮要略》中有"猪膏半斤，乱发如鸡子大三枚。上二味和膏中煎之，发消药成，分再服，病从小便出"。《中藏经》中亦有大圣通神乳香膏、水澄膏、更苏膏、千金膏等膏方的记载，又有左慈真人千金地黄煎；两地黄煎，一谓能"解劳、生肌肉、进食、活血、养气"，一谓"久服断欲，神仙不死"。《备急千金要方》中也记载了众多煎方。东汉时期开始将滋补类方药制作成膏剂，服用有一定优越性，用于滋补的膏剂方逐渐增多；晋代的《肘后百一方》中记载了莽草膏；唐代《备急千金要方》中有地髓煎；自宋始，内服的"煎"逐渐为"膏"所取代，"煎"则只作为水煎剂的同名语，"膏"专指滋补类方剂，"煎"指水煎剂；《洪氏集验方》中记载的琼玉膏，沿用至今；明代《摄生总要》有龟鹿二仙膏，《寿世保元》有茯苓膏的记载，《景岳全书》中有两仪膏的记载。《理瀹骈文》对膏方的治疗机制、配制工艺、应用方法，均作了详细的论述；《慈禧光绪医方选议》有内服膏滋方近30首。自晚清始，膏方组成逐渐复杂，药味可达20~30味，收膏时常选阿胶、鹿角胶等。现代应用膏方日臻完善，如《张聿青医案》中有近30例膏滋方治疗血证、遗精、哮喘、痛经、不孕等病的病案。《丁甘仁医案》中膏滋方案例辨证细致,论述精辟,理法方药严谨。

2. 应用基础　膏方治病历史源远流长。早在张仲景《金匮要略·腹满寒疝宿食病脉证治》中即记载大乌头煎煮熬制成膏体来治疗寒疝腹痛病,其中所载的药膏制备过程与现代膏方的制备工艺大体一致,也是将膏方作为内服用途的现存最早记录。风湿性疾病常归属于中医"痹证"范畴,痹证的病因病机多为脾肾亏虚、气血不足、痰湿内生,痰瘀互结、脉络痹阻;总体病机为本虚标实、虚实夹杂,正虚以脾肾亏虚为主,邪实多为风、寒、湿、热、瘀、痰等。膏方作为兼具治疗和滋补作用的良剂,既对机体有很好的滋补强健作用,又能够祛除病邪,极其适用于痹证本虚标实、虚实夹杂的病机。

3. 应用时节　《黄帝内经》曰:"冬三月,此谓闭藏……此冬气之应,养藏之道也。"冬天外界寒冰地坼,人体最重要的是收藏精气,冬令进补膏方可以补虚祛邪,扶助正气,祛邪外出。服用膏方多由冬至即"一九"开始,至"九九"结束。

4. 适用范围　膏方一般适用于疾病静止缓解期,病情相对稳定,正气有虚,顺应自然养生之道;顺势扶正固本,调节机体阴阳平衡。

5. 注意事项　服用膏滋药时,需严格遵循因人、因时、因地制宜的原则,即根据服药者年龄、体质和病情的不同,指导其正确服药,如女性膏方用量应低于男子、老年人用量应低于青壮年、儿童用药剂量减半、4周岁以下婴幼儿和儿童不可服用该药物。为了促进服药者脾胃更好地适应该药物或提升其脾胃运化功能,还需引导服药者按照循序递增的原则逐步增加其自身膏方的服用剂量,早晨和晚上睡前是服用膏滋药的最佳时间。另外,还需指导服药者根据膏方类型的不同进行合理服药,如冬令进补的膏方,最佳服用时间应为冬至前一周到来年立春;治疗慢性咽炎的膏方,为促进药物疗效得到充分发挥,需含在口内,使药物慢慢吸收;对于滋补类的膏方,最佳服用时间应选择早晨空腹状态,此时胃肠空虚、吸收力较强,能够充分发挥药物的功效。服用膏滋药期间忌食油腻、生冷、辛辣刺激性食物,且不宜饮用可乐、咖啡、浓茶等醒脑提神的饮料。若服用的膏方中含有何首乌、人参等药材,还需忌食萝卜、绿豆等食物。

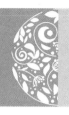

第二章

风湿病常用特色疗法

第一节　西医常用特色疗法

一、血浆置换疗法

血浆置换(plasma exchange,PE)是将全血引出体外分离成血浆和细胞成分,将患者的血浆舍弃,然后以同等速度将新鲜血浆、白蛋白溶液、平衡液等血浆代用品代替分离出的血浆回输进体内的过程,以达到减轻病理损害、清除致病物质的目的。血浆置换已经成为一种常见的体外循环血液净化疗法。

（一）适应证

1. 多种免疫性疾病　如重症肌无力危象、吉兰 - 巴雷综合征、类风湿关节炎、系统性红斑狼疮、硬皮病、天疱疮、多发性神经根炎等。

2. 急进性肾小球肾炎、IgA 肾病、Wegener 肉芽肿病及多发性动脉炎所致肾损害等。

3. 自身免疫性溶血性贫血、妊娠中 Rh 溶血、血栓性血小板减少性紫癜、溶血性尿毒症。

4. 甲状腺危象（甲亢危象）、肝性脑病等疾病。

5. 肾移植后急、慢性排异性反应,移植肾复发肾小球疾病等。

6. 急性药物或毒物中毒。

7. 其他,如恶性黑色素瘤、结肠癌、雷诺综合征、高黏滞综合征等。

8. 需尽早进行血浆置换的情况:

（1）高黏滞综合征，有症状或症状提示可能并发脑卒中或失明；

（2）多发性骨髓瘤合并高黏滞综合征或急性肾衰竭；

（3）血栓性血小板减少性紫癜累及肾脏及中枢神经系统；

（4）毒蕈及其他与蛋白结合的毒物急性中毒；

（5）凝血因子Ⅷ抑制物浓度高而又需手术者；

（6）暴发性肝衰竭等。

（二）禁忌证

血浆置换无绝对禁忌证，相对禁忌证包括：

1. 对血浆、人血清蛋白、肝素等有严重过敏史；

2. 药物难以纠正的全身循环衰竭；

3. 非稳定期的心、脑梗死；

4. 脑出血或重度脑水肿伴有脑疝；

5. 存在精神障碍不能很好配合治疗者；

6. 活动性出血，严重出血、凝血障碍者。

（三）操作流程（图 2-1）

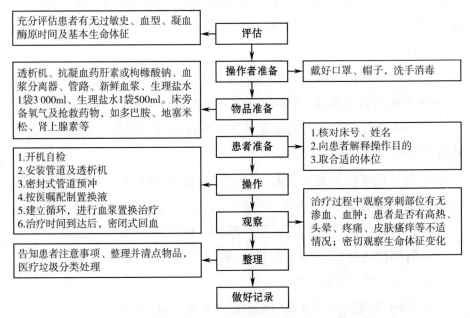

图 2-1　血浆置换流程图

1. 操作前准备

（1）行血浆置换前嘱患者治疗前进食,以防止空腹治疗发生低血糖,治疗前还需充分评估患者有无过敏史、血型、凝血酶原时间及基本生命体征。床旁备氧气及抢救药物,如多巴胺、地塞米松、肾上腺素等。做好安全防护,防止意外发生。

（2）物品准备:包括透析机的准备、抗凝血药的准备、血浆分离器、管路、新鲜血浆、生理盐水 1 袋 3 000ml、生理盐水 1 袋 500ml。

（3）根据提示安装管路、预冲管路、引血。

（4）心理护理:治疗前做好沟通交流,消除患者紧张心理,使其积极配合治疗。

2. 基本操作方法

（1）血浆置换的基本流程是将患者血液经血泵引出,经过血浆分离器,分离血浆和细胞成分,去除致病血浆或选择性地去除血浆中的某些致病因子,然后将细胞成分、净化后血浆及所需补充的置换液输回体内。

（2）血浆置换的临床实施

1）建立血管通道、抗凝,并将管道与血浆分离器连接,确保血流量达50~80ml/min,置换液回输率要同血浆排出率平行,一般不超过 30~50ml/min,以避免过快输入置换液引发的不良反应。

2）根据病情需要可使用双重滤过、冷滤过等方法。

3）常用肝素或枸橼酸钠抗凝,严重出血倾向及存在出血风险患者肝素应减量,并注意监测活化部分凝血活酶时间（APTT）,枸橼酸钠用量与血液量比为（1∶15）或（1∶30）。

（四）注意事项

1. 置换液的加温。血浆置换治疗中,患者输入大量液体,应加温后输入。

2. 血浆置换治疗开始时,全血液速度宜慢,观察 2~5min,血流量从50ml/min 逐渐改为 100~150ml/min,其间严密观察有无寒战、低血压、出血、消化道症状、变态反应等,无反应后再以正常速度运行。通常血浆分离器的血流速度为 100~150ml/min。

3. 密切观察机器运行情况,包括全血流速、血浆流速、动脉压、静脉压、跨膜压变化等。

4. 在治疗中严密观察患者的意识状态,每 30min 监测生命体征,发现问题及时处理。

5. 治疗后嘱患者卧床休息,观察穿刺部位有无渗血、血肿等。

二、免疫吸附疗法

免疫吸附(immunoadsorption,IA)疗法分为血浆分离吸附和全血直接吸附。前者是将患者血液引出体外建立体外循环并抗凝,先将血液经过血浆分离器分离,再将血浆引入免疫吸附器,以选择性吸附的方式清除致病物质,然后将净化的血浆回输体内,达到治疗目的。后者不需要分离血浆,全血直接进入免疫吸附柱进行免疫吸附。1979 年,美国学者 Terman 等制备活性炭 DNA 免疫吸附剂并成功救治 1 例严重系统性红斑狼疮(SLE)患者,开创了免疫吸附治疗的先河。1985 年蛋白 A 免疫吸附疗法在瑞典进行首次临床使用。2001 年在英国伦敦召开了欧洲第一届免疫吸附研讨会,来自 17 个国家的 200 多位专家学者参加了会议,重点讨论了免疫吸附在风湿病、肾脏病、神经系统疾病、血液病和心血管疾病中的应用经验。至今,免疫吸附疗法已经在多种疾病的治疗中得到了广泛应用。

(一)适应证

1. 风湿性疾病 系统性红斑狼疮、类风湿关节炎、皮肌炎、结节性多动脉炎等,尤其是激素治疗无效的患者。

2. 肾或其他器官移植及肾脏疾病器官移植;Wegener 肉芽肿病、结节性多动脉炎、狼疮性肾炎等疾病;脂蛋白肾病;IgA 肾病。

3. 血液病 免疫性溶血性贫血、血友病、血小板减少性紫癜、伴有免疫复合物的过敏性紫癜。

4. 神经系统疾病 重症肌无力疾病,特别是有严重呼吸肌麻痹和吞咽障碍的重症患者;吉兰 - 巴雷综合征。

5. 免疫相关性皮肤病。

6. 消化系统疾病 暴发性肝衰竭、原发性胆汁性肝硬化、梗阻性黄疬等。

7. 内分泌代谢病 高脂血症、甲亢危象、肥胖症及 1 型糖尿病等。

8. 中毒 有机磷中毒等。

（二）禁忌证

免疫吸附疗法无绝对禁忌证,相对禁忌证包括:

1. 对血浆、人血清蛋白、肝素等有严重过敏史;

2. 药物难以纠正的全身循环衰竭;

3. 非稳定期的心、脑梗死;

4. 脑出血或重度脑水肿伴有脑疝;

5. 存在精神障碍不能很好配合治疗者;

6. 活动性出血,严重出、凝血障碍者。

（三）操作流程（图 2-2）

1. 操作前准备

（1）患者评估

1）是否有出血或出血倾向:使用 20mg 肝素首剂,3mg/h 剂量给予追加（如患者体重 45kg）,下机时鱼精蛋白 40mg 加 20ml 生理盐水中和肝素。

2）患者血压状况是否耐受体外循环:患者当天是否使用降压药致缓激肽分泌,升高缓激肽水平,促进一氧化氮和前列环素生成,使血管舒张,引起过敏。

（2）物品准备:蛋白 A 免疫吸附柱、血浆分离器、配套吸附管路和普通血路管、洗脱液、平衡液、保存液、盐水、pH 试纸。

2. 基本操作方法 首先建立体外循环,将患者血液经过血浆分离器分离出血浆,血浆经过蛋白 A 免疫吸附柱进行吸附→回浆→洗脱→平衡→二次预冲 5 个步骤,此环节进行循环 10 次。每次治疗时间约 6h,其中吸附时间为 2.5h。处置血浆 6 000ml,其中吸附时间 2.5h。在免疫吸附治疗之后,连续治疗 5 次。

（四）注意事项

1. 合并肾功能不全患者,需注意液体过载问题,必要时给予利尿剂或行血液透析。

①是否有出血或出血倾向，遵医嘱使用20mg肝素首剂，3mg/h剂量给予追加（患者体重45kg），下机时鱼精蛋白40mg加20ml生理盐水中和肝素；②患者血压状况是否耐受体外循环；③患者当天是否使用降压药 →← **评估**

评估 → 操作者戴好口罩、帽子，洗手消毒，符合职业要求 ← **操作准备**

蛋白A免疫吸附柱、血浆分离器、配套吸附管路和普通血路管、洗脱液、平衡液、保存液、盐水，pH试纸 →← **物品准备**

具体操作 → 首先建立体外循环，将患者血液经过血浆分离器分离出血浆，血浆经过蛋白A免疫吸附柱进行吸附→回浆→洗脱→平衡→二次预冲5个步骤，此环节进行循环10次

打开夹子K1、K3，关闭其他夹子。建立体外循环，将血浆分离出来经蛋白A吸附柱，血泵速度为150ml/min，分浆速度为40ml/min →← **吸附**

回浆 → 打开夹子K3、K7，关闭其余夹子。将分浆泵速度调至10ml/min，直到血浆回到患者体内

打开夹子K4、K5，关闭其余夹子。分浆泵速度为80ml/min，洗脱时间为5分钟。pH值为2.2~2.8，冲洗完之后用pH试纸测洗脱后柱子pH值并记录 →← **洗脱**

平衡 → 打开夹子K4、K6，关闭其余夹子。分浆泵速度为80ml/min，平衡时间为5分钟。pH值为6.2~7.2，平衡完之后用pH试纸测平衡后柱子pH值并记录

打开夹子K4、K7，关闭其余夹子。分浆泵速度为100ml/min，时间为2分钟。储存液主要成分为氯化钠、叠氮化钠，其主要作用为抑制吸附柱中细菌生长 →← **二次预冲储存**

结束处理 → 每次治疗时间约6.0h，其中吸附时间为2.5h。处置血浆6 000ml，其中吸附时间2.5h。在免疫吸附治疗之后，连续治疗5次

观察患者生命体征情况。协助患者整理衣着，安排舒适体位。清理用物，洗手。整理物品。记录治疗时间、部位、操作情况及患者感受 →← **整理记录**

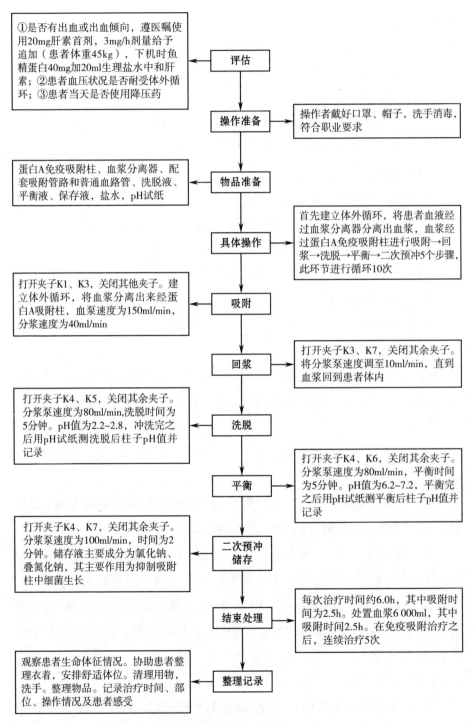

图2-2　免疫吸附疗法流程图

2. 年老体弱者、合并心血管系统疾病者,应适当降低血流速度与分浆速率,预防对体外循环治疗不耐受。

3. 儿童患者使用专用设备和耗材,关注血流速度与分浆速率,体重低于 30kg 时需谨慎评估体外循环的安全性,确保患儿的耐受性。

4. 合并高血压者,建议治疗当天不口服长效降压药,预防低血压发生。必要时可提供个性化干预措施。

5. 并发症及处理方法　IA 治疗中的常见并发症有低血压、过敏反应、出血 / 凝血倾向、IgG 水平偏低等。应注意观察并发症情况,及时对症处理,严重者可暂停治疗,查找原因,尽快调整治疗方案。

6. 治疗前向患者详细讲解潜在的并发症、不良反应等,治疗中多和患者沟通,询问患者有无不适,消除患者紧张情绪。

7. 治疗前要充分预充,用 4 000~6 000ml 生理盐水预冲管路。如出现发热、胸痛、背痛、呼吸困难、皮肤瘙痒等症状,给予糖皮质激素和抗组胺类药物,必要时结束治疗。

8. 吸附柱保存,由于吸附柱可以最多吸附 10 次,下机后用保存液填充吸附柱,并保存于 2~8℃的冰箱内,有效期为 12 个月,禁止冷冻。注明患者姓名、住院号、开封日期。

三、干细胞移植

干细胞是一类具有高度自我更新能力和多向分化潜能的细胞,有强大的组织修复和免疫调节能力。干细胞移植疗法主要指造血干细胞移植和间充质干细胞(mesenchymal stem cells,MSCs)移植。人类造血干细胞形态上类似于小淋巴细胞,在骨髓中仅占有核细胞的 1% 左右。人类造血干细胞来自胚胎期卵黄囊的间皮细胞,是人体内最独特的体细胞群。与多能干细胞一样,是一类具有自我复制和多向分化潜能的原始细胞,它也是维持生命不息的最基本动力,多功能活化细胞抗衰老就是通过利用由自体采集的组织细胞,经实验室分离、培养后,将增殖的干细胞注回人体内,通过多功能活化细胞自我靶向性功能准确到达相应的受损器官和组织,以达到修复衰老、病变的细胞,重建受者造血和免疫系统功能正常细胞和组织的目的。造血干细胞移植多用于自身免疫性疾病的治疗,在短期内显示出一定的疗效,但该方法费用高,且研究表明患者经历化疗药物预处理后不良反应大,长期随访复发率较高。

间充质干细胞就是指具有胚胎干细胞类似的增殖能力和多向分化潜能,来源丰富,取材方便,无伦理争议,可获取的细胞数量多,细胞活力强,容易扩增和代传,同时又没有配型、排斥等问题,是理想的干细胞来源,已逐渐成为干细胞治疗的主角。间充质干细胞的免疫调节作用主要通过抑制 T 淋巴细胞、B 淋巴细胞、自然杀伤细胞(natural killer cells,NKs)和树突状细胞(dendritic cells,DCs)的增殖与活化来发挥。间充质干细胞具有低免疫原性、无免疫排斥、多向分化潜能、免疫调节、造血支持等特点,越来越受到公众重视,应用于难治性和重症自身免疫性疾病的治疗。

(一) 适应证

干细胞移植可应用于常规治疗手段难以治愈的疑难疾病治疗:

1. 狼疮性肾炎、系统性硬化等自身免疫性疾病。

2. 脑瘫、脑萎缩、帕金森病等神经系统疾病。

3. 肝硬化、重症肝病、肾病综合征。

4. 再生障碍性贫血、白血病、恶性淋巴瘤等血液系统疾病。

5. 股骨头坏死、重症肌无力、男性性功能不全以及周围血管疾病。

(二) 禁忌证

干细胞移植无绝对禁忌证,相对禁忌证包括:

1. 高度过敏体质或者有严重过敏史者。

2. 药物难以纠正的全身循环衰竭。

3. 全身感染或局部严重感染需抗感染康复后。

4. 合并心、肺、肝、肾等重要脏器的功能障碍。

5. 染色体或基因缺陷,存在精神障碍不能很好配合治疗者。

6. 活动性出血,严重出血、凝血障碍者。

(三) 操作流程

以自体干细胞移植为例:

1. 造血干细胞动员、采集　动员方法主要包括化疗联合 G-CSF 和单独 G-CSF 动员两种。采集的最低目标值为 CD34$^+$ 细胞 2×10^6/kg。可以通过外周血 CD34$^+$ 细胞监测预测采集量和采集天数,并发现动员不佳患者,尽早进行干预。提高循环血量可以在单次采集中获得更高的 CD34$^+$ 细胞数。

2. 造血干细胞冻存 造血干细胞采集后应立即进行冷冻,如需转运或暂存温度宜控制在 4℃。采集物称重、计算体积,混匀后细胞计数,推算有核细胞数及 CD34$^+$ 细胞数。再根据患者当日的体重数,换算成每千克体重的有核细胞数及 CD34$^+$ 细胞数。将造血干细胞离心,抽取部分血浆备用。将白膜层完整吸出,在去除血浆的造血干细胞中加入同等体积配制好的细胞冻存液(Medium199 培养基、自体血浆与 DMSO),与自体血浆混合以调整适宜体积分装入冻存袋中,冻存袋放入冻存盒,经过程序性降温,转入液氮储存箱中。

3. 造血干细胞回输 从液氮储存箱中将干细胞冻存盒取出,用液氮转运罐运送至回输地点。将水浴箱温度调整到 37~42℃,将冻存袋从冻存盒中取出,迅速放入水浴箱,注意轻柔摇动冻存袋,让其充分接触水浴,促进细胞 1min 内快速融化。复苏后,将预留部分送检(有核细胞计数、造血干细胞计数、造血祖细胞培养、锥虫蓝拒染率检测等),将冻存袋放入消毒后的隔离包中,交给干细胞输注操作人员。可通过静脉滴注、腰穿、动脉介入等方法植入患者体内。

（四）注意事项

1. 冻存造血干细胞应在恒温水浴箱中 1min 快速融化;融毕快速传入病室。

2. 造血干细胞输注前应准备符合要求的输注装置,备好抢救药品及物品,建立中心静脉通路,宜提前 30min 给予抗过敏药物。

3. 在造血干细胞输注过程中应严格执行无菌操作,管路接通牢固,严防渗漏。输注前后用生理盐水冲洗输血器,输注完毕可反复冲洗血袋 2~3 次,防止浪费,同时密切观察患者生命体征变化。造血干细胞输注应遵循先慢后快原则,输入时间不宜超过 20min,不可同时输入其他液体。患者会呼出大蒜样气味,可嘱患者张口深呼气。

4. 造血干细胞输注后应观察患者有无发热、血压升高、腹痛、头痛、呼吸困难、血氧情况,尿色、尿量、排尿异常,出血/溶血等,防止感染、出血等并发症。

5. 定期复查,按时监测患者各项指标结果。

6. 医疗机构在开展造血干细胞移植技术时,应当有合法的造血干细胞来源。操作过程应严格遵循国务院卫生部门颁布的《造血干细胞移植技术管理规范》。

四、关节镜

关节镜是一种观察关节内部结构的直径 5mm 左右的棒状光学器械,是应用于关节的一种内窥镜。关节镜在一根细管的端部装有一个透镜,将细管插入关节内部,关节内部的结构便会在监视器上显示出来。因此,可以直接观察到关节内部结构。关节镜不仅用于疾病诊断,且已广泛用于关节疾病的治疗。关节镜的发展和临床应用是科技进步的必然结果,符合现代外科的发展趋势。

(一)适应证

关节镜的适用范围很广,常用于关节内以及关节腔外相关疾病的诊断与治疗,如半月板损伤、前后交叉韧带断裂、关节软骨损伤、关节内游离体(又叫关节鼠)、骨性关节炎、炎症性关节、色素沉着绒毛结节性滑膜炎、晶体性关节病、感染性关节炎、创伤性关节炎、肱骨外上髁炎、臀筋膜挛缩症、髌前滑囊炎、髌前滑囊血肿、皮下血肿、大转子滑囊炎、冈上肌腱钙化症、腘窝囊肿、斜颈、关节外体表囊腔肿块等。

(二)禁忌证

1. 患者患有全身或局部的感染性疾病或发热。

2. 严重的关节挛缩、关节强直、关节间隙狭窄。

3. 凝血功能障碍、出血性疾病。

4. 有严重的高血压、心脏病、糖尿病等疾病,有心肌梗死或者 3 个月内有脑出血的情况。

5. 患者不能耐受麻醉和手术。

（三）操作流程（图 2-3）

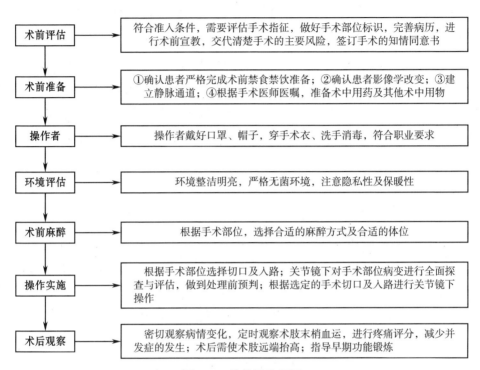

术前评估	→	符合准入条件，需要评估手术指征，做好手术部位标识，完善病历，进行术前宣教，交代清楚手术的主要风险，签订手术的知情同意书
术前准备	→	①确认患者严格完成术前禁食禁饮准备；②确认患者影像学改变；③建立静脉通道；④根据手术医师医嘱，准备术中用药及其他术中用物
操作者	→	操作者戴好口罩、帽子，穿手术衣，洗手消毒，符合职业要求
环境评估	→	环境整洁明亮，严格无菌环境，注意隐私性及保暖性
术前麻醉	→	根据手术部位，选择合适的麻醉方式及合适的体位
操作实施	→	根据手术部位选择切口及入路；关节镜下对手术部位病变进行全面探查与评估，做到处理前预判；根据选定的手术切口及入路进行关节镜下操作
术后观察	→	密切观察病情变化，定时观察术肢末梢血运，进行疼痛评分，减少并发症的发生；术后需使肢远端抬高；指导早期功能锻炼

图 2-3　关节镜流程图

1. 操作前准备

（1）术前评估：符合关节镜手术准入条件的患者，需要评估手术指征，做好手术部位标识，完善病历，进行术前宣教，交代清楚手术的特点以及主要风险，并签订手术的知情同意书。如：①手术局部皮肤出现皮肤损伤（如溃烂等），需对局部皮肤进行评估，皮肤损伤程度较大者，暂不施行关节镜手术；②血压高于 160/100mmHg，可适当镇静处理，用药后血压仍不能平稳降至 160/100mmHg 以下者，请心内科、麻醉科等专科医师会诊并指导处理，待血压控制平稳后再行手术；③术前出现发热的患者，须明确发热病因，并由手术医师及麻醉医师进行评估是否适合进行手术。

（2）术前准备：测量生命体征，完成术前准备：①确认患者严格完成术前禁食禁饮准备。②确认患者影像学改变，并结合体征进行术前再次评估；如患者疼痛明显，可在麻醉下查体，进行术前再次评估；根据手术医嘱要求,进行皮肤清洁准备,并与患者再次核对手术部位、确认手术标识准确。③建立静脉通道。④根据手术医师医嘱,准备术中用药及其他术中用物。对于Ⅰ类切口手术以及没有内植物计划的手术,原则上不预防性使用抗菌药物。对于术中需使用内植物的患者,应在皮肤切开前0.5~1h内或麻醉开始时给药,一般不需要联合使用抗生素,但是需注意抗生素作用时间要覆盖整个手术过程:手术时间不超过2h,术前给药一次即可;手术时间在3h以上或超过所用抗生素半衰期的2倍,应于术中追加一次。

2. 基本操作方法

(1)根据手术部位选择麻醉方式及体位;

(2)根据手术部位选择切口及入路;

(3)关节镜下对手术部位病变进行全面探查与评估,做到处理前预判;

(4)根据选定的手术切口及入路进行关节镜下操作。

(四)注意事项

1. 密切观察病情变化,定时观察术肢末梢血运,进行疼痛评分,并及时给予适当处理,减少并发症的发生。

2. 膝关节患者术后需使术肢远端抬高,使膝关节处于完全伸直位,肩关节患者予以肩关节支具或吊带悬吊,并在关节处予以冰敷处理,踝关节患者术后需远端抬高术肢,使踝关节处于功能位,其他部位关节镜手术应根据手术医师的要求安置体位。

3. 麻醉药物作用消退后尽早下床活动,但应结合患者基础情况、手术及麻醉方式等综合评估,详细宣教,首次下床活动应有康复人员或护理人员在场指导,有陪护人员看护,严格预防跌倒;未下床前鼓励加强肢端(手、足)活动,维持血液循环通畅,有条件的单位可使用足底静脉泵等仪器设备来预防深静脉血栓;膝关节韧带重建及半月板缝合患者需使用支具或扶拐活动;若为神经阻滞麻醉,回病房后即可开始正常饮食。

4. 术中使用内植物的患者,术后必要时可以继续给予抗生素预防感染,但需注意总预防用药时间一般不超过24小时。

5. 指导患者及家属掌握术后康复锻炼方法。

6. 血栓高危患者,建议术后给予抗凝治疗2周。

7. 术后康复指导及宣教有助于患者快速康复。康复师针对患者病情制定个性化的康复计划,并说明术后康复注意事项。

五、关节腔注射治疗

关节腔注射是指在无菌操作技术下用空针刺入关节腔内抽取积液,了解积液性质,为临床诊断提供依据,并可向关节腔内注射药物或富血小板血浆等以治疗关节疾病的一种方式。关节腔内直接给药治疗的方式对缓解关节的严重疼痛,保持关节的生理功能具有一定作用。

(一)适应证

关节腔注射的一部分作用为诊断作用,即抽取关节内液体,进行化验检查、细菌培养等;另一部分作用是治疗作用,即抽出关节内液体,同时注入药物以治疗关节疾病,如关节结核、类风湿关节炎、化脓性关节炎等。因此,关节腔注射的适用范围较为广泛,分述如下:

1. 非特异性炎症,如关节炎、滑膜炎、骨关节炎等。

2. 风湿性疾病和自身免疫疾病。

3. 急性发病的关节肿胀、疼痛或伴有局部皮肤发红和发热。

4. 腱鞘、滑膜和大关节非感染性关节炎症。

5. 已确诊的关节炎,多数关节炎已控制,个别关节的炎症未好转,关节腔较多积液,影响患者关节功能者适用。

6. 未确诊的关节肿痛伴积液,需采集关节液做诊断用途。

7. 促进关节功能恢复和关节理疗的辅助治疗。

8. 全身治疗尚未起效的过渡治疗。

(二)禁忌证

1. 感染性关节炎禁用。

2. 穿刺部位或周围局部皮肤有破溃、严重皮疹或感染,或全身感染者禁用。

3. 应用抗凝药物者,严重凝血功能障碍者禁用。

4. 病情危重,严重心、肾功能不全,代谢性酸中毒,严重脱水等。

5. 血小板功能障碍(如血友病)、血流动力学不稳定及其他血液系统疾病患者禁用。

6. 有胃、十二指肠溃疡,消化道出血或穿孔风险者禁用。

7. 肌无力、肌肉萎缩、伤口愈合迟缓者禁用。

8. 激素性青光眼、激素性白内障者禁用。

9. 精神症状如焦虑、兴奋、欣快或抑郁,失眠、性格改变,严重时可诱发精神失常、癫痫发作等患者禁用。

10. 对注射药物过敏者禁用。

(三) 操作流程(图 2-4)

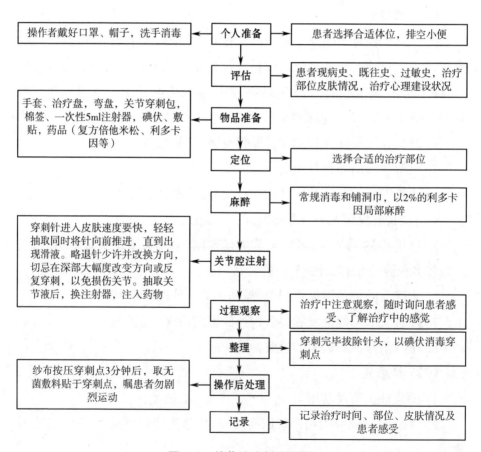

图 2-4　关节腔注射流程图

1. 关节腔穿刺

（1）选择好穿刺点（应根据穿刺的具体关节定位），术者戴一次性帽子、口罩及无菌手套。

（2）常规消毒和铺洞巾，以 2% 利多卡因局部麻醉，并于术前准备好需要注射的药物。

（3）穿刺针进入皮肤速度要快，轻轻抽取的同时将针向前推进，直到出现滑液。略退针少许并改换方向，切忌在深部大幅度改变方向或反复穿刺，以免损伤关节。穿刺时边抽吸边进针，如突然发现在关节囊外有感染性液体或脓液，应立即停止继续进针，不可轻易进入关节腔。

（4）抽取关节液，向关节腔内注射药物（若需要时）。

（5）穿刺完毕拔除针头，以碘伏消毒穿刺点。

（6）纱布按压穿刺点 3min 后，取无菌敷料贴于穿刺点，嘱患者勿剧烈运动。

2. 关节腔注射［富血小板血浆（PRP）］

（1）评估：查血常规、凝血常规、血糖等，停用一切抗凝药物。

（2）PRP 制备：在无菌条件下采集患者静脉血 5ml，置于抗凝管中，$100 \times g$ 离心 10min 将血小板、血浆与白细胞、红细胞分离；$400 \times g$ 离心 10min 后得到溶液分为 3 层，其中中间层为白细胞和血小板，即 PRP。

（3）PRP 关节腔注射方法：同上述关节腔穿刺方法，先缓慢将积液抽出，并注射 PRP，剂量为每次 5ml，隔 1 周注射 1 次，共注射 6 次。

（四）注意事项

1. 不可进行关节腔注射糖皮质激素的情况　对糖皮质激素类药物过敏；严重精神病史；癫痫；活动性消化性溃疡；新近胃肠吻合术后；骨折；创伤修复期；结膜炎及溃疡性角膜炎、角膜溃疡；严重高血压；严重糖尿病；未能控制的感染（如水痘、真菌感染）；活动性肺结核；较严重的骨质疏松；妊娠初期及产褥期；寻常型银屑病等糖皮质激素禁忌者。

2. 使用糖皮质激素时可酌情采取如下措施　低钠高钾高蛋白饮食；补充钙剂和维生素 D，加服预防消化性溃疡及出血等不良反应的药物；如有感染，应同时应用抗生素，以防感染扩散及加重。

3. 关节腔注射后患侧关节 1 小时内限制活动,此后可恢复正常活动,但 24 小时内尽量避免剧烈活动;嘱患者治疗后 1 天时间内避免注射部位接触水,以防感染;告知患者注射后关节疼痛和轻度肿胀属正常现象,可局部冰敷,消肿止痛;必要时可选用非甾体抗炎药。

六、其他疗法

(一)静脉免疫球蛋白疗法

静脉注射免疫球蛋白(intravenous immunoglobulin,IVIg)是从平均每批 1 000~15 000 例捐赠者血清中制备的血液制品,它含有正常人血浆中所有的特异性抗体成分,其中主要是 IgG,以及少许 IgA 和 IgM,具有免疫替代和免疫调节的双重治疗作用。近年来,大剂量 IVIg(high dose IVIg,HDIVIg)作为免疫调节剂越来越多地被用于治疗免疫功能紊乱相关疾病,包括原发性免疫缺陷、严重感染、自身免疫疾病、重症药疹及炎症性疾病等。随着对其作用机制的深入研究,IVIg 的应用疾病谱日益扩展。

1. 适应证

(1)补充疗法:主要为相关免疫球蛋白缺乏者补充被动抗体。

原发性免疫缺陷病:包括伴 X 染色体的无丙种球蛋白血症、常染色体隐性的无丙种球蛋白血症、选择性免疫球蛋白亚型缺乏症、胸腺瘤并发的免疫缺陷症、普通变异型免疫缺陷症、严重联合免疫缺陷症、Wiskott-Aldrich 综合征、运动失调性毛细血管扩张症等。

继发性免疫缺陷病:包括烧伤、围产期和新生儿感染、儿童获得性免疫缺陷综合征(AIDS)、骨髓移植、病毒感染、淋巴组织增生病、强化疗期。

(2)免疫调节疗法:用于治疗自身免疫性疾病。如特发性血小板减少性紫癜、川崎综合征、慢性炎性脱髓鞘性多发性神经病等。

(3)治疗与预防病毒及细菌感染性疾病:如儿童 AIDS、出生时低体重儿的感染,预防肝炎、麻疹、狂犬病、水痘、带状疱疹和巨细胞病毒感染,亦可用于骨髓移植后移植物抗宿主病(graft versus-host disease,GVHD)的预防。

2. 禁忌证

（1）对人免疫球蛋白过敏或有其他严重过敏史者。

（2）有抗 IgA 抗体的选择性 IgA 缺乏者。

3. 操作流程 静脉注射用免疫球蛋白（IVIG）分为液体和干燥两种剂型。干燥型需用适量生理盐水或注射用水溶解，一般是每 3g 用 100ml 注射用水溶解成 3% 浓度，静脉滴注，输注速度开始为 10~20 滴 /min，15min 后可增加到 20~30 滴 /min，30min 后增加到 40~50 滴 /min。在输注过程中要注意观察患者的血压、脉搏、体温、呼吸及其他症状与体征，特别要注意有无过敏反应的发生。

（1）补充疗法：建议剂量为每月注射 100~200mg/kg 体重，可渐次递增到每月 200~400mg/kg。有资料认为，对原发性免疫缺陷病最好维持 IVIG 浓度 5g/L，剂量在每月 200~800mg/kg 范围内有效。

（2）免疫调节疗法：对特发性血小板减少性紫癜的治疗剂量为每次 400mg/kg，连用 5 天，根据病情可重复使用。对川崎病的建议剂量为 2g/kg，一次性注射。

（3）有报道认为，骨髓移植的患者接受 IVIG 每周 500~1 000mg/kg，GVHD 的发生率可明显降低。

4. 注意事项

（1）仅限于静脉输注使用；

（2）如果需要，可使用 5% 葡萄糖溶液稀释，但糖尿病患者禁用；

（3）药物出现浑浊、沉淀、异物、瓶身有裂纹、过期等情况时禁止使用；

（4）本品一旦开启立即使用，不得分次使用或供给第二人使用；

（5）严重酸碱代谢紊乱患者禁用。

（二）生物反馈疗法

生物反馈疗法是现代物理治疗学的一项新技术，涉及物理医学、控制论、心理论、生理学等多学科知识，现已广泛地应用于临床。生物反馈的作用方式有两种。①直接作用：利用反馈仪发出的信号来补充、完善体内反馈联系通路，以达到加强对骨骼肌运动的调节能力和内脏器官活动的随意性调节。如通过生物反馈训练，可直接降低或提高骨骼肌的肌张力，对急性腰扭伤、落枕等的治疗就是直接通过降低肌张力而达到治疗目的。②间接作用：是通过反复训练，改变行为模式，达到抗应激作用，如生物反馈放松训练，对身心疾病起到良好的治疗作用。

以上两种作用方式都是从行为疗法基础上发展起来的，经训练后建立操作性条件反射。生物反馈疗法是应用电子仪器将人体内正常或异常的生理活动信息转换为可识别的光声、图像、曲线等信号，以此训练患者学会通过控制这些现实的信号来调控那些不随意（或不完全随意的）、通常不能感受到的生理活动，以达到调节生理功能及治疗某些心身疾病的目的。由于在开始训练治疗时，必须借助灵敏的电子仪器（生物反馈仪）进行监视，所以此法又称电子生物反馈训练法。生物反馈疗法是一种新的心理（行为）治疗方法，也是一种意识自我调节的新方法。

从生物反馈疗法原理来讲，各种生物信息都可用于生物反馈疗法。目前常用的生物反馈疗法有：肌电生物反馈、手指温度生物反馈、血压生物反馈等。

1. 适应证　适用于各种功能障碍的康复处理。如心理治疗、慢性疼痛、雷诺病、二便失禁、脑卒中、脑外伤、脑手术后、脊髓损伤、脑瘫、多发性硬化、运动障碍、周围神经损伤、骨关节疾患等。

2. 禁忌证　大多数肌电生物反馈装置需要使用皮肤表面电极获取电信号，因此，皮肤表面有破溃或严重炎症的情况下，禁止使用皮肤电极。

3. 操作流程（图2-5）

（1）治疗师首先应与患者建立良好的相互信任的关系，进行充分沟通，使患者了解该项治疗的基本原理和训练方式，愿意尝试并树立战胜病痛的信心。每次治疗前通过简单的导语使患者放松，排除杂念，专心观察反馈信号。

（2）患者取舒适体位，充分放松。

（3）放置电极部位进行皮肤清洗，除去体毛，再用酒精擦拭以除去体表油脂，保证良好的导电性。

（4）通常采用一次性粘贴电极来采集患者的肌电信号，两个记录电极粘贴于训练肌肉的肌腹两端，一个接地电极贴于两记录电极中间。

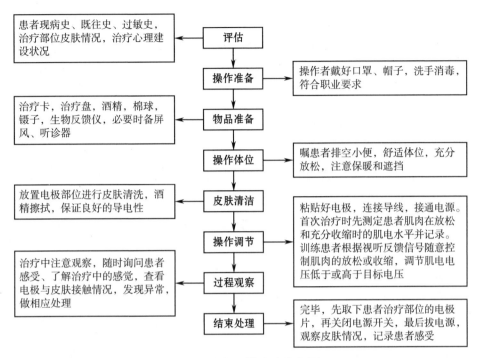

图 2-5　生物反馈疗法流程图

（5）连接导线,接通电源。

（6）首次治疗时,先测定患者肌肉在放松和充分收缩时的肌电水平并记录。

（7）训练患者根据视听反馈信号随意控制肌肉的放松或收缩,调节肌电电压低于或高于目标电压。根据每一块肌肉的具体情况设定收缩或放松的阈值(可以数值、标线或颜色显示),鼓励患者收缩或放松肌肉使自己的肌电信号接近、达到甚至超过该阈值。当患者经过自己的努力使肌电信号超过设定的阈值后,治疗师应立即给予热情鼓励,并根据对患者当时能力的估计,为其下一次动作设定新阈值。阈值设定原则是患者经过一定的努力即可达到,从而增强患者信心。

4. 注意事项

（1）治疗环境须保持安静,尽量减少对患者注意力的干扰。

（2）患者训练时应采取舒适体位,每一动作开始前应引导患者全身放松,消除急躁情绪和与训练无关的杂念。

（3）治疗时嘱患者将注意力完全集中于显示器上所显示的肌电信号，努力使其达到预定目标，而不去考虑当时的肌肉状态。

（4）对于偏瘫患者来说，肌肉的放松和随意收缩同样重要，练习随意收缩的肌肉在收缩间期的放松和随意收缩时其拮抗肌的放松均应引起重视。拮抗肌之间的协调比单纯提高某一肌肉的收缩肌电信号更为重要。

（三）诱导血管扩张疗法

诱导血管扩张疗法是通过条件反射，使患者暴露在寒冷环境中，以致肢端血管不会再出现过度收缩反应的一种疗法。

1. 适应证　肢端血管痉挛，末梢循环障碍。

2. 禁忌证

（1）肢端皮肤破溃、坏死者。

（2）末梢神经损伤，深浅感觉障碍者。

3. 操作流程（图 2-6）　使患者全身（除双手外）处在 0℃ 的寒冷环境中，而双手浸泡在大约 43℃ 的热水里面，每次持续治疗 10min 左右，每日两次。冷试验的结果表明，治疗后肢端的温度平均会升高 2.2℃。

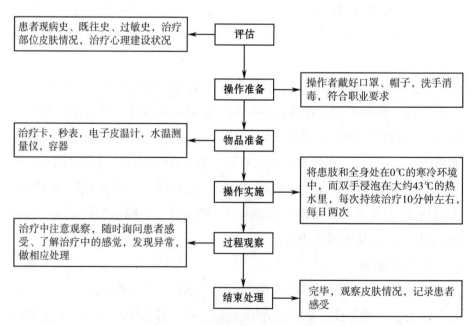

图 2-6　诱导血管扩张疗法流程图

4. 注意事项

（1）防止局部受寒,注意保暖,避免情绪激动和精神紧张。

（2）避免应用收缩血管药物。

（四）肢体负压疗法

负压分全身和局部两种,把低于大气压的压力应用于整个人体为全身负压,应用于人体某一局限解剖部位为局部负压。目前,仅局部负压用于临床治疗。根据其作用于局部范围的大小,可分为颈、腹、肢体、下半体负压,以及仅作用于很小部位体表的拔火罐等。应用肢体负压进行治疗疾病的方法,称肢体负压疗法。

1. 适应证　适用于血栓闭塞性脉管炎、闭塞性动脉硬化症和雷诺综合征。凡肢体缺血性疾病若不宜手术或患者不同意手术者皆可应用肢体负压治疗,但以临床分期Ⅰ~Ⅱ期者为最好。

2. 禁忌证

（1）Ⅲ期合并感染或肢体有急性炎症。

（2）合并急性静脉血栓形成或血栓性静脉炎者。

（3）近期有外伤史;动脉瘤;大面积坏疽;血管手术后。

（4）治疗部位有恶性肿瘤。

3. 操作流程（图 2-7）

（1）采用肢体负压治疗机或肢体正负压功能治疗机。

（2）治疗时,患者取坐位或仰卧位。

（3）将患肢置入治疗舱内,一般自大腿或上臂中段以下置入。若为多个患肢,应分次进行,一次只治疗一个肢体。

（4）舱内治疗压力:上肢 –13.3~–8.6kPa,一般用 –10.7kPa;下肢为 –17.3~–10.7kPa,一般为 –13.3kPa。每日治疗 1~2 次,每次 10~15min,一般 10~20 次为一个疗程。

4. 注意事项

（1）治疗前应首先检查设备是否完好,患者有无出血倾向。

（2）每次治疗前应检查患肢,若存在尚未结痂的溃疡面或压疮,应加以隔离保护后再行治疗;若有新鲜出血伤口,则应暂缓治疗。

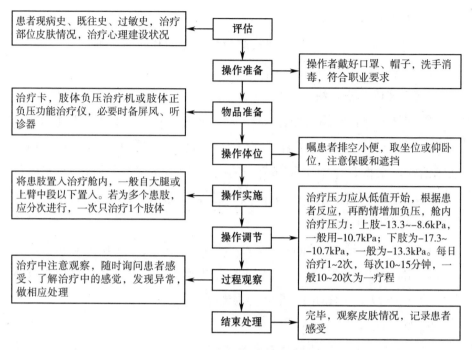

图 2-7　肢体负压治疗流程图

（3）治疗前应向患者说明治疗作用，以解除其顾虑；鼓励患者积极参与并配合治疗。

（4）治疗时，应在患者清醒的状态下进行，患者应无感觉障碍。

（5）治疗过程中，应注意观察患肢的颜色变化，询问患者感觉，根据情况及时调整治疗。

（6）机体对负压的耐受性，个体与性别间有较明显的差异，治疗压力应从低值开始，根据患者反应，再酌情增加负压，以患者有轻度胀感为宜。

（7）对年龄过大、体质衰弱、并发有高血压或心脏病患者，宜采用卧位治疗。若行坐位治疗，在治疗过程中，应注意观察有无头昏、恶心、心慌、气短、出汗等症状，如有发生，应立即暂停治疗，待症状消失后改用卧位治疗。

（五）A 型肉毒毒素注射

肉毒毒素是肉毒杆菌产生的含有高分子蛋白质的神经毒素，可抑制去甲肾上腺素（norepinephrine，NE）介导的血管收缩，从而通过扩张血管、增加氧合作用改善手指血流灌注。临床上应用最多的为 A 型肉毒毒素(BoNT-A),其对躯体神经和自主神经信号传递的抑制作用已被证实。BoNT-A 可同时抑制疼痛介导的神经肽 P 物质(substance P,SP)、神经肽 Y(neuropeptide Y,NPY)、血管活性肠肽(vasoactive intestinal peptide,VIP)、降钙素基因相关肽(calcitonin gene-related peptide,CGRP)和谷氨酸等,从而干扰外周神经和中枢神经的疼痛敏感性,减轻肿胀和炎症反应。

1. 适应证

(1)肌张力障碍:常用于局灶性肌张力障碍如眼睑痉挛、颈部肌张力障碍的一线治疗。

(2)非肌张力障碍性运动障碍:如偏侧面肌痉挛、震颤、抽动症及磨牙症等。

(3)痉挛状态:如脑卒中、脊髓损伤及多发性硬化等疾病导致的痉挛状态,亦包括小儿脑瘫。

(4)其他:在眼科用于斜视的治疗;在自主神经功能障碍领域,用于多汗、流涎等的治疗;在泌尿学领域,肉毒毒素局部注射用于神经源性逼尿肌过度活动症、膀胱过度活动症及逼尿肌 - 括约肌功能失调等;在医学美容领域,用于减轻鱼尾纹、眉间纹及动力性额前纹等,也用于改善下面部皱纹及颈纹。

2. 禁忌证

(1)对注射成分过敏者,如白蛋白、氯化钠、肉毒素。

(2)注射部位感染。

(3)妊娠或哺乳期。

(4)神经肌肉疾病患者(重症肌无力、兰伯特 - 伊顿肌无力综合征、运动神经元病)。

(5)正在使用干扰神经肌肉传递功能的药物(如氨基糖苷、青霉素、奎宁、钙通道阻滞剂、神经肌肉阻断剂、抗胆碱酯酶、硫酸镁、奎尼丁等)。

(6)期望不切实际(需要手术干预治疗)的患者或心理障碍的患者。

3. 操作流程(图 2-8)

(1)与患者沟通,获得患者同意并签署知情同意书。

(2)消毒。

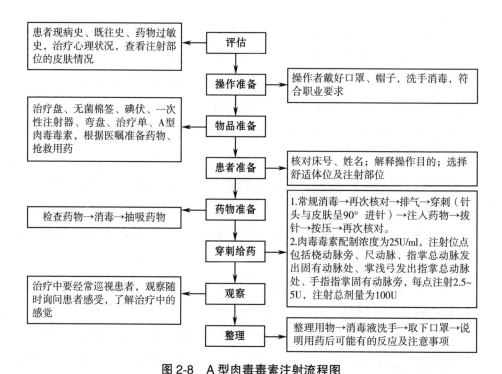

图 2-8　A 型肉毒毒素注射流程图

（3）体位：平卧位铺巾。

（4）药物配制：用 5ml 注射器吸取生理盐水 4ml+2% 利多卡因 1ml 稀释肉毒素粉剂。

（5）为防止过敏性休克的发生，备好氧气和肾上腺素。

（6）术后只需用无菌棉签按压注射部位几分钟，不渗血即可，一般无须特殊处理。

4. 注意事项

（1）注射前两周应禁止使用阿司匹林，以避免注射部位发生淤血。

（2）不可与氨基糖苷类抗生素并用。

（3）不能在注射部位进行冰敷或热敷。

（4）注射完 4 小时内应避免进行注射部位的按摩、活动。

（5）注射后 6 小时内，要避免接触注射区域。

（6）注射完 24 小时内避免剧烈运动。

（7）注射完后暂时不要沾水。

（8）注意皮肤有无红肿、瘙痒。

（六）光疗

光疗是一种利用光线辐射来治疗疾病的物理疗法，主要有紫外线疗法、红外线疗法等。红外线作用于人体主要改善局部血液循环、促进肿胀消退、镇痛、降低肌张力、缓解肌痉挛及干燥渗出性病变；紫外线作用于人体，光能量引起一系列化学反应，有消炎、止痛、抗佝偻病的作用。

1. 紫外线疗法　紫外线疗法（ultraviolet therapy）一般是指用人工光源 UVB（中波红斑效应紫外线）、UVA（长波黑斑效应紫外线）以及 UVB 联合 UVA 辐射治疗的一种方法。紫外线透入人体皮肤的深度不超过 0.01~1mm，大部分在皮肤角质层中吸收，使细胞分子受激呈激发态，形成化学性质极活泼的自由基，因而产生光化学反应，如光分解效应、光化合效应、光聚合作用和光敏作用。当达到一定照射剂量时，可引起蛋白质发生光解或核酸变性，细胞损伤后影响溶酶体，产生组胺、血管活性肽、前列腺素等体液因子，通过神经反射与神经-体液机制发挥效应。

（1）适应证：常用于治疗急性化脓性炎症［疖、痈、急性蜂窝织炎、急性乳腺炎、丹毒、急性淋巴（腺）管炎、急性静脉炎］以及某些非化脓性急性炎症（肌炎、腱鞘炎）；伤口及慢性溃疡；神经（根）炎及一些皮肤病，如玫瑰糠疹、带状疱疹，脓疱状皮炎等。另外，可用于预防和治疗佝偻病、软骨病、长期卧床骨质疏松、骨关节炎、流感、伤风感冒等。

（2）禁忌证：大面积红斑量紫外线照射的禁忌证有活动性肺结核，血小板减少性紫癜、血友病、恶性肿瘤、急性肾炎或其他肾病伴有重度肾功能不全、急性心肌炎、对紫外线过敏的一些皮肤病（急性泛发性湿疹、光过敏症、红斑狼疮的活动期等）。

（3）操作流程（图 2-9）：首先计算好照射的时间、剂量、辐射强度。不同患者的辐射强度是存在差异的，应根据紫外线的生物学效应对应的作用以及患者自身的耐受程度做考量。首先辐照波长保持在 310~313nm，一般的紫外线治疗仪的辐照强度为 11.00mW/cm^2，如果设定起始照射剂量为 0.2J/cm^2，则起始照射时间可按照下面公式推算：

根据公式：辐照时间 = 辐照剂量 / 辐照强度

$$辐照时间 = (200mJ/cm^2)/(11.00mW/cm^2) \approx 18s$$

后续每次连续治疗是否增加辐照剂量(时间)以及剂量(时间)增加的比例应依照治疗频率和治疗反应确定。

1)手持照射:打开基座的挡板,拿出辐照器与基座的连接线,手持辐照器,将 UV 管对准患处。

2)固定照射:将辐照器手柄插入基座槽中,UV 管对准患处,照射治疗结束时,数字显示为"零",灯管自动关闭。治疗结束,若要再次使用,必须整个程序从头做起。如结束使用,请关闭电源开关,拔出电源插头,清洁整理后放入盒内。

(4)注意事项

1)照射过程中应佩戴 UV 护目镜。

2)正常皮肤可用衣物适当遮盖,或使用防光剂。

3)UVB 光疗法治疗的最佳反应为每次照射后 6~8 小时,照射部位出现刚可察觉的轻微红斑,伴轻度烧灼感。PUVA 疗法有时会出现红斑反应延迟,部分患者甚至在照射后 72 小时才出现红斑,因此进行 PUVA 疗法时,应尽量避免两次治疗的间隔时间短于 3 天。

4)治疗过程中的饮食起居注意事项:由于一些食物、药物和化妆品含有光敏感物质,所以在照射前请患者将正在服用的药物详情告知医生;照射治疗过程中如服用的药物发生变化,请及时告知医生。患者可在初诊时,咨询医生自己正在使用的化妆品是否含有光敏感物质。

5)多数进行光疗后的患者,局部在接受照射后都会发生程度不等的皮肤瘙痒。建议患者在照射后局部使用防止皮肤干燥的保湿霜剂。

2. 红外线疗法 红外线疗法,即利用红外线的物理特性来治疗疾病。红外线根据波长不同分为三种,即近红外线、中红外线、远红外线。而近红外线波段是人体可接受治疗光线中穿透能力最强的光线。红外线穿过皮肤,直接使肌肉、皮下组织等产生热效应,故亦称"热射线",具有消炎、止痛、抗痉挛等作用,可用于治疗关节冷痛、肿胀、非急性炎症和外伤、瘢痕、粘连、神经痛等。红外线作用于皮肤可以改善血液物质循环,促进炎症物质吸收、创面愈合,增加新陈代谢、减少疼痛、增加肌肉松弛等。临床上多使用红外线治疗仪来治疗,其操作简单,安全性高。红外线疗法可以加快局部渗出物(瘀血、积液)的吸收,促进肿胀消退,提升关节、骨组织的自我修复。

(1)适应证:适用于关节疼痛、僵硬的早、中期强直性脊柱炎患者;关节疼痛肿胀、关节腔积液的早、中期类风湿关节炎患者,及关节冷痛、晨僵明显的产后风湿患者。

(2)禁忌证:有出血倾向、高热、活动性肺结核、肿瘤所致的体质消耗、重度动脉硬化、闭塞性脉管炎、系统性红斑狼疮等禁用红外线疗法。

(3)操作流程(图2-9)

1)患者取适当体位,裸露照射部位。

2)打开红外线治疗灯,检查功能是否正常。

3)将灯移至照射部位的上方或侧方,距离一般如下:功率500W以上,灯距应在50~60cm以上;功率250~300W,灯距在30~40cm;功率200W以下,灯距在20cm左右。

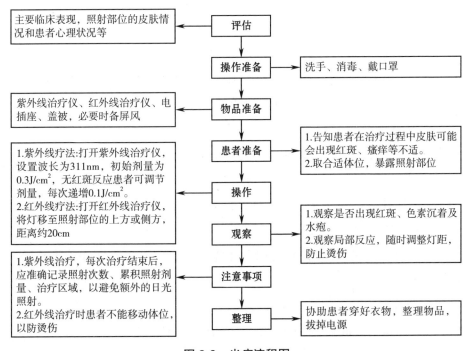

图2-9 光疗流程图

4）通电后 3~5min,应询问患者的温热感是否适宜。

5）每次照射 15~30min,1~2 次 /d,15~20 次为一疗程。

6）治疗结束时,将照射部位的汗液擦干,患者应在室内休息 10~15min 后方可外出。

（4）注意事项

1）知觉丧失者禁用,知觉障碍者慎用。

2）治疗前明确治疗部位,检查局部皮肤情况,注意有无瘢痕或知觉异常情况。

3）治疗中要经常询问患者感觉和观察局部反应,随时调整灯距,防止烫伤。

4）红外线治疗时患者不能移动体位,以防止烫伤。红外线照射部位接近眼或光线射及眼时,应用纱布遮盖双眼。

5）红外线治疗中如有头晕、心慌等不适症状,应立即停止治疗。

6）使用时严禁触摸照射头网罩内的治疗板和其他部件,以免烫伤或引起触电事故。

（七）水疗法

水疗法包括温泉(热)水浴、水中运动等,主要通过水的热作用、机械作用和化学作用等,减轻肌肉骨骼所受负担及压力,促进血液循环,缓解粘连,软化组织,修复损伤关节,并具有镇痛作用。

1. 适应证

（1）各种肌肉骨骼系统损伤,如类风湿关节炎、骨关节炎、强直性脊柱炎、关节强直等。

（2）神经系统损伤常导致出现各种运动功能障碍,如脑瘫、脊髓损伤、颅脑创伤、帕金森病、多发性硬化等。

（3）神经痛、神经炎,慢性湿疹、瘙痒症、银屑病,大面积瘢痕挛缩、破损等。

2. 禁忌证

（1）佩戴心脏起搏器、不稳定性心脑血管疾病患者。

（2）严重器质性疾病,如心肾功能代偿不全、活动性肺结核、恶性肿瘤和恶病质,身体极度衰弱和各种出血倾向者。

(3)各种妇科疾病,妇女怀孕期间,月经期等。

(4)频发癫痫、精神病、饮酒后、发热期间。

(5)传染性疾病、重症沙眼、急性结肠炎、中耳炎、腹泻等。

3. 操作流程

(1)调节室温 22~25℃,备好浴巾、水温计及所需药物。

(2)向患者说明注意事项,如浴中出现心慌、气短、头晕,及时告诉工作人员。

(3)患者入浴,头枕软垫,上胸部露出水面。若进行热水浴时,头部应冷敷。

(4)每次浸浴 20~30min,隔日或每日一次,10~20 次为一个疗程。

(5)每次治疗结束,用 2% 甲酚皂溶液将浴盆消毒,擦洗干净。

(6)常用的浸浴法

1)浸浴

冷水浴:水温低于 20℃,时间 3~5min。

不感温浴:水温 35~36℃,时间 10~15min。

温水浴:水温 37~38℃,时间 10~15min。

热水浴:水温 39~40℃,时间 5~10min。

2)盐水浴:水中加入粗盐 2~3kg,水温 38~40℃,时间 15~20min。

3)松节粉浴:水中加入松节粉 50~75g,水温 36~38℃,时间 15~20min。

4)碳酸氢钠浴:水中加入碳酸氢钠 75~100g,水温 35~38℃,时间 15~20min。

5)中药浴:根据病情取方,将所用中药煎剂加入浴水中,水温 37~39℃,时间 15~20min。

6)旋涡浴和气泡浴:选择大小适合的旋涡浴装置或气泡浴装置,注入 2/3 容量浴水,温度在 37~40℃、患者体位舒适,脱去衣服,暴露治疗部位,将患肢浸入水中。打开涡流开关或充气开关,调整水压,使气泡到合适流量。治疗 20min,关闭涡流或充气开关。排放污水,消毒浴槽。

4. 注意事项

（1）治疗前应了解患者全身情况，如有发热或全身不适时，应暂停治疗，饱食及空腹时亦不宜治疗，肺活量在 1 500ml 以下的患者不宜在深水中进行运动，必要时水浴前后测血压、脉搏。

（2）治疗室需有良好的通风和保暖设备，更衣室内温度不应低于 22℃，温水和热水浴池内温度不低于 25℃，清洗及治疗前后应防止患者摔倒。

（3）如患者在治疗中出现癫痫、直立性低血压、休克等紧急情况时，应在第一时间停止治疗，将患者放于治疗床上，紧急抢救，同时告知其主管医生、护士，待患者情况好转送往病房休息，并进一步观察。

（4）水疗中出汗多者，可饮淡盐水。面部潮红可在额部冷敷，或喝一杯凉开水。

（5）治疗有创面的肢体时，水中应放消毒剂。

（八）电疗法

电疗法是指应用各种电流或电磁场预防和治疗疾病的方法，其治疗作用主要通过神经 - 体液途径实现，主要包括镇痛、消肿、消炎、脱敏、缓解肌肉痉挛、加强组织张力及促进恢复正常的神经传导和调节功能等，主要类型包括低频电疗法、中频电疗法等。低频电疗法是应用频率 1 000Hz 以下的脉冲电流治疗疾病的方法，其特点是能够通过直接反射作用使血管扩张，改善组织血液循环及营养状况，促进静脉血和淋巴液回流，加速致痛物质排泄，并具有一定刺激作用，引起肌肉收缩而达到治疗目的。中频电疗法是应用频率 1~100kHz 区间内的脉冲电流治疗疾病的方法，其作用特点是无电解作用，对皮肤刺激小，可进行长期治疗，具有镇痛、促进血液循环、兴奋骨骼肌的功能。

1. 适应证

（1）低频电疗法：痛风性关节炎中晚期关节痛、肌痛、肌无力、肌肉挛缩、关节强直，骨关节清理术后，术后局部感觉障碍等。

（2）中频电疗法：痛风性关节炎急性发作期。也可用于关节疼痛、肿胀，滑膜炎，骨化性肌炎，关节功能受限，关节及肢体畸形，关节成形术后。

2. 禁忌证

（1）局部有急性化脓性炎症或存在出血倾向。

（2）局部有金属异物固定、体内植入心脏起搏器等患者。

（3）存在皮肤溃疡、痛风性关节炎并发血栓性静脉炎患者。

3. 操作流程

（1）检查仪器输出强度旋钮是否在零位，其余功能旋钮是否在治疗所需位置。

（2）患者取舒适体位，充分暴露治疗部位，按需选好衬垫电极。固定法包括：①并置法。两个等大的电极并置固定在肢体或肌肉两端（两极与运动点等距），当有阴阳极时，阴极放在远心端效果可能更好。②对置法。两个等大的点状电极于治疗部位对置。③移动法运动点治疗。小的点状电极置于运动点（或穴位）上，15cm² 片状电极放在相应部位。

（3）接通电源，按需调整频率，缓慢调节输出钮至所需电流强度，一般分强、中、弱 3 种。

（4）治疗中观察肌肉收缩状态是否符合治疗要求。

（5）治疗结束时，将输出旋钮旋回零位，切断电源，取下电极。

（6）每次治疗时间 15~20min，肌肉刺激以 5~10min 为宜，每日 1~2 次，10~15 次为 1 个疗程。

4. 注意事项

（1）每次治疗应从小剂量开始，逐渐增加至所需强度。

（2）骨、关节手术后 15 日内，不宜在手术切口附近的肌肉上进行治疗。

（3）金属电极需用纱布包裹或在其下放置衬垫，每次治疗以不引起局部疼痛及肌肉疲劳为度，电极勿置于皮肤破损处。

（4）衬垫应湿透，并紧密接触皮肤。衬垫每次用后需洗干净。局部起皮疹时，应涂以 50% 甘油。

（九）蜡疗

蜡疗是一种利用加热的蜡敷在患部，或将患部浸入蜡液中的理疗方法。本法集穴位刺激、温热疗法为一体，作用迅速，且操作简单、安全，具有良好的温经散寒、消肿散结、活血止痛作用。其原理主要是热蜡与皮肤充分接触,温热作用持久深入,能有效扩张血管,改善局部微循环,减少渗出液,达到消肿止痛、松解粘连、软化瘢痕的效果。

1. 适应证 蜡疗可广泛用于风湿性疾病,如类风湿关节炎、骨关节炎、强直性脊柱炎等均可辨证使用。

2. 禁忌证

(1)急性炎症期;

(2)有局部感染,且可能因湿热而使病情加重;

(3)伤处正在出血阶段;

(4)有周围血管疾病;

(5)患有恶性肿瘤。

3. 操作流程(图 2-10)

(1)使用物品:医用石蜡、无菌纱布、塑料薄膜、小毛巾等。

(2)操作步骤:根据是否使用中药,分为单纯蜡疗和中药蜡疗。

1)单纯蜡疗:选择医用石蜡,加热处理,待石蜡完全熔化后,将液状石蜡倒入垫有塑料膜的治疗小方盘内凝固形成 2cm 左右厚的蜡饼,并测量蜡饼表面和蜡饼中心点的温度。每隔 5~10min 测量 1 次,当蜡饼表面温度为 45~50℃、中心点温度为 50~55℃时,取出贴敷于病灶处,并用保鲜膜包裹固定和毛巾覆盖保温。每次 30min,每日 1 次。

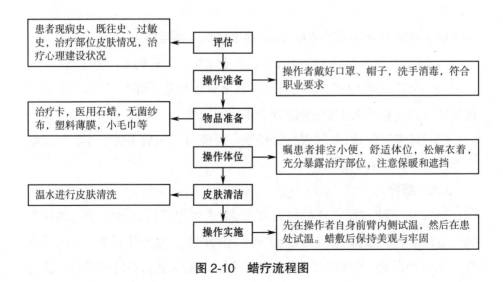

图 2-10 蜡疗流程图

2）中药蜡疗：根据中药的不同使用方法又分为药液法和药膏法。

药液法：将预先配制好的中药水煎成浓缩液，待到温度适宜时用无菌纱布蘸药液覆盖于相关治疗部位上，再将石蜡加温至熔化后制成合适长度的柔软蜡饼，温度为45~50℃，用塑料薄膜裹好，放置于药物纱布的表面，再在做好的中药蜡疗之上加盖小毛毯用以保温。如此治疗约30min，热蜡冷却，移除中药及蜡饼，使用干毛巾擦拭治疗部位上的药液及汗液。

药膏法：将配制好的中药磨成中药粉，与温水（醋或蜂蜜均可）混合搅拌均匀成湿度合适的中药膏备用。再将医用石蜡熔化成液态的蜡，蜡的温度控制在45~50℃，取液态蜡300~350ml灌入一次性使用的塑封袋中备用，以患者可以耐受的温度为宜，治疗之前测量好温度。暴露患者治疗部位，取适量中药膏覆盖于治疗部位，再取1片灌好的蜡覆于药膏上，再用保鲜膜缠绕包裹约30min，每日1次，14日为1个疗程。

4. 注意事项

（1）局部皮肤有创面或溃疡者，存在红斑、水疱、瘙痒症状，体质衰弱或高热患者，以及存在急性化脓性炎症、肿瘤、结核、脑动脉硬化、心肾功能衰竭、有出血倾向及出血性疾病、有温热感觉障碍患者和婴幼儿，禁用蜡疗技术。

（2）蜡疗部位潮红、有温热感属正常现象，治疗过程中应密切观察患者皮肤状况，询问患者患处感受。如有灼痛感或出现过敏现象，应立即停止治疗并及时对症处理。

（3）蜡疗操作时间一般为30min，不能用力挤压。

（4）操作后，告知患者注意饮温热水，卧床休息，防寒保暖。

（5）嘱患者应循序渐进地进行相应的功能锻炼。

（十）经颅磁刺激技术

经颅磁刺激（transcranial magnetic stimulation，TMS）是用脉冲磁场产生感应电流改变皮质神经细胞的动作电位，从而影响脑内代谢和神经电活动的磁刺激技术。TMS有多种刺激模式，其中重复经颅磁刺激（repetitive TMS，rTMS）常用于治疗各种神经精神类疾病。频率≤1Hz的刺激称为低频rTMS，低频刺激抑制皮质兴奋性，出现副作用风险小。

TMS 的生物学效应与其影响大脑皮质的可塑性有关。TMS 的刺激深度达 1~3cm。可以作用于大脑皮质神经元,影响神经元的突触兴奋、突触抑制和突触可塑性。TMS 对神经的调控作用主要表现为长时程增强(long term potentiation,LTP)/长时程抑制(long term depression,LTD)作用。高频刺激可以在皮质引起 LTP 样的神经兴奋性增高,低频刺激引起皮质 LTD 样的兴奋性降低。TMS 作用机制还包括改变细胞膜的兴奋性、离子通道的修饰、静息膜电位的变化、静息状态时的皮质兴奋性、皮质抑制功能的改变、脊髓神经兴奋性等。

1. 适应证

(1)脑卒中:亚急性、慢性脑卒中,卒中后运动障碍、失语、吞咽困难等。

(2)疼痛:神经病理性疼痛、肌纤维痛、偏头痛等。

(3)脊髓损伤。

(4)神经退行性疾病　阿尔茨海默病、帕金森病等。

(5)精神疾病　抑郁症、强迫症、药物成瘾、精神分裂症等。

(6)其他:慢性耳鸣、癫痫、多发性硬化、创伤后应激障碍、意识障碍、睡眠障碍等。

2. 禁忌证

(1)佩戴心脏起搏器或安装心脏支架等。

(2)头颅、颈部内有金属植入物或异物者。

(3)电子耳蜗植入物。

(4)严重心、肝、肾等躯体疾病者。

(5)活动性脑出血患者。

3. 操作流程

(1)由具有经颅磁刺激治疗经验的医师,对患者进行风险评估,判断患者是否适合磁刺激治疗。

(2)患者签署知情同意书。

(3)首次治疗需根据测定的患者大脑皮质运动阈值(motor threshold,MT),确定刺激强度。MT 测试步骤如下:①患者取坐位或仰卧位;②手部肌肉放松,使用表面电极记录利手靶肌群;③使用单脉冲模式刺激大脑利手侧拇指运动皮质区(初级运动区,也称 M1 区);④ 10 次刺激中,至少有 5 次诱发拇指外展肌运动(运动诱发电位达到 50μV 以上)的最低刺激强度量即为 MT。

(4)临床上常用的刺激强度为 80%~120%MT。

(5)根据治疗目的,选定刺激强度、刺激方案,避免诱发癫痫风险。

(6)选择和调整刺激线圈在头颅表面的刺激部位、方向、角度。在整个治疗过程中,保持刺激线圈和患者头部的相对位置不变。

(7)治疗期间,可适当微调强度、频率,避免患者耐受,降低疗效。

4. 注意事项　TMS 在以下人群中使用时,需充分评估患者风险获益比。

(1)儿童:需特别注意与神经发育相关的因素,如皮质兴奋性的成熟、囟门闭合和外耳道的发育情况等。除临床必需(如难治性癫痫或特殊精神状况),一般情况下不建议对儿童使用 rTMS。

(2)孕妇:磁场强度随距离增加迅速衰减,对处在妊娠期的患者和操作人员,需距离工作中的线圈≥60cm。除急需做出重要诊断,应避免对孕妇的腰部进行相关刺激。

(十一)热矿泥疗法

热矿泥疗法是古老而又独特的方法,热矿泥中含有数十种微量元素,作用于患处,温热感温和而持久,可以促进血管扩张、血流加速、皮肤温度升高,使大量血液向皮肤转移,有利于局部组织细胞的营养和排泄。同时,热矿泥能够使神经兴奋性降低,神经冲动减弱,传导速度减慢,减低痛觉感受器的敏感性及末梢伤害刺激对中枢神经的影响,减轻患者症状。

1. 适应证

(1)心脑血管疾病:冠心病、高血压、高脂血症,脑出血或脑梗死所致的偏瘫,并可预防血栓形成。

(2)骨伤疾病:肩周炎、腰肌劳损、坐骨神经痛、腰椎间盘突出症等。

(3)代谢性疾病:糖尿病、痛风、肥胖症等。

(4)其他:慢性支气管炎、骨折术后恢复期、骨质疏松症、性功能减退症、慢性前列腺炎等。

2. 禁忌证

（1）严重心脑血管疾病、肝肾疾病，出血倾向者。

（2）对热矿泥成分过敏及热度不能耐受等原因不宜行热矿泥治疗者。

（3）孕妇，身体极度虚弱，精神障碍者。

3. 操作流程

（1）采用富含氡气及微量元素的 38~42℃热矿泥，埋敷于除头、颈、胸部以外的身体全部。

（2）泥膜厚度 3~4cm，泥温 40~44℃（根据患者年龄及身体情况，确定热矿泥的温度及厚度），每次 15~20min，每日 1 次，20 次为 1 个疗程。

（3）中间休息 3~5 日，重复下一疗程，共 2~3 个疗程。

4. 注意事项

（1）冠心病、高血压患者，需密切观察治疗过程中是否出现不适症状。

（2）治疗中，如患者出现大汗淋漓、心慌气短等不适症状，需立即停止。

 ## 第二节　中医常用特色疗法

　　风湿病是一类范围广泛、致病因素多样、病变部位不一、病理属性复杂的疾病。临床上用单一的治疗方法，很难取得满意效果。治疗疑难风湿病，应杂合以治（或称综合治疗），即从整体上把握其病因病机，将多种不同的治疗方法有机地联系起来，进行全面的综合治疗。

　　杂合以治是风湿病的重要治疗原则。《素问·异法方宜论》曰："圣人杂合以治，各得其所宜……得病之情，知治之大体也。"杂合以治并不是将所有治疗方法不加选择地应用或应用得越多越好，而是要针对每个患者各自不同的情况，合理选用几种治疗方法，以提高临床疗效。选用治疗方法时，应掌握标本结合、动静结合、内外结合、防治结合、医疗与自疗结合等原则。严格地讲，杂合以治这一基本原则，应渗透到风湿病的预防、治疗、调护等各个环节中。

一、中药涂擦治疗

中药涂擦是传统中医外治法的一种,是中药与按摩方式的结合,将中药的水剂、油剂、酊剂、膏剂等直接涂擦于患处,促进外用药物经皮快速吸收,起到活血化瘀、消肿止痛、行气等功效,达到治疗目的。

（一）适应证

肌肉损伤、跌打损伤、颈腰背疼痛、关节局部肿胀、痹证等多种疾病均适用,还适用于蚊虫叮咬、水火烫伤或银屑病、过敏性皮炎等各种皮肤疾病。

（二）禁忌证

药物过敏者禁用;局部皮肤溃烂、感染者禁用;婴幼儿颜面部、孕妇等禁用。

（三）操作流程

1. 用物准备　治疗盘,必要时备毛毯和屏风等。

2. 操作前沟通　①做好解释,取得患者配合。②取适宜体位,协助松开衣着,暴露治疗部位,注意保暖。③对于精神紧张的患者,应先详细解释,安慰患者,待其情绪放松时再治疗。

3. 操作流程　①根据涂药部位,取合适体位,暴露涂药部位,注意保暖,必要时屏风遮挡。患处酌情铺一次性铺巾。②用盐水棉球清洁患处皮肤,用棉签将配制的药物均匀涂于患处,面积较大时,可用镊子夹棉球蘸药物涂布,所蘸药物干湿度适宜,涂药厚薄均匀。③以手掌大鱼际对肿胀的肢体进行向心性按摩,力量以患者舒适、不感疼痛为度,使药物充分渗透到组织内,促进血液循环,以达到消肿止痛目的。④操作结束后,必要时用纱布覆盖,胶布固定。⑤涂药完毕,协助患者穿好衣着,安排舒适体位,整理床单。清理物品,做好记录签字。

（四）注意事项

1. 在使用中药涂擦皮肤的过程中,由于药物具有刺激性,皮肤可能会出现轻微瘙痒、刺痛、出红疹等情况,这是正常的,但是如果情况比较严重,需要立刻停止使用,以免造成皮肤过敏。

2. 涂药次数依病情而定,水剂、酊剂用后须将盖子盖紧,防止挥发。

3. 混悬液先要摇匀后才涂药。

4. 霜剂则应用手掌或手指反复涂抹,使之渗入皮肤。

5. 涂药不宜过厚、过多,以防闭塞毛孔。

6. 刺激性较强的药物,不可用于面部,婴幼儿忌用。

7. 涂药后观察局部皮肤,如有丘疹、瘙痒或者局部肿胀等过敏现象时应停止用药,并将药物擦拭或清洗干净,内服或外用抗过敏药物。

二、中药药浴

中药药浴作为外治法之一,属溻渍法中"渍法"范畴;渍者,浸渍也,是以中医理论为指导,将中药煎液直接泡洗患处的一种治疗方法。该法能令药力透过毛窍内达脏腑,起到内外兼治、局部与整体合治的功效。此外,中药药浴具有疗效好、不易复发的优势,还能避免内服药物的胃肠首过效应及肝肾损害,且不影响内服药的功效。

(一)适应证

中药药浴可广泛运用于临床各科疾病,如中风、高血压、风湿性关节炎、类风湿关节炎、湿疹、荨麻疹等。

(二)禁忌证

1. 急性传染病、严重心脏病、重症高血压、严重肾病、主动脉瘤、有出血倾向者禁用外洗疗法。

2. 恶性肿瘤、脓已局限的病灶禁用外洗疗法。

3. 妇女妊娠期和月经期,不宜进行外洗疗法,尤其是坐洗法。

4. 饱食、饥饿、大汗以及过度疲劳时,不宜进行外洗疗法。

(三)操作流程

1. 中药洗剂药液制备方法　药液的制备共分为直接煎煮、打粉后煎煮、直接加热水洗和打粉后加热水洗 4 种方式,其中以直接煎煮最为常用。根据外洗方法的不同,合理选择药液制备方式。

2. 药浴法分类

(1)洗浴法:适用于洗涤全身。将按药方配制的药物放入锅内,加水煎煮后,取汁倒入浴盆内,待温后,仰卧于药液内,进行洗浴。每次洗10~30min,每日1~2次。为保持水温,可不断往浴盆内加热水。

（2）浸洗法:多用于上下肢的洗涤。将按药方配制的药物放入锅内,加水煎煮后,取汁倒入盆内,待温后,将患肢放入药液内浸泡,可同时进行搓洗。每次浸洗10~30min,每日1~2次。

（3）坐洗法:多用于阴部、臀部的洗涤。将按药方配制的药物放入锅内,加水煎煮后,取汁倒入盆内,待温后,坐于药液中进行洗涤。每次坐洗20~30min,每日1~2次。

（4）擦洗法:多用于洗涤躯干部位。将按药方配制的药物放入锅内,加水煎煮后,取汁倒入盆内,待温后,用纱布或毛巾蘸药汁擦洗患处。每次擦洗20~30min,每日3~6次。

（5）冲洗法:适用于身体各个部位。冲洗法分为手撩水冲洗和软管冲洗等。①手撩水冲洗法是将按药方配制的药物加水煎煮后,取汁倒入盆内,将所洗部位移于盆口上方,手指并拢,将药液撩向所洗部位,进行冲洗。每次洗10~20min,每日1~3次。②软管冲洗法是将按药方配制的药物加水煎煮后,取汁倒入特制的底部带有软管装置的桶内,将桶置于高处,使药液顺软管下流喷,用管口对着所洗部位进行冲洗。每次冲洗5~15min,每日1~3次。

（6）淋洗法:适用于身体各个部位。将按药方配制的药物加水煎煮后,取汁倒入带有喷头装置的桶内,将桶置于高处,使药汁喷于所洗部位上。每次5~20min,每日1~3次。

（四）注意事项

1. 洗前应询问患者药物过敏史、既往史,避免不良反应的发生。

2. 洗前应保持室内温暖、避风,以防感冒,局部治疗时室温最好控制在20~22℃,全身药浴时则应保持在25~28℃。

3. 坐浴及全身药浴前,应排空大小便。

4. 治疗过程中,药液温度要适中,一般为45~60℃,避免温度过高发生烫伤,或温度过低影响疗效;治疗时间不可太短或过长,一般浸洗15~30min。

5. 对于糖尿病患者、婴幼儿、老年患者,则需要适当降低药液温度。

6. 治疗过程中,应密切监测患者生命体征,以防出现虚脱、休克、过敏等不良反应。

7. 治疗结束后,避免受寒、吹风,及时拭干皮肤,做好保暖措施。

8. 治疗结束后,应及时补充水分或淡盐水,以免因出汗过多造成脱水。

9. 出汗后,禁止用冷水冲洗。

10. 除说明是内服药、洗眼药外,所有外洗药液应防止溅入口、眼、鼻内。

11. 药浴治疗宜在饭后 1~2h 进行,禁止空腹或餐前、餐后 30min 内安排此治疗;在治疗过程中禁食生冷食物;过敏体质、皮肤有破损、伤口未愈合的患者,不宜选用此种疗法(必要时应谨慎选药);女性患者月经期、妊娠期、产褥期、盆腔器官急性炎症期不宜坐浴;跌打损伤出血期、高血压患者血压不稳或偏高时均不宜采用此疗法;眼部新鲜出血,局部化脓及恶性肿瘤患者,此疗法禁用。

三、中药外敷

中药外敷法是以中医理论为基础,根据不同病证,选择相应中药,制成一定剂型,敷于相应的体表部位或穴位上,临床上常将穴位贴敷、中药热敷、中药溻渍归为此类。以药物经皮吸收或对体表部位及穴位的刺激,来调节人体气血津液、经络脏腑等的功能,达到防病治病的目的。

(一)穴位贴敷

穴位贴敷是将药物制成一定剂型贴到人体穴位上,通过刺激穴位,激发经气,发挥治疗作用。

1. 适应证

(1)内科疾病:感冒、咳嗽、支气管哮喘、过敏性鼻炎、慢性胃炎、呕吐、泄泻、便秘、失眠、头痛等。

(2)外科疾病:跌打损伤、扭挫伤、颈椎病、腰椎病、痹证、痿证等。

(3)妇科疾病:月经不调、妇科慢性炎症、崩漏、痛经等。

(4)儿科疾病:小儿感冒、咳嗽、哮喘、惊风、积滞、遗尿、夜啼等。

（5）对于不适合使用药物内服且能够接受贴敷的患者,均可选用穴位贴敷治疗;对于有预防疾病诉求的人群,在没有禁忌证的情况下,也可选择穴位贴敷作为保健方法。

2. 禁忌证

（1）贴敷局部皮肤有创伤、溃疡、感染或有较严重的皮肤病者,应禁止贴敷。

（2）颜面五官部位,慎用贴敷,不宜用刺激性太强的药物进行发疱,避免发疱后遗留瘢痕,影响容貌或活动功能。

（3）孕妇腹部、腰骶部以及某些可促进子宫收缩的穴位,如合谷、三阴交等,应禁止使用。

（4）其他较为严重的内、外科疾病患者禁用。

3. 操作流程

（1）材料制备

1）材料准备:以中医基础理论为指导,辨证论治,按一定剂量将药物研磨成末,用溶剂(如水、白酒或黄酒、醋、姜汁、蜂蜜、蛋清、凡士林等)调成糊状,备用。

2）器具准备:治疗床、处置车、药缸、压舌板、无菌纱布、弯盘2个、防过敏胶布。

（2）患者准备

1）根据穴位依次选取合适的体位。

2）进行皮肤评估,包括色泽、弹性和有无水肿、出血、蜘蛛痣、肝掌、异常隆起、包块,以及皮下脂肪层厚度等。

（3）基本操作步骤

1）方药的选择:凡是临床上有效的方剂,一般都可以熬膏或研末,用作穴位贴敷来治疗相应疾病。但与内服药物相比,贴敷用药有以下特点:①常用通经走窜、开窍活络之品,如冰片、麝香、丁香、花椒、白芥子、姜、葱、蒜等。②选气味俱厚之品,有时甚至选用力猛有毒的药物,如生南星、生半夏、草乌、巴豆、斑蝥、附子。③补法可用血肉有情之品,如动物内脏、鳖甲。④选择适当溶剂调和贴敷药物或熬膏,以达药力专、吸收快、收效速的目的。例如,醋调贴敷药可起解毒、化瘀、敛疮等作用,虽用药猛,可缓其性;酒调贴敷药则起行气、通络、消肿、止痛等作用,虽用药缓,可激其性;水调贴敷药专取药物性能;油调贴敷药可润肤生肌。还可根据患者的敏感程度进行选择,避免溶剂引起的过敏反应。

2）穴位的选择:与针灸疗法一致,也是以脏腑经络学说为基础,通过辨证选取贴敷穴位,并力求少而精。此外,还应结合以下选穴特点:①选择离病变器官、组织最近、最直接的穴位贴敷药物;②选用阿是穴贴敷药物;③选用经验穴贴敷药物,如吴茱萸贴敷涌泉穴治疗小儿流涎,威灵仙贴敷定喘穴治疗百日咳等。

3）具体操作:①根据所选穴位,采取适当体位,使药物能敷贴稳妥。②贴药前定准穴位,用温水将局部洗净,或用酒精棉球擦净,然后敷药。也有使用助渗剂者,在敷药前先在穴位上涂以助渗剂,或助渗剂与药物调和后再用。③固定药物,以免移动或脱落。可直接用胶布固定,也可先将纱布或油纸覆盖其上,再用胶布固定。④一般情况下,刺激性小的药物可持续性贴敷 1~3 日,不需溶剂调和的药物还可适当延长至 5~7 日换药 1 次,两次贴敷之间须间隔 1~2 日;刺激性大的药物应视患者反应和发疱程度确定贴敷时间,数分钟至数小时不等,如需再贴敷,应待局部皮肤基本正常后再敷药。

4. 注意事项

（1）贴敷期间禁食生冷、海鲜、辛辣刺激性食物。

（2）贴敷药物后注意局部防水。

（3）对胶布过敏者可选用绷带固定贴敷药物。

（4）对于残留在皮肤上的药膏等,可使用 75% 乙醇擦拭。

（5）凡用溶剂调敷药物时,须随调配随敷用,以防蒸发。

（6）若用膏药贴敷,在温化膏药时应掌握好温度,以免烫伤或贴不住。

（7）对胶布过敏者,可改用肤疾宁膏或用绷带固定贴敷药物。

（8）对刺激性强、毒性大的药物,贴敷穴位不宜过多,贴敷面积不宜过大,贴敷时间不宜过长,以免发疱过大或发生药物中毒。

（9）对久病体弱消瘦以及有严重心脏病、肝脏病等的患者,使用药量不宜过大,贴敷时间不宜过久,并在贴敷期间注意病情变化和有无不良反应。

（二）中药热敷法

中药热敷是将中药加热后置于患者体表特定部位,进行热敷以促使其腠理疏通、气血运行而缓解疾病的一种外治方法。中药热敷于局部患处,能将药力和热量传透至局部深处,起到舒筋通络、行气消肿、散寒止痛等作用。一方面,将中药直接作用于患处局部,可使药物通过皮肤吸收,直达病灶,抑制炎症因子的表达,减少炎症因子的释放。另一方面,适宜温度的热敷,其温热效用加之相关中药可起到行气活血、舒筋通络之效,加速局部组织微循环和新陈代谢,改善血液流变学,从而起到消除或减轻局部关节肿胀、促进炎症因子吸收、松解局部组织粘连、缓解肌肉疼痛的作用。

1. 适应证　中药热敷疗法可广泛用于风湿性疾病的治疗,如风湿性关节炎、类风湿关节炎、骨关节炎、强直性脊柱炎、增生性关节炎、硬皮病、白塞综合征、风湿性多肌痛、银屑病关节炎、痛风以及其他风湿病引起的关节肌肉病变,中医辨证属风、寒、湿痹者,采用本疗法均有显著疗效。

2. 禁忌证　①孕妇禁用;②有药物过敏史禁用;③皮肤有破溃、红疹、水疱等禁用。

3. 操作步骤　根据不同制剂,其操作步骤也不尽相同。一般常用的有炒热法、蒸煮法、贴熨法、熨斗法等。

（1）炒热法:以绢、布等包裹炒热的药物热敷患处,即为炒热法。先将配制好的药物打碎,置于炒锅中炒热,在翻炒过程中,根据病情需要,加入适量白酒或黄酒;炒热后以布包裹适量药物,趁热直接敷于患处或有关的治疗部位,待其温度降低,则可更换药包继续热敷。可反复热敷多次,时间为 20~40min,也可根据病情适当调整热敷时间。

（2）蒸煮法:将预先配制好的药袋投入药锅或笼屉中蒸煮后热敷治疗部位,热敷方法和时间与上法相同。

（3）贴熨法:取配制好的药膏于火上略加烘烤,趁热敷于患处。

（4）熨斗法:将药袋、药饼、药膏等置于患处或治疗部位,其上覆以毛巾,取熨斗或热水袋等器具加以热熨,以患者能忍受而不灼伤皮肤为度。

4. 注意事项

（1）注意掌握温度，以免烫伤。

（2）热敷所用中药，一般用量大，药物毒性大，嘱患者不得误服，以免药物中毒。

（3）热敷时应根据具体病情及部位，采取适当体位；热敷时应充分暴露治疗部位。

（4）若出现药物过敏，应及时停止治疗。

（5）热敷后应避风保暖、静卧休息。

（三）中药溻渍

溻渍法是中医传统疗法，溻是将含有药液的纱布或棉絮敷于患处，渍是将患处浸泡于药液中。四肢远端能浸泡的病变部位适用渍法，不能浸泡的部位适用溻法，因两法往往同时进行，故合称为溻渍法。溻渍法具有疏通腠理、调和气血、祛邪消毒之作用，用于诸多疾患。

1. 适应证　可用于风湿性、骨伤性疾病，同时可治疗多种疼痛性疾病，如类风湿关节炎、骨关节炎、颈腰椎间盘病变、肌肉劳损、各种跌打损伤等。

2. 禁忌证

（1）年老体弱者；

（2）药物过敏、皮炎及皮肤破溃者；

（3）皮肤温、痛觉异常者；

（4）孕妇或妇女月经期；

（5）骨结核及其他传染病。

3. 操作流程

（1）将用物携至床旁、查对；

（2）告知患者操作目的及注意事项；

（3）取适宜体位，充分暴露治疗部位，保暖；

（4）确定溻渍部位及手法；

（5）药液温度适宜（40~42℃），将无菌纱布在药液内浸泡，取出拧干，以不滴水为宜，包裹在治疗部位，再依次包裹塑料薄膜，外置热水袋保温，保暖，记录时间；

（6）治疗过程中随时询问患者感觉,治疗结束,协助患者擦干皮肤,观察局部皮肤情况;

（7）溻渍 30~60min;

（8）协助患者穿衣,清理用物,归还原处,用物消毒处理;

（9）查对、洗手,记录溻渍时间、患者反应并签名。

4. 注意事项

（1）在为患者进行中药溻渍治疗前,首先要对患者局部的皮肤进行评估,若有破溃或皮肤过敏时禁用中药溻渍治疗。

（2）操作时要注意将纱布用温水浸湿,膏药要均匀覆盖在湿纱布上,避免中药颗粒与皮肤直接接触,将不能溶解的部分与皮肤隔离,减少对皮肤的刺激。

（3）药液温度要适中,不可过热,以免烫伤皮肤;若药液已冷,可再加热后浸泡。

（4）冬季应注意保暖,浸泡后要立即拭干,盖被保暖。

四、熏洗熏蒸疗法

熏洗熏蒸疗法是传统中医外治法之一,其利用中药组方煎汤,趁热在皮肤或患处进行熏蒸、淋洗,借助药力和热力,通过皮肤、黏膜作用于机体,促使腠理疏通、脉络调和、气血流畅;通过温热效应又可加速患者体内血液循环,减少局部代谢产物聚集,增强组织再生和细胞活力,以达到增强机体免疫力、抗炎止痛之功效。

（一）适应证

熏蒸疗法适用于全身四肢大小关节僵硬、疼痛、肿胀明显的类风湿关节炎患者;脊柱及其他关节疼痛、僵硬,关节未畸形的早、中期强直性脊柱炎或膝骨关节炎患者。其他风湿免疫疾病,如干燥综合征、系统性红斑狼疮等引起关节疼痛、肿胀者,亦可应用中药熏洗熏蒸疗法。

（二）禁忌证

皮肤对药物过敏者、大面积皮肤受损者、重症高血压、严重贫血、高热、严重心脏病、急慢性肾炎、传染性皮肤病、月经期女性等禁用熏蒸;劳累、饱食或空腹者慎用。

（三）操作流程（图2-11）

1. 熏蒸前与患者进行积极有效的沟通,讲解熏蒸的目的及熏蒸仪器的使用方法、功效、注意事项等。

2. 保持环境整齐、安静、舒适,室温22~24℃,冬季注意保暖,必要时备取暖设备;夏季应开窗通风,保持室内空气流通。熏蒸前检查机器性能、电源接触是否良好。根据患者身高调整座椅高度。

3. 评估患者临床表现,了解其既往史、药物过敏史、体质、皮肤、心理等情况;测量生命体征,血压高于140/90mmHg者禁止入舱。饭前、饭后30min内不宜进行熏蒸,空腹、饱餐或极度劳累时避免熏蒸。熏蒸前嘱患者多饮水,排空大、小便。

4. 将熏蒸方药装入纱布袋中,放入中药熏蒸治疗仪,操作前浸泡中药30min,预热机器,设定蒸气温度在39~40℃,熏蒸患者躯体及四肢关节20min。

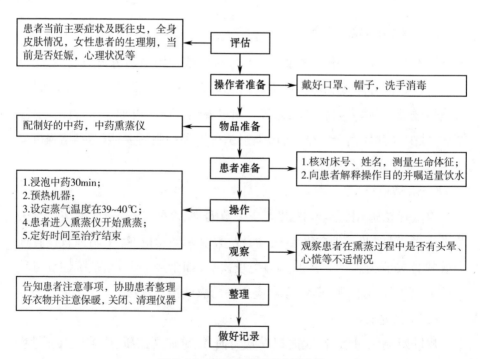

图2-11 熏洗熏蒸疗法流程图

5. 熏蒸结束时检查患者熏蒸部位皮肤是否完好,熏蒸后协助患者整理好衣服并注意保暖,送患者回病房。不应立即用水冲洗,以防降低药效;宜用浴巾擦干全身,适量饮水,防止大量出汗后导致虚脱。忌食辛辣刺激、生冷油腻及不易消化的食物。

（四）注意事项

1. 防止烫伤　熏洗时药液温度不宜超过 40℃,以防烫伤。

2. 避免着凉　熏洗时药液温度不宜低于 36℃,浴处宜温暖而避风,浴毕立即拭干皮肤,避免冒风受凉。

3. 时间安排　熏蒸时间不宜过长。

4. 做好陪护　对年老及婴幼儿患者,应安排他人陪护。

5. 使用局部熏法时,药物置于熏管内务必压紧压牢,防止点燃的药物炭火灼伤皮肤,烧坏衣物。居室熏烟时,点燃的药物要远离易燃物,防止失火。

五、中药热罨包

中药热罨包是指将大青盐和中药成分文火炒至温热后,置于患病部位或某一特定位置（如穴位上）,通过热罨包的蒸气及中药作用使局部的毛细血管扩张,血液循环加速,达到温经通络、调和气血、祛湿驱寒目的的一种外治方法。

（一）适应证

1. 关节冷痛、酸胀、麻木、沉重,如退行性骨关节炎,风湿、类风湿关节炎。

2. 各种跌打损伤早期,局部红肿热痛或局部包块形成而未出现溃疡者。

3. 手术后刀口周围肿胀、疼痛。

4. 各种滑膜炎、筋膜炎、软组织损伤。

5. 颈椎病、腰椎间盘突出症、肩周炎、膝骨关节炎、股骨头坏死等。

6. 脾胃虚弱所致的胃痛、寒性呕吐。

7. 各种原因引起的腹胀腹痛、痛经及慢性盆腔炎。

（二）禁忌证

1. 实证、热证、局部无知觉。

2. 腹部包块性质不明。

3. 严重的糖尿病、截瘫、偏瘫、脊髓空洞等感觉神经功能障碍者。

4. 对药物过敏者，大血管处，治疗部位皮肤有水疱、瘢痕、破溃、活动性出血或有出血倾向者禁用。

5. 孕妇的腹部及腰骶部禁用；婴幼儿患者慎用。

（三）操作流程（图 2-12）

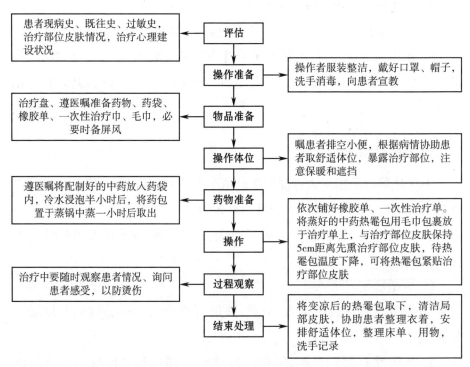

图 2-12　中药热罨包流程图

1. 操作前准备

（1）整体评估：①了解患者体质及中药热罨包治疗局部的皮肤情况；②了解患者既往史，当前临床表现，发病的部位及相关因素；③了解患者病情及当前心理状态，对所患疾病的认识。

（2）物品准备：治疗盘、准备药物、药袋、橡胶单、一次性治疗巾、毛巾，必要时备屏风。

（3）操作者准备：①服装整洁，洗手，戴口罩、帽子；②向患者解释操作目的、主要步骤、配合要点及相关事项，说明所用中药的作用及可能产生的副作用，以取得患者和/或家属对执行该操作的知情同意；③对患者进行安全保护教育，告诉患者在治疗过程中可能出现皮肤灼热感，在治疗中不要变换体位，以免发生意外。

（4）患者准备：排空小便，配合操作。

2. 操作步骤

（1）备齐用物，携至床旁，做好解释，核对医嘱。

（2）将配制好的中药放入药袋内，冷水浸泡半小时后，将药包置于蒸锅中蒸 1h 后取出。

（3）协助患者取合适体位；暴露治疗部位，冬季注意保暖，必要时用屏风。

（4）床单位依次垫橡胶单、一次性治疗单。将蒸好的中药热罨包用毛巾包裹放于治疗单上，与治疗部位皮肤保持 5cm 距离先熏治疗部位皮肤，待热罨包温度下降可将热罨包紧贴治疗部位皮肤，直到热罨包变凉，即可收回。

（5）操作过程中注意观察局部皮肤的颜色情况，同时询问患者对温度的反应，防止烫伤。

（6）治疗完毕清洁局部皮肤，协助患者穿衣，安排舒适体位，整理床单位。

（7）整理用物，洗手，记录。

（四）注意事项

1. 敷包前嘱患者排空小便。

2. 随时观察询问患者情况，有无不适，防止烫伤，尤其是小孩、昏迷患者、老年人，及瘫痪、糖尿病、肾炎等血液循环障碍或感觉不灵敏的患者。在治疗过程中，防止烫伤，若患者局部皮肤出现烫伤、水疱及产生烧灼、热烫等感觉，应立即停止治疗，对症处理。

3. 留药 20~30min，勿剧烈活动。留药时间结束，揭开被子，去除药包，擦干局部。

4. 温度适宜,不宜过烫。一般温度为 50~70℃,用药时间每次应间隔 5 小时。

5. 热敷时保持室内温暖无风,治疗部位也要注意保暖,治疗中适当补充水分,避免汗出过多发生虚脱。冬季注意患者保暖。

6. 老年患者宜卧床盖被,取舒适持久体位,防止发生不适。

7. 布袋用后清洗消毒备用或专人专用。

8. 有效沟通,关爱患者,注意保护患者隐私。

9. 传染病患者应使用单独的浴具,并严格消毒。

10. 意外的处理 ①局部过敏:若患者出现局部皮肤异常(如瘙痒、发红、水疱)等临床表现,应立即停止;②用温水洗净局部皮肤,并严密观察;③若发生全身过敏不适,应立即报告值班医生做相应处理;④贴敷处出现水疱,处理措施同烫伤。

六、中药离子导入法

中药离子导入法是利用离子导入治疗仪中的直流电将药物离子化,通过直流电将中药离子经皮肤或者黏膜引入病变部位或人体穴位,从而发挥药物与穴位的双重治疗作用的方法。其作用原理是应用频率在 1 000Hz 以下的低频脉冲电流,将电极放在浸泡于具有活血化瘀、通络止痛功效的中药液衬垫上,配合中药渗透及物理疗法,将中药导入和中频按摩结合在一起,通过皮肤或穴位导入人体,这样可以通过低频电刺激兴奋神经和肌肉组织,促进局部组织的血液循环和淋巴循环,改善组织营养和代谢,作用于病灶,达到活血化瘀、软坚散结、抗炎镇痛等效果。对于风湿病和骨伤疾病有较为明显的疗效。

(一)适应证

1. 各类风湿病疾患 尤适于风湿性关节炎、类风湿关节炎、痛风、强直性脊柱炎、硬皮病、关节肿痛、骨质增生等。

2. 其他疾病 ①外科:软组织损伤、骨折后关节屈伸不利;②眼科:角膜炎、角膜翳、葡萄膜炎、青光眼等眼部疾患;③妇科:盆腔炎、痛经、闭经、不孕不育、乳腺增生等；④心血管科：冠心病、高血压；⑤腰背痛、肩颈疼痛、颈椎病等骨伤疾病；⑥脑炎、神经痛、神经炎、自主神经功能紊乱和脑外伤后遗症等。

（二）禁忌证

1. 局部皮肤破损或对药物过敏者。

2. 恶性肿瘤、高血压、急性炎症、破伤风。

3. 高热、恶病质、湿疹、出血倾向和出血性疾患、活动性结核、严重心功能不全患者。

4. 治疗部位有金属异物或带有心脏起搏器患者。

5. 心脏及心脏投影区，太阳穴及孕妇下腹部均不可作为治疗部位。

6. 精神病、对电刺激不能耐受者，以及皮肤感觉迟钝或障碍者。

（三）操作流程（图 2-13）

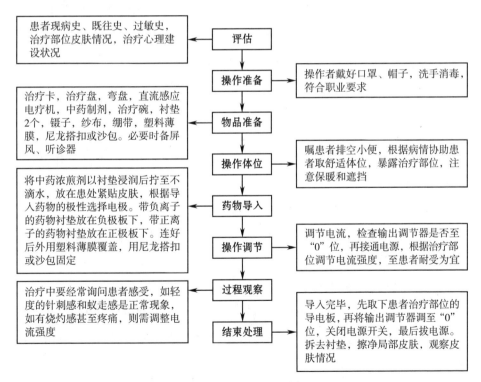

图 2-13　中药离子导入流程图

1. 操作前准备

（1）整体评估：①评估患者既往史、现病史，当前症状、发病部位及相关因素等；②详细询问患者的中药用药史，中药药物过敏史，对可能引起过敏的药物做过敏试验；③了解患者的意识、心理状态及合作程度；④对患者导入部位皮肤情况进行评估，根据病情取安全合适部位，并检查局部皮肤状况；⑤评估药物属性及作用，操作前应了解药物的有效成分和极性。

（2）物品及环境准备：治疗卡，治疗盘，弯盘，直流感应电疗机，中药制剂，治疗碗，衬垫2个，镊子，纱布，绷带，塑料薄膜，尼龙搭扣或沙包。必要时备屏风、听诊器。环境整洁明亮，有用电安全设备，并注意隐私及保暖性。

（3）操作者准备：①服装整洁，洗手，戴口罩、帽子；②以良好的职业道德素养向患者解释操作目的、主要步骤、配合要点及相关事项，说明所用中药的作用及可能产生的副作用，以取得患者和/或家属对执行该操作的知情同意；③对患者进行安全保护教育，告诉患者在治疗过程中可能出现麻或轻微触电感，在治疗途中不要移动体位，以免发生意外。

（4）患者准备：排空小便，配合操作。

2. 基本操作方法

（1）操作者着装整洁，核对医嘱，床边评估患者，做好解释工作，以取得患者合作。

（2）医护操作者准备洗手，备齐用物，携至床旁，再次核对。

（3）嘱患者排空小便，根据病情协助患者取舒适体位，暴露治疗部位并进行消毒，注意保暖和遮挡。

（4）将中药浓煎剂以衬垫浸润后拧至不滴水，放在患处紧贴皮肤，根据导入药物的极性选择电极。带负离子的药物衬垫放在负极板下，带正离子的药物衬垫放在正极板下。连好后外用塑料薄膜覆盖，用尼龙搭扣或沙包固定。

（5）调节电流，检查输出调节器是否至"0"位，再接通电源，根据治疗部位调节电流强度，至患者耐受为宜。打开电源开关后待灯丝充分加热

（1~2min），再缓慢调增到预定的电流强度。一般局部电流量不超过40mA，全身电流量不超过60mA，小部位、指关节电流量不超过10mA，面部电流量不超过5mA。电量及通电时间因人而异，以患者耐受适中为度。治疗过程中，不得变换电极板上的极性，若需要变换时，应先将输出强度旋钮退回至零位后，方可变换极性，再重新调节治疗电流量。

（6）治疗中要经常询问患者感受，如出现灼痛感，可能是电极与皮肤接触不好。如患者主诉疼痛，应立即停止治疗。时间一般每次15~20min，每日1次，儿童不超过10~15min，10~15次为1个疗程。

（7）导入完毕，先取下患者治疗部位的导电板，再将输出调节器调至"0"位，关闭电源开关，最后拔电源。拆去衬垫，擦净局部皮肤，观察皮肤情况。

（8）操作完毕，协助患者整理衣着，安排舒适体位，嘱患者注意病变关节部位的保暖，轻微活动，适当进行按摩。清理用物，洗手，观察并记录结果。整理床单位。

（四）注意事项

1. 操作前一定要做好解释工作，治疗前需告诉患者在通电期间会产生的各种感觉，如轻度的针刺感和蚁走感是正常现象，如有烧灼感甚至疼痛，则需调整电流强度。不可自行调节电流开关，不要随意更换体位，注意遮挡及保暖。

2. 治疗前应检查患者皮肤有无知觉障碍或破损等情况。如有抓伤、擦伤，宜贴以胶布或涂以凡士林油；如毛发过多，宜剃去或用温水浸湿；如有知觉丧失或严重损伤，则不宜在此部位治疗。

3. 操作前检查设备是否完好，各部件连接是否正确，仔细检查各极板和机器极性是否符合。必须注意带正电荷的中药离子从正极导入，带负电的药物离子则从负极导入，导入极性不能有错误。

4. 衬垫应该有记号，正负极性要分开，一个衬垫供一种药物使用，用后洗去药液并消毒，以免寄生离子相互沾染。如有条件则使用一次性衬垫。

5. 直流电疗法中应用的是稳定的直流电，治疗中通电时电流的强度应从 0 开始缓缓增大，要逐渐增加或减少，以免产生灼烧、疼痛感。过程中应经常巡视电流表指针情况，如指针自动上升超过规定强度，应及时降下。治疗停止时应将电流缓缓降至 0。若骤升骤降，可以兴奋运动神经，引起抽搐，并刺激感觉神经，使患者产生电击感。

6. 由于电极下酸、碱产物的刺激，可能使皮肤发痒、干燥以致皲裂，导入某些刺激性大的药物时，这种刺激症状更明显，因此常使治疗中断。为了保护皮肤，可用甘油合剂（甘油 28ml，酒精 14ml，1% 酚 1ml，蒸馏水加至 100ml）或其他止痒剂。并且多次治疗之后，局部皮肤可出现瘙痒、脱屑、皮疹、皲裂等反应，可用抗过敏药膏外涂，禁止搔抓。如有电灼伤，可按照烧伤处理，预防感染。

7. 影响药物的因素　①皮肤的预处理，包括热疗和促进剂的应用可加大局部皮肤的通透性；②基质上的药物浓度越高，药物进入体内的速度越快；③离子导入的电流强度在一定范围内和药物透过量成正比；④人体透皮给药的部位渗透速度按下列顺序依次增加：足部、前臂、脚背、头皮、腹股沟、耳后；⑤皮肤的 pH 值等条件也可对透皮给药产生影响。

8. 治疗后要注意保暖，3 个小时内避免冷风直吹和洗冷水澡。

七、中药含漱疗法

中药含漱疗法是中医常用的外治疗法之一，主要是通过辨证选方，将中药煎成药液，然后进行含漱的一种方法。中药含漱可使药液接触口腔黏膜及溃疡处，使药物直达病灶，并能使药力直接通过口腔黏膜吸收，从而发挥治疗作用。具有减少细菌滋生繁殖、促进炎症反应消退与局部创口愈合的作用。

（一）适应证

干燥综合征口干患者、白塞综合征口腔溃疡患者等。

（二）禁忌证

对所使用药物过敏者禁用；活动性溃疡患者慎用。

（三）操作流程

辨证选方，将中药煎成药液，待温度适宜后，用药液漱口（或含在口中）

3~5min，之后吐出，再取药液适量含漱，重复 3~5 次。

（四）注意事项

1. 漱口的药液温度应适宜，避免烫伤。

2. 漱口结束之后，若觉口苦为正常现象，可再用淡盐水或温开水漱口，以减轻口中的苦味。

3. 治疗的同时也要注意口腔卫生。

八、中药雾化治疗

传统意义上的雾化治疗主要指用雾化的装置将药物分散成微小的雾滴或微粒，使其悬浮于气体中，并进入呼吸道及肺内，达到湿化气道，治疗炎症的目的。雾化给药治疗具有较多优点，如使用方便、药效快、用药量少、副作用比较小等，所以在儿童中应用广泛。雾化治疗多用于呼吸道疾病，而随着雾化治疗的深入研究与应用，并且与中医药相结合，使得此项技术在风湿病的应用中逐渐广泛。

（一）适应证

1. 呼吸系统疾病，如咳嗽、哮喘、急慢性支气管炎、咽喉炎、鼻炎等。

2. 风湿类疾病，如以口干为主要表现的干燥综合征，以关节红肿热痛为主要表现的膝骨关节炎、类风湿关节炎、强直性脊柱炎、脊柱关节病、银屑病关节炎、结缔组织病等。

（二）禁忌证

1. 急性肺气肿；

2. 支气管哮喘患者不宜用超声雾化，由于较多雾粒进入肺泡，过饱和的雾液可引起支气管痉挛而使哮喘症状加重；

3. 自发性气胸及肺大泡患者慎用；

4. 对雾化药物过敏者禁用。

（三）操作流程（图 2-14）

雾化治疗方式分为喷射式雾化器、超声雾化器及网式雾化器三种，总体上呼吸道吸入方法大致相同。而雾化治疗仪的操作方法不同于吸入式。

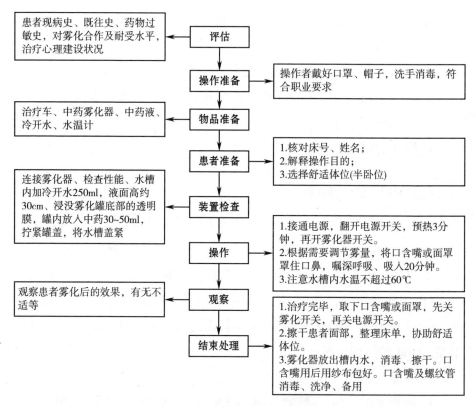

图 2-14　雾化治疗流程图

1. **呼吸道雾化吸入法**　①首先需要根据患者的病情选择合适的西药，或是制备成无颗粒状的中药药液，将待吸入的药物放入储液罐；②将储液罐中的药物稀释至 4~6ml；③调节气体流量（常用 8L/min）；④帮助患者取合适的体位，将喷嘴和面罩与患者相连；⑤嘱患者缓慢呼吸（正常潮气量），深吸气后可屏气 4~10s；⑥持续雾化时间约 15min；⑦观察患者雾化吸入后的效果及副作用；⑧取下雾化器，关闭氧气开关。

2. **雾化治疗仪的使用**　采用热雾治疗仪、局部热雾治疗器进行中药雾化治疗。具体过程包括：①患者保持合适体位，充分暴露患处；②将一次性浸入药液的药垫覆盖于患处；③局部热雾治疗器置于热雾垫；④导联于热雾治疗仪，使治疗仪、药垫与皮肤紧密贴合，接通电源，调整至适当雾化温度进行治疗，通过电流作用产热，将热雾垫中的有效中药成分雾化成微粒状态，使药物经皮肤渗入体内而直达病所。每日 1 次，每次 1~1.5h，每

12天为1个疗程。

（四）注意事项

1. 提倡面罩做雾化,不用咬嘴(防止呼出气流进入雾化器内,锈蚀雾化器内部元件);

2. 雾化吸入器不可受到任何强烈的冲撞;

3. 雾化器使用之前需在水槽中加足量蒸馏水;

4. 当药液瓶内存在药液时,请勿搬运或存放产品;

5. 每次使用完毕,将水槽内的水完全放掉,须擦干雾化器;

6. 氧气雾化吸入过程中,严禁接触明火及易燃品。

九、中药保留灌肠

中药保留灌肠是在中医理论指导下选配中药方剂,将药液经肛门灌注于肠道内治疗疾病的一种方法;药物通过肠黏膜吸收进入血液循环,作用于病灶及全身,达到平衡内环境、改善阴阳失调的目的。

（一）适应证

1. 风湿病伴发热症状。

2. 肠梗阻、痢疾、溃疡性结肠炎等胃肠道疾病。

3. 风湿病合并肾功能受损、肾衰竭等疾病。

4. 急慢性盆腔炎、盆腔肿物等妇科疾病。

5. 其他。药物成分特殊或药物剂量过大,不适合口服;或药物的气味刺激性比较强,口服之后容易引起呕吐者,可以采取中药保留灌肠。

（二）禁忌证

1. 消化道出血患者、妊娠妇女等;

2. 肛门、直肠和结肠等手术或大便失禁患者。

（三）操作流程（图2-15）

1. 评估患者,做好解释,调节室温。嘱患者排空二便。

2. 注意保护患者隐私。

3. 协助患者取左侧卧位(必要时根据病情选择右侧卧位),充分暴露肛门,垫中单于臀下,置垫枕以抬高臀部10cm。

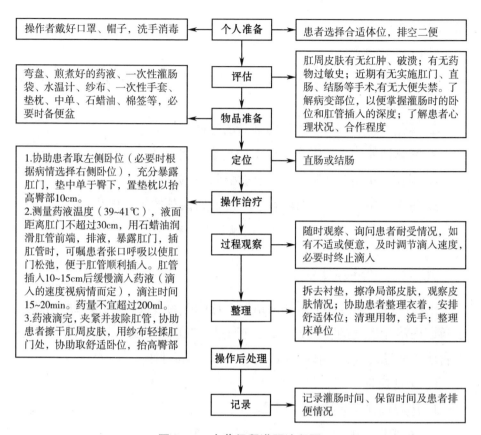

图 2-15　中药保留灌肠流程图

4. 测量药液温度（39~41℃），液面距离肛门不超过 30cm，用液状石蜡润滑肛管前端，排液，暴露肛门，插入肛管时，可嘱患者张口呼吸以使肛门松弛，便于肛管顺利插入。肛管插入 10~15cm 后缓慢滴入药液（滴入速度视病情而定），滴注时间 15~20min。滴入过程中随时观察、询问患者耐受情况，如有不适或便意，及时调节滴入速度，必要时终止滴入。中药灌肠药量不宜超过 200ml。

5. 药液滴完，夹紧并拔除肛管，协助患者擦干肛周皮肤，用纱布轻揉肛门处，协助取舒适卧位，抬高臀部。

6. 记录灌肠时间、保留时间及患者排便情况。

（四）注意事项

1. 纱布滤过灌肠煎剂，以免堵塞肛门。灌肠液温度以接近人体温度

（39~41℃）为宜。

2. 灌肠前嘱患者排便,或先行清洁灌肠。

3. 肛门插管时动作要轻柔,幅度不宜过大、过猛,以免造成损伤感染。

4. 患者灌肠后,腹泻应控制在 3~4 次,灌肠至 5~10 天,待尿素氮下降比较稳定不再回升时,可根据患者耐受情况酌情安排灌肠次数,如隔日 1 次,或每周 2 次。

5. 灌肠疗法应以不损伤患者正气为原则,并注意患者电解质及酸碱平衡情况,如出现失衡,应注意纠正,并定期复查血生化情况。

6. 长期灌肠如疗效不好,应适当修改中药处方,或更换其他疗法。

十、耳穴埋豆法

耳穴埋豆是采用物品（如王不留行、菜籽等）刺激耳郭上的穴位或反应点,通过经络传导,达到防治疾病目的的一种操作方法。

（一）适应证

1. 各种疼痛性疾病,如风湿病关节疼痛、手术后疼痛、神经性疼痛等。

2. 各种炎性疾病,如反应性关节炎、痛风。

3. 功能紊乱性疾病,如纤维肌痛综合征。

4. 过敏性与变态反应性疾病。

5. 内分泌代谢性疾病。

6. 传染性疾病。

7. 其他。耳穴埋豆尚有催产、催乳功能,也可治疗食物中毒。

（二）禁忌证

1. 严重心脏病患者不宜用,更不宜采用强刺激。

2. 严重器质性疾病及伴有高度贫血者。

3. 外耳患有显著的炎症,如湿疹、溃疡、冻疮破溃等情况。

4. 妇女怀孕期间,月经期。

（三）操作流程（图 2-16）

1. 备齐用物,携至床旁,做好解释,取合理体位。

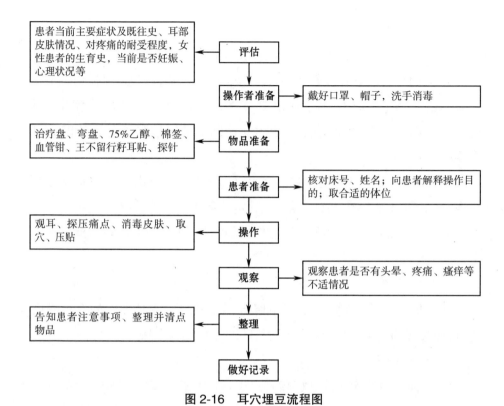

图 2-16 耳穴埋豆流程图

2. 核对医嘱,探查耳穴,方法有以下三种:

(1) 观察法:按疾病的部位,在耳郭相应部位寻找到充血、变色、丘疹、脱屑、凹陷处,即是该穴。

(2) 按压法:一手持住患者耳轮后上方,暴露疾病在耳郭的相应部位,另一手用探棒(或毫针柄、火柴梗等)轻巧缓慢、用力均匀地按压,寻找耳穴压痛点,压痛最明显处即为治疗点。

(3) 电测定法:应用耳穴探测仪测定到的反应点,就是埋豆部位(穴位)。

3. 核对穴位后,75% 乙醇消毒,范围视耳郭大小而定。

4. 左手固定耳郭,右手取耳穴贴,对准阳性点贴敷好。留埋期间,嘱患者用手反复按压,进行压迫刺激,每次 1~2min,每日 2~3 次,以加强疗效。夏季可留置 1~3 天,冬季留置 7~10 天,两耳交替使用。

5. 操作完毕,安排患者舒适体位,整理床位,埋豆者指导按压方法。

清理用物,归还原处,洗手,记录并签名。

（四）注意事项

1. 胶布不能潮湿,不能污染,如胶布过敏可先压肾上腺穴或服抗过敏药。

2. 夏季贴敷时间不宜太久,冬季耳有冻疮或其他疾病时,时间也不宜太久。

十一、穴位注射

穴位注射是以针刺和药物相结合来治疗疾病的一种方法。可根据所患疾病,按照穴位的治疗作用和药物的药理性能,选择相适应的腧穴和药物,发挥其综合效应,达到治疗疾病的目的。

（一）适应证

穴位注射可广泛用于风湿性疾病的治疗,如类风湿关节炎、骨关节炎、强直性脊柱炎、硬皮病等。还可用于其他系统疾病,如慢性荨麻疹、妊娠呕吐、肩周炎、腰椎间盘突出症、偏头痛等。

（二）禁忌证

1. 局部皮肤破损者,不宜使用;

2. 对注射药物过敏者,不宜使用。

（三）操作流程（图 2-17）

1. 选取针具　一次性使用的注射器和针头,可根据需要选用不同型号。

2. 穴位选择　选穴原则同针刺法,但作为本法的特点,常结合经络、穴位按诊法以选取阳性反应点。如在局部选取最明显的压痛点（阿是穴）。一般每次 2~4 穴,不宜过多。

3. 注射剂量　应根据药物说明书规定的剂量,不能过量。做小剂量注射时,可用原药物剂量的 1/5~1/2。一般以穴位部位来分,头面部可注射 0.3~0.5ml,四肢可注射 1~2ml,胸背部可注射 0.5~1ml,腰臀部可注射 2~4ml。

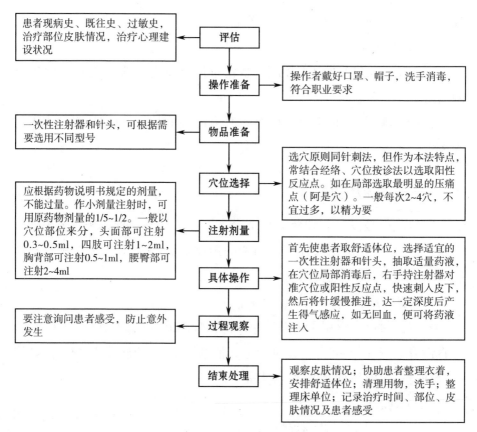

患者现病史、既往史、过敏史，治疗部位皮肤情况，治疗心理建设状况 ← 评估

操作准备 → 操作者戴好口罩、帽子、洗手消毒，符合职业要求

一次性注射器和针头，可根据需要选用不同型号 ← 物品准备

穴位选择 → 选穴原则同针刺法，但作为本法特点，常结合经络、穴位按诊法以选取阳性反应点。如在局部选取最明显的压痛点（阿是穴）。一般每次2~4穴，不宜过多，以精为要

应根据药物说明书规定的剂量，不能过量。作小剂量注射时，可用原药物剂量的1/5~1/2。一般以穴位部位来分，头面部可注射0.3~0.5ml，四肢可注射1~2ml，胸背部可注射0.5~1ml，腰臀部可注射2~4ml ← 注射剂量

具体操作 → 首先使患者取舒适体位，选择适宜的一次性注射器和针头，抽取适量药液，在穴位局部消毒后，右手持注射器对准穴位或阳性反应点，快速刺入皮下，然后将针缓慢推进，达一定深度后产生得气感应，如无回血，便可将药液注入

要注意询问患者感受，防止意外发生 ← 过程观察

结束处理 → 观察皮肤情况；协助患者整理衣着；安排舒适体位；清理用物，洗手；整理床单位；记录治疗时间、部位、皮肤情况及患者感受

图 2-17　穴位注射流程图

4. 操作　首先使患者取舒适体位，选择适宜的一次性注射器和针头，抽取适量药液，在穴位局部消毒后，右手持注射器对准穴位或阳性反应点，快速刺入皮下，然后将针缓慢推进，达一定深度后产生得气感应，如无回血，便可将药液注入。凡急性病、体强者可用较强刺激，推液可快；慢性病、体弱者，宜用较轻刺激，推液可慢；一般疾病，则用中等刺激，推液也宜中等速度。如所用药液较多时，可由深至浅，边推药液边退针，或将注射针向几个方向注射药液。

5. 疗程　急症患者每日 1~2 次，慢性病一般每日或隔日 1 次，6~10 次为 1 个疗程。反应强烈者，隔 2~3 日 1 次，穴位可左右交替使用。每个疗程间可休息 3~5 日。

（四）注意事项

1. 治疗时应对患者说明本疗法的特点和注射后的正常反应,如注射后局部可能有酸胀感、48 小时内局部有轻度不适等。

2. 严格消毒,防止感染,如注射后局部红肿、发热等,应及时处理。

3. 注意患者是否对所用药物过敏。凡能引起过敏反应的药物,均需做皮试,阳性反应者不可应用。

4. 注射时应注意避开血管和神经。

十二、眼部穴位按摩

穴位按摩是中医传统医疗技能,眼部穴位按摩是在眼周部取睛明、攒竹、瞳子髎、承泣、四白、鱼腰、丝竹空等穴,以拇指或示指依次按揉,通过局部刺激以疏通经络,调动机体抗病能力,使阴阳平衡、营卫调和。

（一）适应证

1. 各种原因引起的近视。

2. 长期用眼过度、干燥综合征引起的眼部疲劳、干涩、酸胀、视物模糊、畏光流泪等。

（二）禁忌证

1. 头面部、眼部或手部有皮肤破溃或感染者,如过敏性皮肤、毛细血管扩张或破裂、皮肤急性炎症、皮肤外伤、严重痤疮、传染性皮肤疾病。

2. 曾施行眼部手术、青光眼、白内障、视网膜脱落性结角膜炎、角膜溃疡等眼部疾病患者。

3. 眩晕发作较重,伴天旋地转、恶心呕吐者。

4. 过饥、过饱、过劳以及严重心肺功能不全者。

（三）操作流程

1. 穴位及功效

（1）攒竹穴:主治长时间用眼产生的头痛,三叉神经痛,睫状肌、晶状体调节紧张。

（2）睛明穴:明目益脑,疏通睑络和泪道。主治眼睛发干、发涩。

（3）承泣穴:矫正近视、散光、远视、弱视、斜视,减轻头晕眼花。

（4）四白穴：增加眼部周围细胞组织的通透性，增加血氧流量，消除眼袋及黑眼圈，润泽面部肌肤。

（5）鱼腰穴：主治眼睑下垂，眼肌和面神经麻痹，提高眼肌张力。

（6）丝竹空：有效消除额纹，健眉秀目，养颜美容。

（7）瞳子髎：增强眼肌张力，主治头昏眼胀、迎风流泪。

（8）太阳穴：提高视觉神经、大脑中枢神经系统的兴奋性，醒脑明目。

2. 按摩步骤及手法

（1）患者取仰卧位。

（2）洁面：清除面部毛孔污垢。

（3）睛明穴：拇指并列放在额头，小指和环指自然放在面庞两侧，示指和中指指腹由鼻翼两侧向上经睛明穴交替刮 10 次，顺时针在睛明处旋揉 10 次，然后按压睛明穴 5s，再逆时针在睛明处旋揉 10 次，按压睛明穴 5s，正反交替共 4 次。

（4）太阳穴：示指从睛明穴经过下眼睑滑到太阳穴，拇指由眉头刮到太阳穴接替示指，先顺时针在穴位旋揉 10 次，然后按压太阳穴 5s，正反交替共 4 次。（拇指接替示指后，其他四指顺势自然放在面庞两侧）

（5）刮眉：示指回到太阳穴，拇指返回眉头刮眉 10 次。

（6）攒竹：刮眉完毕，拇指回到额头，取攒竹穴，先顺时针在穴位旋揉 10 次，然后按压攒竹穴 5s，正反交替共 4 次。（辅助刮眉 4 次）

（7）鱼腰：取鱼腰穴，先顺时针在穴位旋揉 10 次，然后按压鱼腰穴 5s，正反交替共 4 次。（辅助刮眉 4 次）

（8）丝竹空：眉梢凹陷中为丝竹空穴，先顺时针在穴位旋揉 10 次，然后按压穴位 5s，正反交替共 4 次。（辅助刮眉 4 次）

（9）瞳子髎：先顺时针在穴位旋揉 10 次，然后按压穴位 5s，正反交替共 4 次。（辅助刮眉 4 次）

（10）挤眉：示指收到太阳穴，拇指收到眉头，示指经过下眼睑、睛明到眉头与拇指会合，由内到外，由外到内挤捏眉毛，共 40 次。

（11）迎香：示指和拇指同时竖起，拇指固定在额头，示指下推至鼻翼两侧的迎香，先顺时针在穴位旋揉 10 次，然后按压穴位 5s，正反交替共

4 次。

（12）承泣:示指收到面庞两侧,拇指下划至承泣穴,先顺时针在穴位旋揉 10 次,然后按压穴位 5s,正反交替共 4 次。

（13）四白:拇指下推至面部眶下孔处,先顺时针在穴位旋揉 10 次,然后按压穴位 5s,正反交替共 4 次。

（四）注意事项

1. 双指力度均衡、适中。

2. 按压时由轻到重,每个穴位停留 5s。

3. 取穴要准,以受术者有酸胀感为宜。

4. 按摩后要求患者闭目休息 5min,后望远 5~10min。

5. 整个过程完成时间为 20~25min。

十三、针刀疗法

针刀疗法是一种介于手术方法和非手术方法之间的闭合性松解术。针刀疗法以中医经筋理论为指导,在人体解剖学的基础上,通过调节人体的力学平衡,松解粘连组织,降低筋膜张力,消除肌肉痉挛,有效减轻患者疼痛。

（一）适应证

适用于脊柱疼痛、关节肿胀的早中期强直性脊柱炎,类风湿关节炎等风湿病。

（二）禁忌证

严重心脑血管病、结核、恶性肿瘤、严重糖尿病、恶性贫血、严重骨质疏松等患者禁用。

（三）操作流程（图 2-18）

1. 物品准备。各型号针刀、2% 利多卡因、10ml 注射器、消毒盘、弯盘、5% 碘伏、棉球、创可贴等。

2. 在选好体位及治疗点后,局部无菌消毒,戴无菌手套,确认进针部位,并做标记。对于身体大关节或操作较复杂的部位可铺无菌洞巾。必要时可局部麻醉。

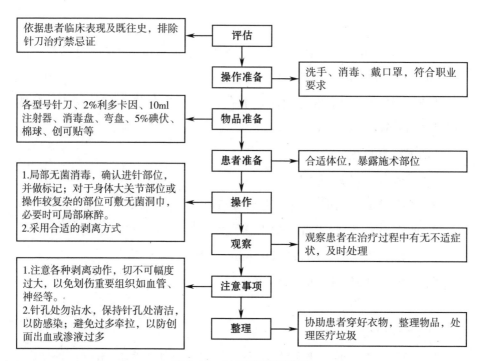

依据患者临床表现及既往史，排除针刀治疗禁忌证 ← 评估

操作准备 → 洗手、消毒、戴口罩，符合职业要求

各型号针刀、2%利多卡因、10ml注射器、消毒盘、弯盘、5%碘伏、棉球、创可贴等 ← 物品准备

患者准备 → 合适体位，暴露施术部位

1.局部无菌消毒，确认进针部位，并做标记；对于身体大关节部位或操作较复杂的部位可敷无菌洞巾，必要时可局部麻醉。
2.采用合适的剥离方式 ← 操作

观察 → 观察患者在治疗过程中有无不适症状，及时处理

1.注意各种剥离动作，切不可幅度过大，以免划伤重要组织如血管、神经等。
2.针孔处勿沾水，保持针孔处清洁，以防感染；避免过多牵拉，以防创面出血或渗液过多 ← 注意事项

整理 → 协助患者穿好衣物，整理物品，处理医疗垃圾

图 2-18　针刀疗法流程图

3. 常用的剥离方式

（1）顺肌纤维或肌腱分布方向做铲剥：针刀尖端紧贴着欲剥离的组织做进退动作，使横向粘连的组织纤维断离、松解。

（2）做横向或扇形针刀尖端的摆动动作，使纵向粘连的组织纤维断离、松解。

（3）做斜向或不定向的针刀尖端划摆动作，使无一定规律的粘连组织纤维断离松解。

4. 每次每穴切割剥离 2~5 次即可出针，两次治疗相隔时间 5~7 天。

（四）注意事项

1. 剥离动作视病情有无粘连而采用，注意各种剥离动作，切不可幅度过大，以免划伤重要组织如血管、神经等。

2. 治疗后 24 小时内，不宜局部热敷、理疗及按摩，以防治疗部位出现水肿或血肿。

3. 治疗 2 天内，针孔处勿沾水，保持针孔处清洁，以防感染；避免过多

牵拉,防止创面出血或渗液过多。

4. 根据患者的体质情况、治疗部位和创面大小,必要时可服用抗生素或消炎止痛药物。

十四、艾灸拔罐疗法

(一) 督灸

《医学入门》载"药之不及,针之不到,必须灸之",提出以艾灸为主的外治思路。督灸法主要是指借助灸火的热力和药物作用,对督脉上的腧穴进行烧灼、温熨,达到治病防病的方法。具有施灸面广、刺激大等特点。本法可温阳扶正、通络祛湿、散寒除痹。

1. 适应证 适用于以脊背冷痛、活动不利为主要表现的强直性脊柱炎、类风湿关节炎、骨关节炎等风湿病。

2. 禁忌证 严重心脑血管疾病、糖尿病、出血性疾病、精神病及过敏体质等患者禁用。

3. 操作流程(图 2-19)

(1)协助患者裸背俯卧于治疗床上。

(2)取大椎穴至腰俞穴。

(3)清洁皮肤,沿督脉撒督灸粉,呈线条状。

(4)将备好的毛巾敷盖在药粉上面,放置督灸器具。

(5)将姜泥均匀牢固地铺在督灸器具中,压实,长为大椎穴至腰俞穴的长度,厚度约 2~2.5cm。

(6)在姜泥上面放置一层艾绒,艾绒厚度 1cm 左右。点燃艾绒,烧透后,依次铺第二、三层,一般铺 3~4 层。

(7)待艾绒燃尽取下督灸器具、姜泥及艾灰,用温湿毛巾轻轻擦净灸后的药泥。

4. 注意事项

(1)饭后 1 小时内不宜督灸。过饥、过饱、酒醉禁灸。

(2)督灸后多喝温水,4 小时内不宜洗澡,忌喝冷饮。

(3)督灸期间忌食腥膻、辛辣、油腻、寒凉之品。

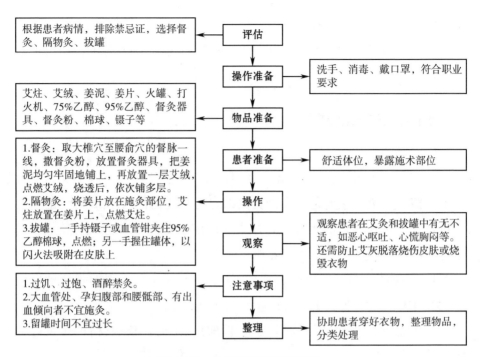

图 2-19　艾灸拔罐疗法流程图

（二）隔物灸

隔物灸是指在穴位与皮肤之间隔垫某种物品而施灸的一种方法。隔垫的物品常常是盐、姜片、蒜、附子等。在治疗风湿病中,多采用隔姜灸。研究发现,隔物灸能够有效调节免疫系统,纠正免疫功能。

1. 适应证　适用于以关节冷痛、活动不利为主要表现的类风湿关节炎、产后风湿等病症。

2. 禁忌证　皮肤破溃、烧伤、皮肤过敏、紫癜、出血、高热等患者禁用。

3. 操作流程

（1）物品准备:艾炷、治疗盘、间隔物、打火机、镊子、弯盘（广口瓶）、纱布,必要时准备浴巾、屏风。

（2）确定并充分暴露施灸部位,注意保护隐私及保暖。

（3）在施灸部位放置间隔物,点燃艾炷,进行施灸。

（4）常用施灸方法:隔姜灸:将直径 2~3cm、厚约 0.2~0.3cm 的姜片,在其上用针点刺小孔若干,放在施灸部位,将艾炷放置在姜片上,从顶端点燃艾炷,待燃尽时接续下一个艾炷,一般灸 5~10 壮。隔蒜灸:用厚约 0.2~0.3cm 的蒜片,在其上用针点刺小孔若干,将艾炷放置在蒜片上,从顶端点燃艾炷,待燃尽时接续下一个艾炷,一般灸 5~7 壮。

（5）施灸过程中询问患者有无不适。

（6）施灸完毕后观察患者皮肤情况,如有艾灰,用纱布清洁局部皮肤,协助患者穿衣,取舒适卧位。

（7）开窗通风,注意保暖。

4. 注意事项

（1）大血管处、孕妇腹部和腰骶部、有出血倾向者不宜施灸。

（2）防止艾灰脱落烧伤皮肤或点燃衣物。

（3）注意皮肤情况,对糖尿病、肢体感觉障碍的患者,需谨慎控制施灸强度,防止烧伤。

（4）施灸后,局部出现小水疱,无须处理,可自行吸收。如水疱较大,用无菌注射器抽出疱液,以无菌纱布覆盖。

（三）拔罐法

拔罐法是以罐为工具,借助热力、抽气等方法,排出罐内空气,造成负压,使之吸附于腧穴或应拔部位的体表,造成局部皮肤充血和瘀血,以防治疾病的方法。本法具有开泄腠理、祛风散寒、通经活络、消肿止痛、行气活血等作用。刺络拔罐一般是先用针刺入浅表血络或静脉放出适量血液,后再施以拔罐,以达祛病之效。

1. 适应证　适用于以关节疼痛、局部麻木、腰背酸痛为主要表现的类风湿关节炎、强直性脊柱炎、银屑病关节炎等风湿病。

2. 禁忌证　有血液疾病、孕妇、心血管疾病、传染病、皮肤破溃、体质虚弱人群等禁用拔罐法。

3. 操作流程

（1）根据病情、拔罐部位选择合适的体位(常用有仰卧位、侧卧位、俯卧位、坐位),暴露拔罐部位,注意保暖和遮挡。

（2）根据部位和拔罐方法选择合适的罐具,并检查罐口边缘是否光滑无缺损。

（3）闪火法：一手持镊子或血管钳夹住 95% 乙醇棉球，点燃。另一手握住罐体，罐口朝下，将点燃的乙醇棉球伸入罐的底部或中部绕圈后迅速抽出，立即将罐扣在应拔的部位，即可吸住。

（4）留罐过程中，要随时观察罐口吸附情况、皮肤颜色和患者全身情况。

（5）起罐：一手扶住罐体，另一手用拇指或中指按压罐口皮肤，使空气进入罐内即可起去。

4. 注意事项

（1）过饥或过饱时不可拔罐。

（2）拔罐时注意乙醇棉球不能太湿，蘸完后应挤出多余的乙醇，以免流溢烧伤皮肤。另外，闪火时不要把火焰烧到罐口，以防烫伤。

（3）留罐时间不宜过长，一般在 5~20min。拔罐的松紧度要适宜，太紧易造成局部疼痛明显，太松则罐口易脱落。

（4）拔罐过程中如出现头晕、恶心等，应立即停止拔罐。

（5）拔罐后的 4~6h 之内不可洗澡，注意避风保暖。

十五、运动疗法

运动疗法是以运动学、生物力学和神经生理学为基础，通过运动对身体功能障碍和功能低下进行预防、改善和恢复的治疗方法。运动疗法是一种统称，具体有多种多样的形式和种类，例如耐力性运动、放松性练习、器械练习和中国传统健身功法等。

（一）适应证

1. 骨骼、肌肉类风湿病　骨关节炎、强直性脊柱炎、颈椎病、肩关节周围炎、腰椎间盘突出症、人工关节置换术后等。

2. 内科疾病　冠心病、高血压、慢性气管炎、哮喘、胃和十二指肠溃疡、胃肠功能紊乱、糖尿病、风湿性关节炎、类风湿关节炎等。

3. 其他疾病　脑血管疾病后遗症期、妇科疾病等。

（二）禁忌证

1. 生命体征不平稳，存在严重并发症如肺部感染、泌尿道感染、新发深静脉血栓、压疮等。

2. 严重的心肺功能障碍者。

3. 严重骨质疏松者。

4. 病理性骨折;骨折延迟愈合、不愈合等。

(三) 操作流程(以太极、五禽戏、八段锦为例)

1. 太极 太极拳以"掤、捋、挤、按、采、挒、肘、靠、进、退、顾、盼、定"等为基本动作。要求练拳时正腰、收颚、直背、垂肩,有飘然腾云之意境。以下为24式太极拳的步骤:

1. 起势	2. 左右野马分鬃	3. 白鹤亮翅	4. 左右搂膝拗步
5. 手挥琵琶	6. 左右倒卷肱	7. 左揽雀尾	8 右揽雀尾
9. 单鞭	10. 云手	11. 单鞭	12. 高探马
13. 右蹬脚	14. 双峰贯耳	15. 转身左蹬脚	16. 左下势独立
17. 右下势独立	18. 左右穿梭	19. 海底针	20. 闪通臂
21. 转身搬拦捶	22. 如封似闭	23. 十字手	24. 收势

2. 五禽戏 由我国后汉著名医学家华佗模仿虎、鹿、熊、猿、鸟5种动物的姿态和动作而创编的一套强身健体的体育疗法。坚持锻炼可调养气血、补益脏腑、通经活络。习练虎戏时,需手足着地,身躯前纵后退三次,然后引腰、昂头,如虎行步,前进、后退七步。习练鹿戏时,需双足着地,回头顾盼两次,然后左脚右伸、右脚左伸两到三次。习练熊戏时,需仰卧,两手抱膝抬头,躯体向左、右倾侧着地各七次,然后蹲起,双手左右按地。习练猿戏时,需双手攀物悬空,伸缩躯体七次,或以下肢钩住物体使身体倒悬。然后手钩物体做引体向上七次。习练鸟戏时,需一足立地,两臂张开做鸟飞状。然后取坐位,下肢伸直,弯腰用手摸,再屈伸两臂各七次。

3. 八段锦 八段锦起源于北宋,因功法分为八段,每段一个动作,且每段动作舒展优美,故名为八段锦。

(1) 双手托天理三焦:两手上托经胸前内旋向上托起至两手心朝上(吸),两臂继续上托,肘关节伸直,舒胸展体(闭气),略有停顿;身体重心缓缓下降,双手分开,两臂分别向身体两侧下落捧于腹前(呼)。

(2) 左右开弓似射雕:左开弓。两掌向上交叉于胸前(吸),两手开弓

（呼）。同时右掌向上向右向下划弧（吸），同时两掌分别由两侧下落捧于腹前（呼）。右开弓的呼吸方法同左开弓。

（3）调理脾胃须单举：左单举。左掌上托至头上，掌心朝上；同时右臂内旋，掌心朝下（吸）；左上撑，右下按，力达两掌根，舒胸展体（闭气）；左臂屈肘外旋，左掌经面前落于腹前（呼）。右单举呼吸方法同左单举。

（4）五劳七伤往后瞧：左后瞧。两臂充分外旋，掌心向外旋，头向左后转（吸）；两膝关节微屈，两臂内旋按于髋旁（呼）。右后瞧呼吸方法同左后瞧。

（5）摇头摆尾去心火：过渡式，身体重心左移，同时两掌上托至头上方（吸），同时两臂向两侧下落，两掌附于膝关节上方（呼）。身体重心稍升起（吸），身体躯干向右倾，随之俯身（闭气）；上体由右向前向左旋转（呼）；头向后旋摇（吸），左摇头摆尾没有过渡式，呼吸方法同右式。

（6）两手攀足固肾腰：过渡式，两手经侧上举（吸）；两臂屈肘，两掌下按胸前落于体侧（呼）；两臂上举（吸）；两臂屈肘，两掌下按经胸前（呼）；两掌心旋向上，掌指顺腋下向后插，沿脊柱两侧向下摩运至臀部（吸）；上体前俯，两掌沿两腿后向下摩运，经脚两侧置于脚面（呼）；两掌从脚面向上、向前抬起；用手臂带动上体起立，目视前下方（停闭呼吸）；两臂继续向前向上举至头上方，上体立起，两掌间距约与肩宽，掌心朝前，指尖朝上；目视前方（吸）。

（7）攒拳怒目增气力：左攒拳。两手抱拳于腰间（呼）；身体重心微微提起（吸）；左拳徐缓用力向前冲出（呼）；左拳变掌外缠绕（吸）；左掌变拳屈肘回收至腰间（呼）。

（8）背后七颠百病消：收势动作在时间上可以稍微延长，增加两次呼吸循环，后采用自然呼吸。

疾病篇

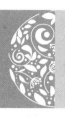

第三章

类风湿关节炎

一、概述

类风湿关节炎（rheumatoid arthritis，RA）是常见的慢性、全身性自身免疫性疾病，以侵袭性滑膜炎、血管翳形成、关节软骨破坏为病理特征，以关节炎和骨损伤为主要临床特征，常伴有持续性关节疼痛、肿胀、僵硬，最终导致关节畸形、强直和功能障碍，使患者丧失劳动能力和致残，预期寿命缩短，严重者则会并发心血管疾病、肺部疾病、恶性肿瘤及抑郁症等。据研究统计，我国的发病率约为0.34%~0.36%，但近年来，我国类风湿关节炎发病率呈现逐年上升趋势，女性占比高于男性（尤其绝经期妇女患病概率更大），约（2~3）∶1，且可发生于任何年龄阶段（以20~50岁居多）。

类风湿关节炎属中医"痹病""尫痹"范畴，尫痹系风寒湿邪客于关节，气血痹阻所致的关节肢体弯曲变形、疼痛僵硬、筋缩肉痿、屈伸不利等为主要表现的痹病。尫，曲胫也，意指足跛不能行、胫曲不能伸、骨质受损、关节变形、身体羸弱的废疾。东汉张仲景《金匮要略·中风历节病脉证并治》所述"诸肢节疼痛，身体尫羸，脚肿如脱"，指出其主要表现，所创桂枝芍药知母汤、乌头汤等方，至今仍为临床常用。清代叶桂对痹久不愈，邪入于络，用活血化瘀法治疗，并重用虫类药剔络搜风，对临床均有较大指导意义，但虫类药物大多有毒或小毒，有破气耗血伤阴之弊，用量宜轻，应与补益正气之药配伍使用，《素问·六元正纪大论》"衰其大半而止"，因此体虚或过敏者则应慎用。

二、病因病机

素体肾虚,寒湿深侵入肾。或先天禀赋不足,或后天失养,房事过度,劳累过极,产后失血,人工流产,月经过多等,致使肾虚,正不御邪。冬季寒盛,感受风寒湿之邪,肾先应之,故寒气可伤肾入骨,致骨重不举,酸削疼痛,久而关节肢体变形,成为尪羸难愈之疾。痹病若迁延不愈,或反复感受外邪,则邪气内舍而渐渐深入,寒湿、贼风、痰浊、湿热、瘀血互为交结,凝聚不散,加重病情。

本病的病机关键是肾虚邪滞,肢体关节失养,经络气血不通。病位在筋骨、关节、肌肉,涉及肾、肝。病理性质为本虚标实。寒冷、潮湿、疲劳、营养不良、创伤、精神因素等也常为本病的诱发因素,但多数患者常无明显诱因可查。综上所述,人体正气虚衰之营卫失和、气血不足、阴阳失调、脏腑亏虚等内因加之外感风、寒、暑、湿侵袭,或与痰浊瘀血毒邪、七情变化等因素共同作用,导致痹病的发生、发展和病情的不断变化。此即类风湿关节炎的中医病因病机。

三、临床表现

RA 临床表现多样,一般常伴有乏力、食欲减退、体重减轻等全身不适,有些患者可伴有低热。局部症状常见关节表现,包括关节晨僵、疼痛及压痛、关节肿胀、关节畸形等;关节外表现包括类风湿血管炎、类风湿结节。也可累及多系统、器官损害,常累及血液系统,大多数为轻度贫血,与类风湿关节炎病情活动程度相关,还可见肺、心、肾、骨髓等器官受累表现。本病常伴发干燥综合征,表现为角膜、结膜干燥,眼部烧灼感,畏光;口腔黏膜疼痛,口唇干裂,亦可出现吞咽、咀嚼困难等症状。

四、诊断及治疗

(一) 诊断标准

结合美国风湿病学会(ACR)/欧洲抗风湿联盟(EULAR)1987 年及2009 年提出的分类标准,新标准主要分为两部分进行诊断:①当患者出现至少一个关节肿痛,并有滑膜炎的证据,排除其他疾病引起的关节炎时,只要有典型的常规放射学 RA 骨破坏的改变就可诊断为 RA;②如果不能满足第一部分诊断标准,则采用第二部分评分系统进行诊断:该标准对关节受累情况、血清学指标、滑膜炎持续时间和急性时相反应物 4 个部分进行评分,总分≥6 分以上也可诊断为 RA。见表 3-1。

表 3-1　ACR/EULAR 2009 年 RA 分类标准

	受累关节数 / 个	得分 /0~5 分
受累关节情况		
中大关节	1	0
	2~10	1
小关节	1~3	2
	4~10	3
至少 1 个为小关节	>10	5
血清学		0~3
类风湿因子(RF)或抗环瓜氨酸肽(抗 CCP)抗体均阴性		0
RF 或抗 CCP 抗体至少一项低滴度(超过正常上限,但不高于 3 倍正常值上限)阳性		2
RF 或抗 CCP 抗体至少一项高滴度(> 正常上限的 3 倍)阳性		3
滑膜炎持续时间		0~1
<6 周		0
≥6 周		1
急性时相反应物		0~1
C 反应蛋白(CRP)或红细胞沉降率(ESR)均正常		0
CRP 或 ESR 增高		1

由于 RA 是一个不可逆性以侵蚀性关节炎为主要特点的疾病,因此,新 RA 诊断标准的第一条,将 RA 的典型骨破坏放到了很高的位置。如果

患者出现一个或以上关节炎,同时 X 线提示有典型的 RA 骨破坏,即出现了边缘性骨侵蚀,又不能用其他疾病进行解释时,排除其他疾病者可诊断为 RA。当关节炎患者未出现 X 线的骨破坏表现时,则进入诊断第二条,采用评分系统进行诊断。由表 3-1 可知,评分系统中对多个关节炎、小关节炎以及高滴度血清学异常评分较高:如果 1 例患者存在 >10 个以上关节受累,只要包括了 1 个小关节,同时存在炎症指标的升高,即使 RF 及抗 CCP 阴性,也可诊断 RA;或者 1 例患者只出现 1 个小关节受累,但滑膜炎时间持续 6 周以上,有血清学异常,红细胞沉降率或 CRP 升高,也可诊断 RA。

(二)治疗

RA 治疗的目的在于控制病情,改善关节功能和预后。应强调早期治疗、联合用药和个体化治疗的原则。治疗方法包括一般治疗、药物治疗、外科手术和其他治疗等。

1. 基本治疗

(1)慢性期:减轻劳动强度,配合功能性锻炼、局部理疗,恢复机体局部功能,此外应积极戒烟、防治感染等。

(2)活动期:RA 活动期疼痛明显时,患者应减少活动,适当理疗可减轻疼痛,加速炎症消退。

2. 药物治疗

(1)非激素类消炎止痛药物:本组药物是目前临床上较为常用的药物,如吲哚美辛、布洛芬、萘普生、吡罗昔康、阿司匹林。

(2)改善病情抗风湿药(DMARDs):常用治疗 RA 的 DMARDs 为甲氨蝶呤、柳氮磺吡啶、来氟米特、抗疟药、青霉胺、硫唑嘌呤、环孢素 A 以及环磷酰胺等。

(3)生物制剂:根据 EULAR 的治疗推荐,若经初始 DMARDs 治疗未达控制目标,对有预后不良因素的患者可考虑加用生物制剂;如果患者对 MTX 和 / 或其他 DMARDs 治疗反应不理想,应考虑使用生物制剂。目前可治疗 RA 的生物制剂主要包括肿瘤坏死因子(TNF)-α 拮抗剂、白细胞介素(IL)-1 和 IL-6 拮抗剂、抗 CD20 单抗以及 T 细胞共刺激信号抑制剂等。

（4）糖皮质激素（简称激素）：由于激素能迅速改善关节肿痛和全身症状，在重症 RA 伴有心、肺或神经系统等受累患者，可给予短效激素，其剂量按病情严重程度而定。针对关节病变，如需使用，通常为小剂量激素（泼尼松≤7.5mg/d），仅适用于少数 RA 患者。激素可用于以下几种情况：①伴有血管炎等关节外表现的重症 RA。②不能耐受 NSAIDs 的 RA 患者作为"桥梁"治疗。③其他治疗方法效果不佳的 RA 患者。④伴局部激素治疗指征（如关节腔内注射）。激素治疗 RA 的原则是小剂量、短疗程。使用激素必须同时应用 DMARDs。在激素治疗过程中，应补充钙剂和维生素 D。另外，关节腔注射激素有利于减轻关节炎症状，但过于频繁的关节腔穿刺可能增加感染风险，并可发生类固醇晶体性关节炎。

（5）植物药制剂、手术治疗及其他：一些植物药制剂如雷公藤、白芍总苷及青藤碱等也认为具有减轻 RA 关节肿痛的作用。对于一些晚期 RA 患者，在经过积极内科正规治疗，病情仍不能控制，为纠正关节畸形，改善生活质量，可以考虑手术治疗。最后，对于少数经规范用药疗效欠佳，血清中有高滴度自身抗体、免疫球蛋白明显增高者可考虑免疫净化，如血浆置换或免疫吸附等疗法。但临床上应强调严格掌握适应证以及联用 DMARDs 等治疗原则。此外，自体干细胞移植、T 细胞疫苗以及间充质干细胞治疗对 RA 的缓解可能有效，但仅适用于少数患者，仍需进一步临床研究。

五、常用特色疗法

（一）关节镜疗法

1. 应用基础　此技术具有诸多优势，如观察清楚，通过关节镜可以看到关节内几乎所有部位，比切开关节看得更全面，由于图像经过放大，因而看得更准确，能够将原有的生理结构完好保留，将创伤限制在最低限度；微创手术，手术切口很小，痛苦小，瘢痕少，基本不影响关节周围肌肉结构，术中出血少；术后关节功能恢复快，一般 1~2 天即可进行功能锻炼，防止关节长期固定引起的失用和并发症；住院时间短，减少医疗费用；可以在非开放性手术条件下进行关节病变组织的切除和修复。

2. 适应证　一部分病情进展很快的 RA 患者，如不及时治疗，可在

1~2年内发生骨关节侵蚀,关节功能丧失,造成不可逆的破坏。可用关节镜技术进行滑膜活检与切除、检查不明原因的关节病变、关节术后评价。

3. 仪器与设备　关节镜、视频监视器、探针、电动刨削器、电刀。

4. 用法　关节镜包括不同规格的内镜、光源系统、显像和录像系统、镜内的各种操作器械。关节镜的镜管直径为1.7~5mm,镜头有直视、侧视和前斜视三种类型,视角可达55°~75°。以膝关节为例,正常滑膜呈半透明状,可见内部血管。水肿的滑膜光泽与透明度均低于正常,甚至混浊。观察滑膜时应注意有无充血、增生、肥大或萎缩,有无游离体或赘生物。

5. 注意事项　关节检查处理完成后,用0.9%氯化钠溶液冲洗关节腔,先后拔除进水管和出水管,缝合切口,用弹力绷带包扎患肢,嘱患者术后不宜过早进行剧烈运动。

(二)中药蒸汽浴疗法

1. 应用基础　中药蒸汽浴疗法主要使用皮肤给药方式进行中药熏蒸,可将中药与蒸气融为一体,用于治疗人体运动系统和神经肌肉系统疾病。中医认为皮肤主一身之表,具有抵御外邪的能力,西医学认为皮肤还具有分泌、吸收、渗透、排泄、感觉等功能。此法利用皮肤这类生理特性,使中药汤剂产生的水蒸气缓缓渗透进皮肤腠理,从而促进机体血液循环与新陈代谢,起到温经活络、消肿止痛、调节机体阴阳平衡的作用,缓解临床症状。

2. 适应证　类风湿关节炎患者多关节肿胀、压痛,伴有晨僵,或出现关节活动障碍,或疾病恢复期伴随出现气短、自汗、腰酸乏力等。

3. 辨证施药

(1) 风寒湿痹型:麻黄、桂枝、羌活、防风、细辛、川芎、川乌、草乌、秦艽等。

(2) 风湿热痹型:牡丹皮、生地黄、苍术、黄柏、红花、川芎、牛膝等。

(3) 肝肾亏虚型:独活、防风、桑寄生、杜仲、牛膝、当归、川芎、鸡血藤等。

4. 仪器与设备　中药熏蒸治疗仪。

5. 用法　患者取仰卧位,充分暴露治疗部位,保持身心放松,将药材水煎 30min,注入浴器内,通电预热后,患者入舱行熏蒸治疗,温度控制在42℃左右,时间 20min,每日或隔日 1 次,10~15 次为 1 个疗程。

6. 注意事项

（1）治疗前测体重、体温、血压,告知患者多饮水,防止在熏蒸过程中出现脱水的情况,空腹、餐后 30min 内以及使用胰岛素和 / 或降糖药治疗未补充能量者不宜熏蒸。

（2）熏蒸时严密观察患者是否出现心慌、头昏、恶心等无法忍受的症状,一旦出现,立即停止治疗。

（3）熏蒸结束后,嘱患者出舱时要将身上擦干,防止感冒。

（三）温泉浴疗法

1. 应用基础　温泉浴对人体多种疾病均可起到一定治疗作用。对RA 患者来说,温泉中含有丰富的氯化物,浴后可使皮质激素分泌增多而起到抗炎和免疫抑制作用。另外,温热作用可使组织血液循环加速、代谢增强,促进有害代谢产物的排泄及关节渗出物的吸收,松弛肌肉,减轻关节肿痛,缓解痉挛,改善症状。

2. 适应证　用于类风湿关节炎引起的肢体关节、肌肉疼痛,寒冷刺激后加重,屈伸不利,酸胀麻木。

3. 用法　在通风、温暖的浴室备好温泉水,采取温泉全身浸浴法。患者仰卧位,头颈露出水面,水温 38~41℃,每次 15~20min,每日 1 次或隔日1 次,每周休息 1 天,30 次为一个疗程,疗程间隔 5~7 天。

4. 注意事项

（1）温泉浴水温不能过高,时间不能过长,次数不能过多。否则可使病情加重,尤其是急性期患者。

（2）温泉浴后要立即擦干全身,保温静卧 10~30min,防止风寒之邪乘机侵入体内。

（3）浴中如有眩晕、心悸、发抖等症状,应停止治疗。

（4）浴后要适量饮水,以补充水分。

（四）中药热罨包

1. 应用基础　热罨包对于 RA 患者疼痛症状有明显的缓解作用,其主要作用机制可能与药物的活血化瘀、行气止痛等功效及热力作用有关，能降低患者 D- 二聚体、凝血酶原时间、纤维蛋白原等，促进局部血液循环。此外，热罨包还能降低关节腔滑液或血清中 IL-1、IL-6 和 TNF-α 含量，通过减少炎症介质释放、促进炎性渗出物特别是致痛物质的吸收、转移和排泄，减轻局部炎症反应，达到消炎止痛的效果。

2. 适应证　适用于慢性、虚寒性疾病，对于类风湿关节炎引起的通身关节疼痛、重着、屈伸不利，受累关节周围肌肉酸胀，四肢麻木，或关节影像学检查提示关节腔内有积液等有明显改善效果。

3. 辨证施药

（1）风寒湿痹型：秦艽、桂枝、肉桂、当归、葛根、巴戟天、续断、杜仲、淫羊藿、白芷、威灵仙、川芎等。

（2）风湿热痹型：牡丹皮、生地黄、地肤子、白鲜皮等。

（3）痰瘀痹阻型：红花、当归、川芎、牛膝、鸡血藤等。

（4）肝肾亏虚型：独活、细辛、防风、秦艽、肉桂、桑寄生、杜仲、牛膝、当归、川芎等。

4. 仪器与设备　加热机（或微波炉等）。

5. 用法

（1）将药物粉碎后装入布袋后制成中药热罨包，热罨包用蒸汽锅（或微波炉）加热，一般 50~70℃，用药时间每次间隔 5 小时。

（2）在 24~30℃室内选择适合体位，暴露身体患处疼痛区域，用温水擦净，待药袋温度下降至患者所能耐受后外敷于患处，用大毛巾遮盖保温，减少热量散失和隔水效果，直至感到药包没有热度为止。

（3）注意避免温度过高导致的不适，达到皮肤可耐受的适合温度，每次时间 20~30min，直至皮肤潮红、自感舒适，每天 1 次，连续治疗 4 周为一个疗程，一个疗程后观察疗效。

6. 注意事项

（1）热罨包温度要适宜，防止温度过高致皮肤烫伤。

（2）对热罨包中的药物过敏者不宜使用。

（3）严重的糖尿病、截瘫、偏瘫等感觉功能障碍者不宜使用。

（4）皮肤有破损或有出血倾向者不宜使用。

（五）穴位贴敷

1. 应用基础　穴位贴敷是将药物制成一定剂型,贴于辨证取穴部位,通过刺激穴位,激发经气,达到通经活络、活血化瘀、消肿止痛的目的。现代研究认为,穴位贴敷可促进药物成分吸收,改善机体免疫状态。

2. 适应证　用于类风湿关节炎初期关节肿胀、疼痛,对于体质虚弱、易受邪气侵袭的患者,可有效调节人体阴阳平衡,达到扶正固本的目的。

3. 辨证施药

（1）药物选择:①通经走窜、开窍活络之品,如冰片、麝香、丁香、白芥子、细辛、肉桂、白芷、皂角、穿山甲、王不留行等;②气味醇厚之品,甚至效果猛烈的有毒药物,如生南星、生半夏、生草乌、川乌、草乌、巴豆、斑蝥、马钱子、附子、大戟等;③补法可用血肉有情之品,如羊肉、海螺等;④新鲜药品,如墨旱莲、透骨草等。

（2）调和剂选择:如酒、醋、姜汁、水、麻油等调和药物,有利于发挥药物作用于穴位的效应。如用醋调贴敷药,可起到化瘀收敛、消肿解毒的作用,并可缓解药性;酒调贴敷药,可起到行气活血、通经活络、消肿止痛的作用,并可激发药性;姜汁调贴敷药,可起到疏风散寒、温胃暖脾的作用,并能扩张皮肤腠理、促进药物吸收;水调贴敷药,可保持药物的性能;蛋清、麻油、蜂蜜调和贴敷药,可使药物保持较长时间的湿润,利于药物吸收,多用于面部贴敷;凡士林调和贴敷药,使药物易于成形。热性贴易见效,凉性贴则次之。调好的药物,使用时厚度要适中,太厚易洒、不易固定,太薄药力浅,无法达到预期效果。现已研制出多种易存放、易于皮肤吸收的助渗剂作为调和剂。

4. 用法

（1）药饼制作:把药末和姜汁按 1∶1 比例调和,制成 1cm×1cm×0.5cm 大小的药饼,药饼质地干湿适中。

（2）配穴处方:主穴以循经与患部取穴为主,亦可采用阿是穴。

肩部:肩髎、肩髃、肩髃。

肘臂:曲池、合谷、天井、外关、尺泽。

腕部：阳池、外关、阳溪、腕骨。

背脊：水沟、身柱、腰阳关。

髀部：环跳、居髎、悬钟。

股部：秩边、承扶、阳陵泉。

膝部：犊鼻、梁丘、阳陵泉、膝阳关。

踝部：申脉、照海、昆仑、丘墟。

行痹加膈俞、血海；痛痹加肾俞、关元；着痹加足三里、商丘；热痹加大椎、曲池。

（3）药饼贴敷：准备 5cm×2cm 大小的胶布。暴露施术部位，将药饼置于穴位，用胶布固定。

（4）药贴去除：贴敷一定时间后除去药贴，一般成人贴敷 3~4 小时，以皮肤无明显不适为度，避免损伤皮肤。

5. 注意事项

（1）穴位贴敷过程中，若出现皮肤过敏，应及时取下并告知医生。

（2）药物经皮肤吸收，也会通过血液循环经肝脏代谢，使用过程中要定期检测肝功能。

（3）贴敷后注意局部防水和观察贴敷反应，根据皮肤感觉情况决定贴药时间。

（4）同一穴位不宜连续贴敷，穴位要交替使用，以免药物持续刺激皮肤而形成破溃。

（六）中药离子导入

1. 应用基础　中药离子导入疗法能够通过直流电将药物离子化，经皮肤或黏膜引入病变部位或人体穴位，促进局部组织血液循环和淋巴循环，改善组织营养和代谢功能，达到活血化瘀、软坚散结、抗炎镇痛、松解粘连的作用。

2. 适应证　类风湿关节炎急性期关节肿胀、疼痛明显，缓解期部分关节肿痛不消，或有晨僵，关节屈伸不利，肌肤麻木不仁等。

3. 辨证施药

（1）行痹：桂枝、秦艽、威灵仙、制川乌、豨莶草、羌活、海风藤。

（2）痛痹：川乌头、草乌头、红花、没药、乳香、泽兰、丹参、皂角刺、川芎、川牛膝、木瓜。

（3）着痹：苍术、生薏苡仁、秦艽、威灵仙、海桐皮、毛冬青、伸筋草、透骨草。

4. 仪器与设备　直流感应电疗机。

5. 用法

（1）治疗前对患者病情进行评估，详细询问药物过敏史，了解患者的心理状态及合作程度。

（2）物品准备齐全，正确使用仪器，以中药浓煎剂将衬垫浸润并拧至不滴水为度，放在患处紧贴皮肤，根据导入药物的极性选择电极。

（3）治疗过程中根据患者反应实时调节电流量，以患者耐受为宜。

（4）治疗中要经常询问患者感受，如出现灼痛感，可能是电极与皮肤接触不好。如患者诉疼痛，应立即停止治疗。治疗时间一般为每次15~20min，每日1次，儿童不超过10~15min，10~15次为1个疗程。

6. 注意事项

（1）做好解释工作，告诉患者治疗过程中可能出现的感觉，以便配合治疗。

（2）操作前检查设备是否处于使用状态。

（3）治疗部位有金属异物、戴有心脏起搏器者不可采用此方法。

（4）治疗过程中要注意观察患者反应和机器运行情况，及时调节电流量以免灼伤。若治疗部位皮肤出现红疹、疼痛、水疱等，应立即停止治疗，对症处理。

（5）衬垫要专用。一个衬垫只供一种药物使用，不要用洗涤剂清洗，最好使用一次性衬垫。

（6）多次治疗后，局部皮肤可出现瘙痒、脱屑、皮疹、皲裂等反应，可用青黛膏或糠酸莫米松乳膏外涂，禁止搔抓。如有电灼伤，可按烧伤处理，预防感染。

（7）治疗时注意保护患者隐私。

（七）中药溻渍配合红外线照射

1. 应用基础　溻渍法是通过药液的湿敷、淋洗、浸泡对患处的作用而达到治疗目的的外治法，具有活血化瘀、祛风散寒等功效。同时辅以红外线照射，二者相合，使局部血液循环加快，代谢增强，从而达到温经通络、消肿止痛、促进损伤修复的目的。

2. 适应证　类风湿关节炎引起的关节肿痛、屈伸不利、肢体肿胀。

3. 辨证施药

（1）寒湿痹阻证：中药溻渍1号方，川乌、独活、六方藤、川芎、桂枝、杜仲、川牛膝、乳香、没药。

（2）行痹证：红花、花椒、伸筋草、威灵仙、透骨草、生甘草。

（3）风寒湿痹证：大黄、桂枝、荆芥、羌活、防风、伸筋草、透骨草、乳香、没药、延胡索。

4. 仪器与设备　红外线照射仪。

5. 用法　将所选药物研磨成粉，放入锅内蒸15min，选取相应介质制成糊状，敷于患处，加以红外线照射仪照射，每次照射不超过40min。

6. 注意事项

（1）如配合照射仪照射，照射仪应距离局部30~40cm，避免距离过近烫伤皮肤，或过远影响治疗效果。

（2）应注意药液温度适宜，避免烫伤。治疗过程中，如感觉局部灼热、疼痛等不适，应及时告知医护人员。

（3）治疗过程中及治疗后会有出汗、发热等症状，注意擦干局部皮肤，避风保暖，以免感受风寒。

（4）治疗后如局部出现红肿、皮疹、水疱等过敏现象，及时对症处理。

（八）中药局部熏洗（足部）

1. 应用基础　选配适当的中草药煎煮成药液熏洗足部，利用热能和药物的渗透作用，使足部反射区得到良性刺激，具有促进血液循环、提高免疫功能、舒筋活络、祛寒除湿等作用。

2. 适应证　类风湿关节炎慢性期出现的踝关节、足趾关节肿胀疼痛，全身酸痛不适等，伴有浑身乏力、怕冷、失眠等症状。

3. 辨证施药

（1）风寒、湿邪偏胜，瘀痰互结型：①透骨红洗剂，透骨草、红花、五加皮、桂枝、白芷、川芎、海桐皮、鸡血藤、伸筋草、羌活、独活、细辛。②乌梢蛇洗剂，乌梢蛇、蕲蛇、防风、透骨草、生川乌、生草乌、生马钱子、红花、细辛、穿山甲、皂角刺、丹参、蜂房、地龙、白花蛇舌草、羌活、独活、威灵仙。

（2）热邪偏胜、湿热蕴蒸型：海桐皮、海风藤、桑枝、豨莶草、络石藤、忍冬藤、鸡血藤。

（3）风、寒、湿邪偏胜，瘀痰互结、阳气虚衰型：防风、独活、桂枝、赤芍、当归、川芎、鸡血藤、续断、巴戟天、胡芦巴、川牛膝、狗脊。

4. 用法 将选配的中药煎水去渣，取液 1L 左右，再加清水 2L，倒入药浴袋内，药液温度保持在 40℃，暴露双足，注意保暖，药液温度较高时可先将双足放于药液上方熏蒸，待温度适宜可将双足深入袋内，放入泡洗桶内，袋内药液浸润至足三里穴附近，时间为 30min。局部熏洗（足部）后用温水清洗泡洗处，用浴巾擦干。

5. 注意事项

（1）中药局部熏洗时要注意温度适中（最佳温度在 37~45℃），防止水温过热灼伤皮肤。药液高度至少要超过踝关节，一般药液量多一点好，并保证其浓度。

（2）熏洗时间每次以 30~40min 为宜，有条件者可使用具有加热、按摩及磁疗功能的足浴盆进行局部熏洗（足部），使足部得到适当的物理刺激，如按摩、捏脚或搓脚等效果更佳。

（3）饭前、饭后 30min 内不宜进行局部熏洗（足部）。

（4）治疗时，若局部皮肤发红、瘙痒、起疱，此为过敏反应，应停止用药。

（5）局部熏洗（足部）治疗完毕后，应洗净熏洗部位，拭干。

（6）有传染性皮肤疾病者，如足癣患者，应注意自身传染和交叉感染的可能。最好使用专用的一次性塑料袋，把稀释好的中药装入塑料袋，再用塑料袋将足连及小腿套在里面，最后放入调好温度的浴盆中浸泡，这样不但可以防止传播传染病，更主要的是能保持中药的有效浓度，达到最佳疗效。

（7）在进行治疗时，由于足部及下肢血管扩张，血容量增加，有时可引起头部短暂性缺血，出现头晕目眩。出现上述症状时，立即停止治疗并平卧躺下以缓解症状。

【参考文献】

［1］姜平，常岑，许林帅，等.类风湿关节炎治疗的进展与挑战［J］.中国药学杂志，2024，59（3）：200-209.

［2］ARNETT F C，EDWORTHY S M，BLOCH D A，et al.The American Rheumatism Association 1987 revised criteria for the classification of rheumatoid arthritis.［J］.Arthritis Rheum，1988，31（3）：315-324.

［3］ALETAHA D，NEOGI T，SILMAN A J，et al.2010 Rheumatoid arthritis classification criteria：an American College of Rheumatology/European League Against Rheumatism collaborative initiative.［J］.Arthritis Rheum，2010，62（9）：2569-2581.

［4］王钰，姜萍，张艳艳.宋绍亮辨治尪痹经验［J］.山东中医杂志，2021，40（1）：75-78.

［5］张惠琴，关雪梅.中药溻渍辅助治疗对类风湿性关节炎疗效的影响［J］.内科，2016，11（2）：265-266.

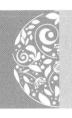

第四章

骨关节炎

一、概述

骨关节炎(osteoarthritis,OA)是以关节软骨损害为主,并累及整个关节组织的常见慢性不可逆性关节疾病,随着疾病发展,最终发生软骨退变、纤维化、断裂、溃疡及整个关节面的损害。临床表现为关节疼痛、僵硬、肥大及活动受限等。本病的主要发病人群为中老年人,女性多于男性,最新研究显示,全国40岁以上人群原发性骨关节炎患病率为46.3%,男性患病率为41.6%,女性患病率为50.4%,而60岁人群比40岁人群的患病率高出一倍。本病好发于负重较大的膝关节、髋关节、脊柱及远侧指间关节等部位,又因关节受累的不同,可分为全身性骨关节炎、膝骨关节炎、髋关节炎、手关节炎等,其中膝骨关节炎最为常见。骨关节炎的发病原因可能与年龄、遗传、肥胖、骨密度、过度运动、外伤、长期活动状态等因素有关。

骨关节炎属于中医"痹证""骨痹""筋痹"等范畴,亦有"鹤膝风""历节"等病名,其病程绵延。《素问·长刺节论》曰"病在骨,骨重不可举,骨髓酸痛,寒气至,名曰骨痹""病在筋,筋挛节痛,不可以行,名曰筋痹"。

二、病因病机

中医学认为本病的病机特点是本虚标实,肝肾不足、正气亏虚为发病之本,六淫外邪、外伤劳损为发病之标。历代医家对骨关节炎病因病机的认识可归纳为四个方面,即素体亏虚、六淫外袭、瘀血阻滞、肝肾不足。素体亏虚,正气不足,营卫失调,一方面不能濡养经脉骨骼,一方面难以抵御外邪侵袭,外邪伤及筋骨,容易导致病症发生;另外,风寒暑湿等外邪侵袭,致使经脉阻滞不通或经脉失养,表现为关节筋脉的红肿疼痛及活动受限;而气血失和,血液运行不畅而停滞于血脉之中,或外邪入侵、跌打损伤致使血液离经叛道,溢于脉外,停留于体内而致瘀,阻滞经络,痹阻关节;肝肾亏虚是筋骨功能减退的原因,肝主筋、肾主骨,气血不行,关节闭塞,筋骨失养,关节变形,不得屈伸,甚至出现筋缩肉萎。

三、临床表现

骨关节炎一般发病较为隐匿,呈缓慢的进行性发展状态。好发于膝、腰椎等负重关节,也可累及手、足、肘、肩锁、踝、颈肩等关节。临床主要表现为受累关节的疼痛、肿胀、晨僵和黏着感、畸形、压痛及被动痛、关节活动弹响声、活动受限等。临床上常因病情轻重而表现有所差异。例如,早期可仅表现为劳累或损伤后的关节酸胀、隐匿发作、持续钝痛,休息多可缓解,也有患者出现晨僵及休息后关节僵硬黏着感;急性发作期可出现肿胀、关节活动因疼痛而不利,休息时亦可发生疼痛,受累关节局部可有压痛,被动活动时可触及骨擦感;重度骨关节炎患者临床常表现有疼痛、关节畸形、活动受限、肌肉萎缩等。

四、诊断及治疗

(一)诊断标准

骨关节的诊断无特异性实验室指标,主要依靠放射学检查,例如 X 线、CT、MRI 等均可在不同层次上起到诊断意义。临床主要根据病史、症状、体征和影像学检查综合诊断,分类标准目前采用美国风湿病学会 1995 年修订的诊断标准,该标准包含临床和放射学标准。见表 4-1。

表 4-1　美国风湿病学会 1995 年诊断标准

手 OA 分类标准
①近一个月大多数时间有手关节疼痛、发酸、发僵
② 10 个指间关节中有骨性膨大的关节≥2 个

③掌指关节肿胀≤2 个

④远端指间关节骨性膨大 >2 个

⑤ 10 个指间关节中,畸形的关节≥1 个

满足①＋②＋③＋④条或①＋②＋③＋⑤条可诊断手 OA

膝 OA 分类标准

　临床标准

　　①近 1 个月大多数时间有膝关节疼痛

　　②有骨摩擦感

　　③晨僵时间≤30min

　　④年龄≥38 岁

　　⑤有骨性膨大

　　满足①＋②＋③＋④条,或①＋②＋⑤条或①＋④＋⑤条者可诊断为膝 OA

　临床＋放射学＋实验室标准

　　①近 1 个月大多数时间有膝关节疼痛

　　② X 线示骨赘形成黏着

　　③关节液检查符合 OA

　　④年龄≥40 岁

　　⑤晨僵≤30min

　　⑥有骨摩擦音(感)

　　注:满足诊断标准①＋②条或①＋③＋⑤＋⑥条或①＋④＋⑤＋⑥条者可诊断膝 OA

髋 OA 分类标准

　临床标准

　　①近 1 个月内大部分时间髋关节疼痛

　　②内旋 <15°

　　③ ESR<45mm/h

　　④屈曲 <115°

　　⑤内旋 >15°

　　⑥晨僵时间 <60min

　　⑦年龄 >50 岁

⑧内旋时疼痛

注:满足诊断标准①+②+③条或①+②+④条或①+⑤+⑥+⑦+⑧条者可诊断髋 OA

临床 + 放射学 + 实验室标准

①近 1 个月内大部分时间髋关节疼痛

② ESR≤20mm/h

③ X 线示骨赘形成

④ X 线髋关节间隙狭窄

满足①+②+③条或①+②+④条或①+③+④条者可诊断为髋 OA

(二) 治疗

骨关节炎一旦发生后,随着年龄和病程时间的不断增加,其病理改变基本不可逆。因此,在治疗原则上并不是以恢复其病理改变为主,而是解决或缓解患者的临床症状,减轻痛苦,改善关节功能,延缓关节退变,最大限度地保持和恢复患者的日常生活功能。根据《中国骨关节炎诊疗指南(2021 年版)》,骨关节炎患者的治疗如下:

1. 基础治疗 需要从患者的日常生活进行调护,一般可分为健康教育、运动疗法、物理治疗、行动辅助四类,具体如下:

(1) 健康教育:临床医师应通过对患者进行心理、饮食起居及其他健康生活方式上的指导,教育患者在日常生活中对于疾病的控制。例如,体重偏重的患者需适当减轻体重,饮食上多食高蛋白、钙质含量高的食物,如带壳海产品、鲜牛奶、豆制品等。同时不可过度做爬楼、登山类运动,减少关节的受累和磨损,注意保暖。适当的调护可有效控制病情进展。

(2) 运动疗法:在骨关节炎的治疗过程中,适当的功能锻炼可协调肌肉运动,增强肌力,一定程度上改善患者的日常生活能力、缓解关节疼痛症状、避免软骨进一步损害。适当的功能锻炼方式主要有有氧锻炼和针对性的肌力强化训练两种方式,另外,五禽戏、八段锦、易筋经也是很好的选择。

(3) 物理治疗:主要是通过促进局部血液循环、减轻炎症反应,达到减轻关节疼痛、提高患者满意度的目的。常用方法包括水疗、冷疗、热疗、经皮神经电刺激、按摩、针灸等。不同治疗方法适用人群不同,临床医生应根据患者的具体情况选择合适的治疗方法。

(4)行动辅助:当关节受到一定程度的损伤后,患者可以借助支具减少关节受重,使关节得到适当休息,增加软骨修复时间。另外,早期的骨关节炎患者可以通过佩戴护膝等器具进行关节保护,中晚期疼痛严重者可使用手杖。

2. 药物治疗 通常是骨关节炎患者首选的治疗方式之一,医生和患者需根据实际情况,选择合适药物。

(1)非甾体抗炎药

1)局部外用药物:在使用口服药物前,建议先选择局部外用药物,尤其是老年人,可使用各种 NSAIDs 药物的凝胶贴膏、乳胶剂、膏剂、贴剂等,如氟比洛芬凝胶贴膏,可以有效缓解关节轻中度疼痛,且不良反应轻微。

2)全身应用药物:根据给药途径,可分为口服药物、针剂以及栓剂,最为常用是口服药物。主要是通过抑制前列腺素合成酶从而消除炎症,起到镇痛、退热的作用,根据药物的具体化学类型又分为选择性环氧化酶 -2 和非选择性环氧化酶 -2 药物。临床上常用的非选择性 NSAIDs 有双氯芬酸、氟吡洛芬、布洛芬、萘丁美酮等。常用的环氧合酶 -2 选择性药物包括:塞来昔布、美洛昔康及罗非昔布等。用药前应进行危险因素评估,关注潜在内科疾病风险,根据患者情况,剂量个体化;尽量使用最低有效剂量,避免过量用药及同类药物重复或叠加使用,用药 3 个月后,根据病情选择相应实验室检查。

3)镇痛药物:对 NSAIDs 类药物治疗无效或不耐受者,可使用非 NSAIDs 类药物、阿片类镇痛剂、对乙酰氨基酚与阿片类药物的复方制剂等。

(2)缓解 OA 症状的慢作用药物:临床目前常用的软骨保护药,主要有硫酸软骨素、氨基葡萄糖、基质金属蛋白酶抑制药,如四环素类等。骨代谢调节药物主要有二膦酸盐类,如阿仑膦酸钠、降钙素、骨化三醇等。其主要是通过减少软骨下骨重塑、抑制软骨破坏、改善细胞外基质代谢异常、拮抗关节周围炎症,缓解疼痛,延缓疾病进程。

（3）关节腔注射药物：包括糖皮质激素、透明质酸钠等。注射透明质酸钠可起到润滑关节，减轻炎症和缓解疼痛的作用，而糖皮质激素注射可抗炎抗免疫，迅速缓解关节症状。

3. 手术治疗　一些重度骨关节炎患者由于关节疼痛剧烈，活动受限明显，保守治疗效果不佳，为求进一步改善生活状态以及关节的功能运动，外科手术治疗被广泛选择。例如关节炎早期治疗有关节镜手术、截骨矫形术和关节复位术，中期治疗有关节清理术、软骨和软骨细胞移植术；晚期有关节置换术、关节切除成形术和关节融合术等。

五、常用特色疗法

（一）关节腔注射富血小板血浆

1. 应用基础　富血小板血浆（PRP）可释放转化生长因子、血管内皮生长因子、表皮生长因子等，具有清除坏死组织、促进组织修复作用，且 PRP 来自于自体血液，无免疫排斥风险，安全性高。《骨关节诊疗指南（2018 年版）》认为，PRP 具有缓解关节疼痛、改善关节功能的作用，在关节腔注射富血小板血浆，不但可以促进关节软骨的修复和增生，还可减轻局部炎症，减少疼痛。近年来更有研究显示，富血小板血浆能刺激关节产生内源性透明质酸，润滑关节，打破骨关节炎的恶性循环。

2. 适应证　适用于年轻、程度轻的膝骨关节炎患者（早中期），对于症状轻和 / 或影像学改变程度轻的患者效果更明显。

3. 设备　全自动血液成分分离机、富血小板血浆制备仪、离心机、血小板振荡保存箱等。

4. 用法

（1）评估：查血常规、凝血常规、血糖等，停用一切抗凝药物。

（2）制备 PRP。

（3）PRP 关节腔注射方法：患者仰卧，膝关节垫高，呈屈曲位。局部皮肤消毒，采用内外膝眼（髌骨内外侧 1cm）穿刺进针，达关节腔内，缓慢将积液抽出，并注射 PRP，剂量为 5ml/ 次，隔 1 周注射 1 次，共注射 6 次。

5. 注意事项　关节腔注射后，关节附近可出现轻微肿胀疼痛感，忌剧烈运动。富血小板血浆治疗方法应排除以下禁忌：

（1）出血性疾病（如过敏性紫癜,凝血功能障碍,原发/继发性血小板减少等）。

（2）严重的系统性疾病（如白血病、红斑狼疮）。

（3）待治疗部位局部感染或系统性感染。

（4）对金属材料以及塑料材料过敏者。

（5）肿瘤。

（6）正在接受（或1周内曾接受）非甾体抗炎药、肝素、香豆素、华法林、阿司匹林等具有抗凝作用药物治疗的患者。

（二）关节镜治疗

1. 应用基础　骨关节炎多为老年退行性改变,多由软骨平面承重不均开始,进一步导致关节软骨的破坏退化、骨赘形成等,从而加快关节的慢性病变,出现肿胀、疼痛、功能受限等。除了退行性改变外,还有外伤、损伤等原因造成半月板损伤、韧带撕裂。关节镜可通过滑膜清理、游离体取出等方法有效修整关节内部结构,进而改善关节整体内环境。关节镜在膝骨关节炎中应用最多,其通过一个小切口伸进操作器械,在关节镜下,操作者可直接观察到关节内部结构,并实施关节清理、去除游离体、切除破损的半月板、修整软骨面等操作。

2. 适应证　膝骨关节炎半月板损伤、撕裂;骨关节炎中明确软骨损伤者、关节腔内有游离体、关节有滑膜炎症或损伤等。

3. 仪器与设备　关节镜、视频监视器、探针、电动刨削器、电刀。

4. 用法

（1）术前准备:评估患者生命体征、手术适应证,签手术知情同意书;患者保持仰卧位,采用硬膜外或局部麻醉。

（2）术中操作:用止血带扎紧患肢大腿根部,用关节镜全面检查膝关节结构与病变情况,检查顺序为髌骨上囊与髌股关节 - 内侧沟 - 内侧室 - 髁间窝 - 外侧室 - 后间室。清理增生滑膜组织,对充血水肿的滑膜绒毛进行有目的性的刨削,摘除病变部位游离体后,清除磨损严重的半月板,修整磨损关节面,清除关节内不稳定及分离后的软骨碎片,保证软骨脱落后边缘的圆滑性与平整性。使用克氏针对软骨下骨暴露处钻孔,帮助关节处减压,之后用2 000ml生理盐水冲洗关节腔,完成缝合后,将5ml透明质酸钠注射于关节腔内,使用弹力绷带进行加压包扎,术毕。

(3)术后12h锻炼股四头肌收缩功能;术后24h内指导患者自主进行屈曲练习;为防止出现深静脉血栓,需进行常规抗凝治疗;术后48h解除绷带;术后72h可下床行走,实施早期康复锻炼。

5. 注意事项　关节镜手术通常采用局部麻醉、硬膜外麻醉等麻醉方式,为防止不良反应发生,建议患者术后卧床休息至少6h,同时监测生命体征,注意观察呼吸、脉搏、血压等指标,避免出现意外。

(三)中药烫熨疗法

1. 应用基础　骨关节炎患者常表现为关节肿胀疼痛、功能受限,并有畏寒怕冷等其他表现,肿胀多半是炎症引起。中药烫熨疗法是将药物加热后对病灶进行局部外治,热力透过皮肤毛孔增加局部血液循环,增强患处新陈代谢,促进组织自我修复。热力催动使药物直达患处,达到消除炎症,改善骨内微循环,降低骨内压的效果。其中,中药烫熨的药物组成也是取效的关键,可根据患者具体情况进行辨证论治,选药组方。

2. 适应证　骨关节炎患者中手、膝、踝、肘、肩关节等自觉疼痛,局部肢体寒凉或肿胀等。

3. 辨证施药

(1)风寒痹阻型:羌活、独活、川芎、川乌、草乌、伸筋草、透骨草、艾叶、花椒。痛甚者可加海风藤、忍冬藤、鸡血藤等藤类药物;畏风寒者可加防风等。

(2)湿热痹阻型:荆芥、蔓荆子、白芷、防风、桂枝、羌活、金银花。若关节红肿热盛者,可加红花、乳香、没药、鸡血藤、威灵仙等活血类药物。

(3)痰瘀痹阻型:红花、当归、乳香、没药、落得打、夏枯草、透骨草、威灵仙。

4. 用法

(1)准备:将药物混合粉碎加陈醋浸泡备用,用时将药物装入大小适宜(约20cm×15cm)的布袋内,药物干湿以不滴药液为宜;扎紧袋口,在锅中文火煮 3~5min 或用微波炉加热,温度控制在 70℃以下,对于老年患者,温度控制在 50℃以下。

（2）将加热后温度适宜的药袋趁热熏烫关节及周围,以局部温热潮红、稍有汗出为度,患者觉得不热且无舒服感时即可更换,反复多次,持续时间 20~30min,每日 1 次。同一药包可在同一个患者身上反复加热使用,2~4 天更换 1 次。也可将中药渣与少量白酒或食醋相互搅拌,温火炒后,放置于布袋内,大毛巾保温,于患处涂抹一层凡士林,药袋来回推熨或旋转滚动,初期用力轻、速度快;温度降低后,增加作用力量,减慢速度。其间观察皮肤颜色,询问患者感受,以免发生损伤。每天熨烫 1 次,持续 30min。以上治疗 7 天为 1 个疗程,疗程之间休息 1 天,共治疗 4 个疗程。

5. 注意事项

（1）室内应保持温度适宜,无风;药袋温度以患者能忍受为度,防止患者烫伤及晕厥,对皮肤知觉迟钝者尤要注意。

（2）中药烫熨后应静卧休息一段时间,注意避风和保暖。

（3）局部皮肤有创伤、溃疡、感染或有较严重的皮肤病者应严禁使用。

（四）中药熏洗熏蒸疗法

1. 应用基础　骨关节炎的发病是以关节软骨、骨质改变以及滑膜损害为主。关节软骨随着年龄的增长以及各种原因导致的损伤等,退变和磨损程度逐渐加重,软骨变性是最基本的病理改变,其次软骨下骨的增厚和硬化、关节边缘骨赘形成,关节附近骨囊肿的形成等骨质改变也是发病的重要机制,以及继发性的滑膜改变及滑膜炎症等均可导致骨关节炎的发病,从而出现临床症状。中药熏洗熏蒸疗法可以借助药力和热力,通过皮肤、黏膜作用于机体,扩张血管,促使腠理疏通、脉络调和、气血流畅,使关节及局部组织得到濡养,加快炎症物质吸收,促进疾病康复。

2. 适应证　适用于各种类型的骨关节炎,尤适用于口服药物易致肝功能异常患者;还适用于关节肿胀、僵硬、屈伸不能,或畏寒怕冷及局部软组织扭伤、肿胀疼痛明显者。

3. 辨证施药

（1）风寒痹阻型:川乌、草乌、透骨草、伸筋草、垂盆草、威灵仙。

（2）湿热痹阻型：黄芩、细辛、牛膝、防风、忍冬藤、金银花、薏苡仁。

（3）痰瘀痹阻型：盐杜仲、地龙、鸡血藤、续断、陈皮、路路通、豨莶草。

4. 仪器　中药熏蒸治疗仪。

5. 用法　一般分为全身熏蒸法和局部熏蒸法。

（1）全身熏蒸法：住院期间，可选用熏蒸机进行全身熏蒸治疗，操作方法如下：将上述中药粉碎为粗粉，用滤膜包裹放入熏蒸仪器内，加水3 000ml浸泡30min后煮沸，至舱内温度达42℃时，患者全身置于熏蒸舱内，根据患者舒适度将温度调控在42~48℃，时间30~40min，每日1次。

（2）局部熏蒸法：若患者居家熏蒸治疗，一般采用本法，具体操作过程如下：

1）物品准备：熏洗的药物、洗具、毛巾。

2）先按照中药熬制的方法，冷水泡药30min，再大火煮沸，文火再煮30min，煮沸后即可倒入洗具中。

3）先用药物的热气熏蒸患处关节10~15min，然后用热毛巾浸湿药汁热敷患处，待药水温度降至40℃左右，再将患处放置进浴具内，进行熏洗患处10min。

4）擦干患处，保暖。操作过程中注意避免烫伤，总计时间大约20~30min。以上治疗7天为1个疗程，共治疗4个疗程。

6. 注意事项

（1）施行熏蒸疗法，应时刻注意防止烫伤，各种用具应牢固稳妥，热源应当合理，药物不应接触皮肤。

（2）老年体弱者熏蒸时间不宜过长，需家属陪同。

（3）熏蒸浴具要注意消毒。

（4）治疗期间对辛辣、油腻、甘甜等食物的摄入应适当控制。

（5）做完熏蒸后尽可能饮300~500ml白开水补充水分。

（6）孕妇及月经期妇女，严重出血及出血倾向者，心脏病、高血压等基础疾病病情严重或病危患者，结核病等传染病，动脉瘤，感觉障碍、对温度无法反馈的患者应禁用。

（五）穴位贴敷

1. 应用基础　研究表明,穴位贴敷可促进软骨细胞增殖,降低骨内压,从而达到抗炎、消肿等作用。

2. 适应证　适用于轻、中度骨关节炎患者。

3. 穴位选取　①局部穴位,如犊鼻穴治疗膝关节疼痛;②阿是穴,即局部压痛点;③其他常用穴位,如神阙、涌泉、膏肓穴等。

4. 用法

（1）药饼制作:把药末和姜汁按 1:1 比例调和,制成 1cm×1cm×0.5cm 大小药饼,药饼质地干湿适中。

（2）贴敷:准备 5cm×2cm 大小的胶布。暴露施术部位,将药饼置于穴位上,用胶布固定。每日 1 次,时间为 8h,连续治疗 2 周。

5. 注意事项

（1）皮肤出现潮红者,为正常现象,不做特殊处理。皮肤有刺痛感者,立即去除贴敷药膏,局部用生理盐水清洗后保持皮肤干燥。

（2）皮肤出现水疱者,立即去除贴敷药膏,嘱患者避免抓挠,局部涂烫伤膏(水疱较大者,先用一次性注射器针头将水疱轻轻刺破,将水液挤出,注意不要损伤水疱表皮),并在处理后保持皮肤干燥、清洁。

（六）中药离子导入

1. 应用基础　本法可使药物有效成分以离子形式由毛孔进入皮内,直达病所,大大增强了药物的渗透作用,快速改善局部循环,达到降低炎症因子水平的效果。

2. 适应证　适用于轻、中度骨关节炎患者,尤适用于四肢及邻近组织肿胀、僵硬、麻木、疼痛及放射痛等。

3. 辨证施药

（1）风寒痹阻型:肉桂、刘寄奴、鸡血藤、川牛膝、伸筋草、透骨草、艾叶、萆薢。

（2）湿热痹阻型:黄柏、防风、威灵仙、当归、没药、乳香、海桐皮、炒桑枝。

（3）痰瘀痹阻型:路路通、海桐皮、鸡血藤、伸筋草、威灵仙、红花、延胡索。

4. 仪器　直流感应电疗机。

5. 用法

（1）药物制备：将上述中药材浸入 750ml 50% 乙醇溶液内，浸泡 6h 后过滤药渣备用。

（2）治疗过程（以膝关节为例）：患者取平卧位，选取患者膝关节内外侧膝眼穴进行导入。同时，选取膝关、委中、阳陵泉、阴陵泉、足三里等敏感穴位，或三阴交、昆仑及太溪远端穴位导入治疗。具体操作：将中药浸泡过的绒布放在 10cm × 20cm 治疗衬垫上连接正极，并将浸泡过 5% 碘化钾溶液的另一衬垫连接负极，两者对置，电流密度设置为 0.05~0.10mA/cm^2，每日 1 次，每次持续 30min，2 周为 1 个疗程，每个疗程间隔 3 天，共治疗 4 个疗程。

6. 注意事项

（1）皮肤病、性病或传染病患者，不宜与其他患者共享一套电极及相关配件，建议在使用前消毒。

（2）使用时电极的位置应避开人体的心脏部位及胸部，以免电脉冲对人体造成伤害。

（3）皮肤擦伤、化脓性炎症等患者，治疗时电极要避开伤口处，以免刺痛伤口或加重病情。

（七）中药溻渍疗法

1. 应用基础　现代研究表明，溻渍疗法治疗骨关节炎，可显著改变关节液中炎症因子及骨关节炎相关信号通路的表达，改善临床症状。

2. 适应证　骨关节炎患者中伴有腰椎间盘突出、颈椎病、骨质增生、肩周炎、腰肌劳损、滑膜炎、腰椎管狭窄、骨赘形成、风湿腰腿痛、膝盖肿痛等筋骨类疾病者均适用。

3. 辨证施药

（1）风寒痹阻型：草乌、伸筋草、羌活、独活、丝瓜络、桑寄生、防风、姜黄等。

（2）湿热痹阻型：侧柏叶、大黄、泽兰、黄柏、薄荷、川牛膝、赤芍、白术、薏苡仁。

（3）痰瘀痹阻型：秦艽、独活、赤芍、防风、地龙、蜈蚣、桃仁、红花。

4. 仪器　红外线照射仪。

5. 用法

（1）药品制备：将中药饮片焙干研末后备用，使用时可以温水调匀，水蒸 10min，待药物完全冷却后，再以适量蜂蜜调和成糊状，以 2mm 的厚度均匀涂在纱布上。

（2）把纱布直接平铺在保鲜膜上面，随后通过外敷的方式贴在关节附近。或将溻渍方的中药煎煮后过滤取汁，用消毒纱布浸透药汁趁热敷于患处，溻渍范围是关节上 3 寸与下 3 寸，并围绕关节一圈。

（3）红外线照射仪照射：将红外线照射仪调整至距关节部位合适的距离后，设定时间为 30min，每日 1 次，疗程为 2 周。

6. 注意事项

（1）使用红外线仪照射时，应注意控制温度在 40℃左右。

（2）溻渍完毕后及时将患病部位皮肤擦干，避免受风着凉，每个部位要给予 1 剂药。

（3）治疗所需的溻渍药物需要当日调配。

（八）中药涂擦治疗

1. 应用基础　中药涂擦疗法是指通过选用适当中药浓煎，配制成涂擦剂（一般有水剂、膏剂或油剂等不同类型），根据不同情况，局部涂擦，直达病所的中医外治疗法。本法可促进皮肤血液循环，消肿止痛。骨关节炎发病的主要特征是关节肿胀发热、僵直疼痛等，应用本法能有效缓解骨关节炎的主要症状，改善患者生活质量。

2. 适应证　适用于轻度骨关节炎患者，伴关节红肿热痛等症。

3. 辨证施药

（1）红肿热痛者，可选用清热解毒、活血消肿止痛类药物，如黄芩、黄连、黄柏、栀子、透骨草、大黄、鸡血藤等。

（2）辅助成分为食用油、红丹、米酒等。

4. 用法

（1）制作工艺：将上药打成碎块状，混匀，装入大容器中，倒入米酒浸泡，药与酒的容积比为1∶4，浸泡1个月后去渣，将药酒过滤至玻璃瓶中密封备用。

（2）用物准备：药酒50ml，治疗碗内放小方纱1~2块、镊子1把、乳胶手套1副、防水垫巾1~2块。

（3）用法及操作流程（以膝关节为例）：①涂擦药酒。用镊子夹住方纱蘸取药酒涂抹于膝关节及周围，右手戴手套将药酒均匀涂抹膝关节皮肤，轻柔搓擦至膝部皮肤稍红润。点按穴位：以右手拇指为主，示、中指为辅，分别按揉内外膝眼、血海、梁丘，微微酸胀为宜。②拿捏股四头肌。以拇指和其余四指相对拿捏股四头肌约30s，以微微酸胀为度。③涂药→搓擦皮肤→点按穴位→拿捏股四头肌为1组操作流程，每次进行3组，全程15min。每日1次，连续治疗2周。

5. 注意事项

（1）涂擦的药酒温度宜保持在45℃左右。

（2）采用手法按揉时，动作由轻至重、持续、深入，切忌动作粗暴和使用猛力。

（3）涂擦过程中始终保持皮肤表面有药液，不可干擦。

（4）操作结束后注意膝关节保暖，忌立即清洗局部和吹风。

（5）治疗过程中配合功能锻炼指导，急性期卧床休息，避免负重行走，宜在床上进行膝关节的屈伸运动。药物过敏者禁用。

（九）中药热罨包

1. 应用基础　中药热罨包是中医传统治疗方法，可改善经络痹阻不通、气滞血瘀情况，祛风除湿、散寒止痛。

2. 适应证　骨关节炎患者中以颈肩腰腿部疼痛明显，兼有关节僵硬、畏寒怕冷、手脚冰凉者适用。

3. 辨证施药

（1）风寒湿痹型：秦艽、桂枝、肉桂、威灵仙、小茴香、姜黄、花椒等。

（2）风湿热痹型：地肤子、白鲜皮、忍冬藤、海桐皮、黄柏等。

（3）痰瘀痹阻型：桃仁、红花、川芎、鸡血藤、木香等。

4. 仪器　加热机（微波炉等）。

5. 用法

（1）制备药包：以上药物混合等量粗盐，研细末后装进布袋。

（2）加热：微波炉加热药包 2min，控制温度在 60~70℃。

（3）患者在适宜的温度下暴露需治疗的部位，热罨包上覆薄毛巾，保证温度在患者耐受范围内，将中药热罨包平整放置于治疗部位上，每次 30min，每天 1 次。7 天（1 个疗程）更换药包，连续治疗 2 个疗程。

6. 注意事项

（1）注意观察热敷部位，患者感到局部疼痛或出现水疱时及时停止，并给予相关措施。

（2）对热罨包中的药物过敏者不宜使用。

（3）皮肤有破损或者有出血倾向者不宜使用。

（十）蜡疗

1. 应用基础　现代蜡疗技术是把中药与蜡疗有机地结合在一起，可加强细胞膜通透性，减轻组织水肿；还可产生柔和的机械压迫作用，镇痛解痉。

2. 适应证　适用于骨关节炎伴有不同程度的关节韧带或肌肉损伤患者。

3. 辨证施药

（1）风寒湿痹型：秦艽、威灵仙、小茴香、姜黄、防风、川椒等。

（2）风湿热痹型：透骨草、乳香、没药、忍冬藤、海桐皮、黄柏等。

（3）痰瘀痹阻型：威灵仙、桃仁、红花、川芎、鸡血藤等。

4. 仪器　蜡疗仪。

5. 用法　将上述药物水煎成浓缩液，待到温度适宜时用无菌纱布蘸药液覆盖于关节上。用蜡疗仪将石蜡加温至熔化后，制成合适长度的柔软蜡饼，温度为 45~50℃，用塑料薄膜裹好，放置于药物纱布表面，再在做好的中药蜡饼上加盖小毛毯以保温。如此治疗约 30min，待热蜡冷却，移除蜡饼及中药后，使用干毛巾擦拭关节周围的药液及汗液。15 天为 1 个疗程,共计 2 个疗程。

6. 注意事项

（1）治疗期间避免关节过多活动,并注意关节防寒保暖。

（2）蜡疗的温度要适中,注意防止烫伤。

（十一）耳穴埋豆法

1. 应用基础　中医认为,骨关节炎是一种老年退行性改变,肝肾亏虚为本,外邪侵袭为标。耳穴压豆法通过将药豆准确地粘贴于耳穴处,给予适度刺激,使其产生酸、麻、胀、痛等感觉,从而增强脏腑功能,对于骨关节炎的治疗可起到一定的辅助作用。

2. 适应证　适用于轻、中度骨关节炎。

3. 选穴　一般选取腰、肾、肝、神门及其他阳性反应点。

4. 用法

（1）选择 1~2 组耳穴,进行耳穴探查,找出阳性反应点,并结合病情,确定主辅穴位。

（2）以酒精棉球轻擦消毒,左手托持耳郭,右手用镊子夹取割好的方块胶布,中心粘上准备好的药豆,对准穴位紧贴其上,并轻轻揉按 1~2min。每次以贴压 5~7 穴为宜,每日按压 3~5 次,隔 1~3 天换 1 次,两组穴位交替贴压。两耳交替或同时贴用。

5. 注意事项

（1）贴压耳穴应注意防水,以免脱落。

（2）夏天易出汗,贴压耳穴不宜过多,时间不宜过长,以防胶布潮湿或皮肤感染。

（3）如对胶布过敏者,可用黏合纸代之。

（4）耳郭皮肤有炎症或冻伤者不宜采用。

（5）对过度饥饿、疲劳、精神高度紧张、年老体弱者,按压宜轻。

（十二）运动疗法

1. 应用基础　运动疗法一般分为传统运动和现代运动两种。传统运动疗法种类繁多,流派各异,包括太极拳、八段锦、五禽戏以及佛家的内养功、易筋经等。现代运动疗法包括瑜伽、关节松动术、牵伸技术、肌力训练等。经研究表明,运动疗法(等速训练、五禽戏)对膝骨关节炎具有预防及治疗作用。

2. 适应证　适用于轻中度骨关节炎患者,也适用于重度骨关节炎患者术后的功能训练等。

3. 用法　具体运动方法请参照运动医学内容。运动时需注意运动强度、时间与频度。上述三种因素可以互相调整,如强度过大,时间与频度则适当减小。疾病不同,运动强度亦不一样,骨关节功能障碍者,一般以每次运动后局部有轻微酸胀感及不出现疼痛为宜。运动持续时间一般为 15~30min,耐力性运动为 15~60min。运动时间的确定,还应考虑运动强度,如强度较大,则持续时间可适当减少。频度即运动的间隔时日,一般每日或隔日 1 次,但神经系统或骨关节功能障碍者,除每天运动 1 次外,还应增加自我锻炼时间。另外,间隔不要超过 4 日,运动间隔时间太长,运动效应会消失,影响治疗效果。

4. 注意事项

(1)各类疾病急性期禁用。

(2)严重心肺功能障碍者禁用。

(3)严重骨质疏松者禁用。

(4)病理性骨折、骨折延迟愈合、骨折不愈合等禁止采用该疗法。

(十三)针灸治疗

1. 应用基础　针灸能够促进局部血液循环,减轻肌肉痉挛,加强局部血氧浓度及营养物质供应,有效减轻骨性关节炎引起的关节疼痛肿胀等症状。针灸取穴应根据近端选穴、经络选穴以及特殊选穴的原则进行,例如对膝骨关节炎患者,常用的穴位有足三里、阴陵泉、阳陵泉、梁丘、三阴交、膝阳关、内膝眼、委中、风市、外膝眼、血海、阿是穴等。临床上针刺通常结合辅助疗法,如针刺为主结合微波及功能锻炼、针灸和拔罐相结合、针刺和离子导入结合、针灸与推拿结合,等等。另外,临床上应用较多的还有电针、超短波物理治疗、温针灸等。

2. 适应证　骨关节炎中关节局部肿胀疼痛、活动明显受限者。

3. 仪器　电针、红光照射仪等。

4. 用法

（1）操作准备：毫针、75% 乙醇棉球、艾条、95% 乙醇棉球或酒精灯等。

（2）取穴（以膝骨关节炎为例）：梁丘、内膝眼、外膝眼、阳陵泉、血海、足三里、阿是穴（单膝患病取单侧，双膝患病取双侧）。

（3）温针灸：患者仰卧位，伸直患肢，穴位皮肤消毒，应用 0.30mm × 40mm 毫针，快速刺入穴位，平补平泻手法，得气后留针 30min；并点燃 1 段 2cm 艾条，将其插入针柄，每针各需 2 段艾条。隔日治疗 1 次。

（4）电针：患者仰卧位，伸直患肢，穴位皮肤消毒，应用 0.30mm × 40mm 毫针，快速刺入穴位，平补平泻手法，梁丘接负极、血海接正极一组，内膝眼接正极、外膝眼接负极一组，阳陵泉接负极、足三里接正极一组，电针应用疏密波（2Hz/55Hz），缓慢增加刺激量，刺激强度以患者局部有麻胀感或肌肉产生微小的颤动而不感到疼痛为度，留针 30min。

5. 注意事项

（1）过度劳累、饥饿、精神紧张患者，不宜立即针刺。

（2）体质虚弱患者，刺激不宜过强，并尽量采取卧位。

（3）应尽可能避免针刺到血管；对有出血倾向或因损伤后出血不止者，不宜针刺。

（4）皮肤有感染、溃疡、瘢痕者，不宜针刺。

（5）应掌握好针刺角度、方向和深度，温针灸的温度应在患者可接受范围内，避免烫伤；电针给予刺激时应缓慢增加，避免突然的刺激给患者造成不适。

【参考文献】

［1］陈卫衡. 膝骨关节炎中医诊疗指南（2020 年版）［J］. 中医正骨，2020，32（10）：1-14.

［2］陈兆军. 适时运用中西医结合方法，提高膝骨关节炎的临床疗效——《膝骨关节炎中医诊疗指南（2020 年版）》解读［J］. 中医正骨，2022，34（3）：1-2.

［3］中华医学会骨科学分会关节外科学组，中国医师协会骨科医师分会骨关节炎学组，国家老年疾病临床医学研究中心（湘雅医院），等. 中国骨关节炎诊疗指南

（2021 年版）[J]. 中华骨科杂志,2021,41（18）:1291-1314.

［4］单桂秋,施琳颖,李艳辉,等.自体富血小板血浆制备技术专家共识[J].中国输血杂志,2021,34（7）:677-683.

［5］王瑞含,范金波,周国均,等.PRP 治疗膝骨关节炎的临床应用研究进展[J].临床输血与检验,2020,22（6）:659-663.

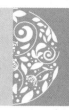

第五章

痛风

一、概述

痛风（gout）是一组由嘌呤代谢紊乱和／或尿酸排泄障碍所致的疾病，以高尿酸血症为主要临床特点，由此而引起痛风性急性关节炎反复发作、痛风石沉积、痛风石性慢性关节炎和关节畸形，常累及肾，引起慢性间质性肾炎和尿酸性肾结石。国际上定义高尿酸血症为在正常嘌呤饮食状态下，非同日两次空腹血尿酸水平：男性血尿酸 >420μmol/L，女性血尿酸 > 360μmol/L。高尿酸血症是痛风发作的基础。原发性痛风（常有家族遗传病史，是一种先天性代谢缺陷性疾病）多见于 40 岁以上的中老年人，以男性多见，由于雌激素具有促进尿酸排泄的作用，女性多在更年期后发病。继发性痛风（无家族史）多具有明确病因，主要是由一些遗传性疾病、血液病、慢性肾脏疾病、肿瘤等引起。

中医古籍记载痛风之名，历朝医家认识各有千秋。朱丹溪在其著作《格致余论·痛风论》中对痛风做出具体的论述，认为痛风的发作是由于血受热而沸腾，之后或身涉冷水，或足踏湿地，或以扇取凉，或坐卧当风，从而使寒凉之邪外侵，热血得寒，痰浊凝涩，故而疼痛。明朝时期皇甫中在《明医指掌》中罗列"痛风"专篇，将其发病分为痰、湿、血虚、风热四大类，如"遍体烦疼曰痛风，湿痰风热苦相攻；或因血弱寒凝涩，流注浑身骨节中。夫痛风者，遍身骨节走痛是也，古人谓之白虎历节风"。清代叶天士《临证指南医案》提到外因暑暍、内因水谷内蕴两者湿热之邪并存，仅用辛散之剂只可发散外在湿热之邪,但阳明脾胃湿热未解,因而热痹不减,故当急清阳明,并予以白虎汤类(白虎桂枝汤、白虎加苍术汤)方剂治疗。综上可见,白虎历节风是湿热浸淫,或感受风寒湿化毒,或久感风寒未治、郁而化热生毒所致,以骨节肿痛剧烈、发热、活动不利为特点,与现代痛风性关节炎有密切联系。

二、病因病机

痛风病因多为先天禀赋不足,兼之外感湿热风寒之邪,湿热凝炼生痰,寒邪郁久化热,阻滞经络,或平素多食膏粱厚味,引起脾失运化,痰湿内生而发病。病机主要在于人体正气不足,脾肾功能失调,湿热痰瘀等病理产物聚于体内,阻滞经络,又因饮食劳倦,七情所伤,感受外邪,内外合邪,气血凝滞不通,湿浊流注关节,发为痛风。临床上痛风多呈发作性,多由疲劳、房事不节、厚味多餐或感受风寒湿热等外邪诱发,久病入络、气血失常、瘀血凝滞、痰瘀互结而致关节肿大畸形。病久不愈,脾肾阳虚,阴毒内蕴,可发为关格(尿酸性肾病、肾功能不全)之变。湿热痰浊胶结之处、凝聚之所而成风,为实证最常见的病理因素。

三、临床表现

无症状期患者多表现为尿酸水平持续性或波动性升高;急性痛风性关节炎期患者常为单关节受累,多于夜间发作,疼痛剧烈,且疼痛进行性加剧,使患者难以忍受,受累关节及周围组织红、肿、热、痛,或因为畏惧疼痛而局部制动。痛风石是痛风特征性损害,高尿酸血症使大量尿酸盐晶体沉积于皮下、关节滑膜、软骨及关节周围软组织,引起轻度慢性炎症反应。临床上痛风多呈发作性,多由疲劳、房事不节、厚味多餐或感受风寒湿热等外邪诱发,发作时表现为某一局部剧烈疼痛,甚则背不能动,或手不能举,或足不能履地,并且有日轻夜重和转移性疼痛的特点。经休息和治疗后虽可获得好转,但时息时发,日久可致受损部位出现肿胀、畸形,恢复较为困难,甚至可出现水肿、小便不利等危重症状。

四、诊断及治疗

（一）诊断标准

2015 年 ACR 和 EULAR 联合制定了痛风分类标准。适用标准是：至少发作过 1 次外周关节肿胀、疼痛或压痛的痛风疑似患者。确定标准：在发作关节液、滑囊或痛风石中找到尿酸盐结晶者，可直接诊断为痛风。分类（诊断）标准：采用积分制诊断法，包含 3 个项目、8 个条目，共计 23 分，满足 8 分或以上即可诊断为痛风。见表 5-1。

表 5-1　2015 年 ACR/EULAR 痛风诊断标准

临床特点	得分
受累关节分布：曾有急性症状发作的关节 / 滑囊部位（单或寡关节炎）	
踝关节或足部（非第一跖趾关节）关节受累	1
第一跖趾关节受累	2
受累关节急性发作时症状：①皮肤发红（患者主诉或医生查体）；②触痛或压痛；③活动障碍	
符合上述 1 个特点	1
符合上述 2 个特点	2
符合上述 3 个特点	3
典型的急性发作：①疼痛达峰 <24h；②症状缓解 ≤14d；③发作间期完全缓解；符合上述 ≥2 项（无论是否抗炎治疗）	
首次发作	1
反复发作	2
痛风石证据：皮下灰白色结节，表面皮肤薄，血供丰富；典型部位：关节、耳郭、鹰嘴滑囊、手指、肌腱（如跟腱）	
没有痛风石	0
存在痛风石	4
实验室检查	
血尿酸水平：非降尿酸治疗中、距离发作 >4 周时检测，可重复检测；以最高值为准	
<4mg/dl（<240μmol/L）	−4

续表

临床特点	得分
4~<6mg/dl（240~<360μmol/L）	0
6~<8mg/dl（360~<480μmol/L）	2
8~<10mg/dl（480~<600μmol/L）	3
≥10mg/dl（≥600μmol/L）	4
关节液分析:由有经验的医生对有症状关节或滑囊进行穿刺及偏振光显微镜镜检	
未做检查	0
尿酸钠晶体阴性	−2
影像学特征	
（曾）有症状的关节或滑囊处尿酸钠晶体的影像学证据:关节超声"双轨征",或双能 CT 的尿酸钠晶体沉积	
无（两种方式）或未做检查	0
存在（任一方式）	4
痛风相关关节破坏的影像学证据:手 / 足 X 线存在至少一处骨侵蚀（皮质破坏,边缘硬化或边缘突出）	
无或未做检查	0
存在	4

（二）治疗

1. 非药物治疗　痛风非药物治疗的总体原则是生活方式的管理,首先是饮食控制、减少饮酒、运动、肥胖者减轻体重等;其次是控制痛风相关伴发病及危险因素,如高脂血症、高血压、高血糖、肥胖和吸烟。饮食方面需限制高嘌呤的动物性食品,如动物内脏、贝壳和沙丁鱼等,减少中等嘌呤食品的摄入。

2. 药物治疗

（1）痛风急性发作期,推荐及早（一般应在 24h 内）进行抗炎止痛治疗,首先使用非甾体抗炎药以缓解症状;对 NSAIDs 有禁忌的患者,建议单独使用低剂量秋水仙碱。

（2）痛风急性发作期,短期使用糖皮质激素可起到与NSAIDs同样有效的镇痛作用,且安全性良好,特别适用于对NSAIDs和秋水仙碱不耐受的急性发作期痛风患者。

（3）痛风患者在进行降尿酸治疗的过程中,抑制尿酸生成的药物,建议使用别嘌醇或非布司他;促进尿酸排泄的药物建议使用苯溴马隆。对合并慢性肾脏疾病的痛风患者,建议先评估肾功能,再根据患者具体情况使用对肾功能影响小的降尿酸药物,并在治疗过程中密切监测不良反应。痛风患者在降尿酸治疗初期,建议使用秋水仙碱以预防急性痛风关节炎复发。

五、常用特色疗法

（一）中药涂擦治疗

1. 应用基础　中药涂擦治疗是将各种外用药直接涂擦于患处的中医外治法,有水剂、酊剂、油剂、膏剂等剂型。作用机制是外用药物作用于局部皮肤,通过吸收达到行气活血化瘀,消肿止痛解痉,舒筋活络,温经散寒,改善创面血液循环的作用。本法无胃肠道反应,对肝肾功能影响小,给药方便。

2. 适应证　痛风发作急性期出现的受累关节及周围组织红肿热痛,或因疼痛而局部制动。

3. 辨证施药

（1）急性期以邪实为主,以热痹为主要表现。症见踝关节、膝关节、足背、足跟、足趾关节等红肿热痛、灼热感,关节屈伸不佳,不能站立或行走,或兼有局部发热,痛处喜凉爽,甚至剧痛不可近;还可兼有口渴、口唇干裂、尿黄赤、大便秘结等症;脉洪数、舌红、苔黄。根据"急则治其标"的原则,先以局部冰敷或局部刺络放血(痛处放血),稍后以三黄膏外敷包扎。

药物组成:黄芩、川黄柏、大黄、乳香、没药、川乌、草乌、红花、苏木、骨碎补、五加皮、羌活、独活、木香。制法:以上诸药研粉调浸米酒,以陶瓷器贮存,用时取出即可。

（2）慢性期:指急性期症状初步获得控制后,病情渐趋稳定,局部红肿已消退,唯关节处尚欠灵活,肢体伸展不易。此时应以调理气血、疏通经络为主。方用万灵膏(《医宗金鉴·正骨心法要旨》)外敷。药物组成:伸筋草、透骨草、当归、自然铜、没药、血竭、川芎、赤芍、红花、川牛膝、五加皮、石菖蒲、白术、木香、秦艽、蛇床子、肉桂、附子、半夏、石斛、萆薢、鹿茸、麝香等。

4. 用法

(1)取适宜体位,协助患者松开衣着,暴露治疗部位,注意保暖。

(2)治疗前评估患者痛风发作时的主要症状、体征,有无药物过敏史,患者体质及中药涂擦部位皮肤情况。

(3)对于精神紧张的患者,应先详细解释,安慰患者,患者情绪放松时再治疗。

5. 注意事项

(1)中药外搽之前需清洁局部皮肤,并告知患者涂药后可能会弄脏衣物,及出现过敏反应。

(2)涂药不宜过厚、过多,以防止毛孔闭塞。

(3)刺激性较强的药物,不可用于面部,婴幼儿忌用。

(4)涂药后观察局部皮肤,如有丘疹、瘙痒或局部肿胀等过敏现象时停止用药,并将药物擦拭干净或清洗,内服或外用抗过敏药物。

(二)中药足部熏洗疗法

1. 应用基础　本法可刺激足部反射区和穴位,扩张血管,使局部温度增高,改善组织缺血、缺氧状态。

2. 适应证　适用于慢性期痛风患者足部大小关节疼痛、肿胀、活动不利,尤适于素体虚弱、全身乏力、畏寒肢凉患者。

3. 辨证施药

(1)血瘀型:当归、川芎、制乳香、制没药、川牛膝。

(2)湿热型:土茯苓、川芎、金银花、威灵仙。

4. 用法

(1)药液准备:将上述中药先用2 000ml冷水浸泡,武火煎煮40min,文火煎至1 000ml,取汁后再加水2 000ml煎至1 000ml,将2份药汁放在盆中,加入热水,先熏蒸、后泡足。

（2）温度：应以患者能耐受为限，一般可控制在 40~50℃，关节炎及素体畏寒怕冷的患者，水温可在 50~60℃。

（3）足浴时间：如果用于强身保健，以每次 30min 为宜，每日 1 次；用于治疗，每次 45min，每日 2 次。

（4）最好选用散热较慢，有利于保温的木制盆。

5. 注意事项

（1）泡足前须用肥皂清除污垢，选用碱性小或不含碱性的香皂或沐浴液，以免过度洗去皮脂引起皮肤干燥。

（2）泡足过程中若药液冷却，应加热后再用。饭后不能立即进行足浴，以免影响消化。因为足浴可加强胃肠蠕动，为保证足浴的治疗时间，足浴前应排空大小便。足浴前应对患者进行心理调护，详细解释足浴的作用及方法，以取得患者配合。

（3）病室环境宜安静舒适，室温适中，避免直接吹风，最好配以柔和的灯光和音乐，让患者心旷神怡，精神放松。水温保持温热，糖尿病患者浸泡水温不宜太高。烧伤、脓疱疮、水痘、麻疹及足部外伤者不宜足浴。足部皮肤皲裂者水温不宜太高，泡洗后擦干，涂凡士林。冬天应在膝盖上加盖大毛巾保暖，足浴后立即擦干双脚，注意足部保暖。足浴过程中应加强病情观察，注意患者神志、面色、汗出等情况，发现异常应立即停止。

（三）中药蒸汽浴疗法

1. 应用基础　本法利用药物煮沸或天然矿泉蒸气来熏蒸肌肤，以促进新陈代谢，舒筋通络，治疗疾病。可分为全身和局部治疗。

2. 适应证　适用于痛风性关节炎长期服用抗痛风药物所致消化道溃疡，肝、肾功能损害与骨髓功能抑制者。

3. 辨证施药　治疗时仅选一个外用方剂即可，每剂中药可连续使用 3~5 日。

（1）血瘀型：干艾叶、透骨草、益母草、麻黄、桂枝、蛇床子、石菖蒲、通草、大血藤、荆芥、威灵仙、莪术、土牛膝、生马钱子。

（2）风寒型：紫苏、透骨草、伸筋草、木通、海桐皮、桑寄生、白芥子、威灵仙、生川乌、独活、豨莶草、皂角刺、牛膝、桂枝。

4. 用法　全身熏蒸疗法。患者可取站立、坐位或卧位姿势。蒸疗室每次能容纳 1~2 人，头部露出室外，下置一浴盆，盆上覆有带孔的盆盖，周边可承受重力，锅内放配制的中药，加入水煮沸，产生药物蒸气，作用于人体。每次 20~40min，每日 1~2 次，15~20 次为 1 个疗程。也可用天然地热，或用一定量的天然矿泉水，将药物放入，形成热蒸气，两端搭起木档，上面留有缝隙（小孔），木档或竹网上面覆盖 5cm 青松针，在上面进行熏蒸。治疗方法、时间依患者情况而定。

5. 注意事项

（1）如果蒸疗室密封时，应注意通风换气，保持室内温度在 37~45℃。

（2）蒸疗时注意防止烫伤与蒸气灼伤。

（3）蒸疗后应在室内休息 30~60min，同时注意保温，预防感冒，适量补充淡盐水、果汁等。

（4）治疗期间应不断观察或与患者交谈，发现问题及时解决。

（5）治疗中发现过敏者，不宜继续治疗。

（6）活动性结核病、重症高血压、贫血、心脏病等患者及孕妇禁用此疗法。

（7）局部有破损炎症时，不宜进行本项治疗。

（四）中药保留灌肠疗法

1. 应用基础　临床实践证明，本法具有降浊排毒、养血活血、补脾益肾作用，可改善病情，减少不良反应，促使患者机体康复。

2. 适应证　有原发性高尿酸血症并除外其他肾脏病、血液病、肿瘤放化疗或噻嗪类利尿剂等导致的继发性高尿酸血症；至少伴有下列肾脏损害之一者：蛋白尿、血尿，肾功能减退、泌尿系结石（其肾脏损害应排除其他病因）。

3. 用法

（1）评估：环境宽敞明亮、温度适宜；肛周皮肤有无红肿、破溃；有无药物过敏史；近期有无实施肛门、直肠、结肠等手术，有无大便失禁。了解病变部位，以便掌握灌肠时的体位和肛管插入深度；患者心理状况、合作程度。

（2）操作准备：操作前告知患者排空二便；准备物品，弯盘、煎煮好的药液、一次性灌肠袋、水温计、纱布、一次性手套、垫枕、中单、液状石蜡、棉签等，必要时备便盆。

（3）操作流程：见总论篇第二章中的中药保留灌肠操作流程。

4. 辨证施药

（1）血瘀型：土茯苓、蒲公英、牡蛎、大黄、炙甘草、半夏、丹参、红花、厚朴、桃仁。

（2）湿热型：黄芪、蒲公英、牡蛎、金钱草、大黄、炙甘草、淫羊藿、白术、杜仲。

5. 注意事项

（1）肛门、直肠、结肠术后，大便失禁，孕妇急腹症和下消化道出血患者禁用。

（2）操作前使用水温计测量灌肠液温度，使其保持在 39~41℃，温度过低可使肠蠕动加强，腹痛加剧；过高则易引起肠黏膜烫伤或肠管扩张，产生强烈便意，致使药液在肠道内停留时间短，吸收少。

（3）操作前嘱患者排空大便，必要时先行清洁灌肠。操作时注意保暖及保护患者隐私。

（4）操作过程中询问患者感受，嘱患者深呼吸，可减轻便意，延长药液保留时间。应注意观察用药后反应，如出现灼热、发红、瘙痒、刺痛，或灌肠时出现腹部疼痛，局部压痛、反跳痛、头晕、恶心、心慌、气促等症状，应立即停止用药，同时采取必要的处理措施。

（5）尽量在晚间睡前灌肠，灌肠后不再下床活动。药液灌注完毕后，协助患者取舒适卧位，并尽量保留药液 1 小时以上，以提高疗效。

（6）中药保留灌肠后，患者大便次数增加，须注意对肛周皮肤进行观察及保护，必要时可局部涂抹油剂或膏剂。

（7）过敏体质者慎用。

（五）电疗法

1. 应用基础　低频电流通过直接反射作用使血管扩张，改善组织血液循环及营养状况,促进静脉血和淋巴液回流,加速致痛物质排出,并具有一定刺激作用,可引起肌肉收缩;中频电治疗能使皮肤痛阈上升,具有明显的镇痛作用,还可锻炼骨骼肌。

2. 适应证 低频电疗法:痛风性关节炎中期、晚期、康复期的关节痛、肌痛、肌无力、肌肉挛缩等,骨关节清理术后,术后局部感觉障碍等;中频电疗法:适用于痛风性关节炎急性发作期,也可用于关节疼痛、肿胀,关节功能受限,关节成形术后等。

3. 用法 见总论篇第二章中电疗法部分。

【参考文献】

[1] 中华医学会风湿病学分会.原发性痛风诊断和治疗指南[J].中华风湿病学杂志,2011,15(6):410-413.

[2] 中华医学会内分泌学分会.高尿酸血症和痛风治疗的中国专家共识[J].中华内分泌代谢杂志,2013,29(11):913-920.

[3] 中华医学会风湿病学分会.2016中国痛风诊疗指南[J].中华内科杂志,2016,55(11):892-899.

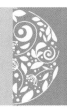

第六章

系统性红斑狼疮

一、概述

系统性红斑狼疮（systemic lupus erythematosus，SLE）是一种自身抗体与相应的自身免疫抗原结合形成的免疫复合物沉积，并主要由免疫复合物沉积所引起的弥漫性、全身性自身免疫性疾病。好发于青年期与更年期之间的女性，是风湿科多见的、临床症状严重的疾病，常表现为多脏器及多系统的损害。

中医学中并无 SLE 的对应命名，依据其发病症状，可将 SLE 归于"水肿""肾着""阴阳毒""肾脏风毒""虚劳"等范畴。《素问·痹论》云："风寒湿三气杂至，合而为痹也。其风气胜者为行痹，寒气胜者为痛痹，湿气胜者为着痹也。"《灵枢·周痹》言："周痹者，在于血脉之中，随脉以上，随脉以下，不能左右，各当其所。""此内不在脏，而外未发于皮，独居分肉之间，真气不能周，故命曰周痹"。分肉之间即结缔组织。周痹即一身气血痹阻之意，血行脉中而灌注全身，这与 SLE 血管内形成免疫复合物并累及多系统的特点相一致。《素问·痹论》"凡痹之客五脏者，肺痹者，烦满喘而呕""淫气喘息，痹聚在肺，淫气忧思，痹聚在心""心痹者，脉不通，烦则心下鼓，暴上气而喘，嗌干善噫，厥气上则恐。肝痹者，夜卧则惊，多饮数小便，上为引如怀"等论述，记录了 SLE 侵及肺、心、肝等多脏器时的表现特点。

SLE 的主要病理表现为炎症和血管炎，可以出现在任何器官。中小血管因免疫复合物的沉积或者抗体的直接侵袭而出现血管壁的炎症和坏死，继发的血栓使管腔变窄，导致局部组织的缺血和功能障碍。患者皮损处活检提示真皮表皮交界处的免疫球蛋白(Ig)沉积。细胞核受抗体作用变形为嗜酸性团块,形成苏木紫小体。小动脉周围出现显著向心性增生的纤维组织,称为洋葱皮病变,多见于脾中央动脉。二者为 SLE 受损器官的特征性改变。肾脏病理有助于 SLE 的诊断、指导治疗及评估预后。淋巴结活检多提示非特异性的弥漫性慢性炎症。

本病男女之比为 1：（7~9），发病年龄以 20~40 岁最多,幼儿或老人也可发病,我国的患病率为 0.3‰ ~0.7‰。疾病可导致重要脏器损害,诊断不及时或者治疗不当,可造成受累脏器的不可逆损害,多累及肾脏成狼疮性肾炎(lupus nephritis，LN),严重的可导致患者死亡。但是随着 SLE 诊断和治疗手段的不断发展,SLE 患者的生存期已经明显改善,目前 10 年生存率可 >90%,主要死亡原因为重要脏器损害及感染,伴有精神神经狼疮的患者预后差。肾功能不全和药物不良反应也是 SLE 患者死亡的主要原因。

二、病因病机

中医学认为 SLE 内因在于本虚,以肾阴虚为主;外因则由于六淫邪气侵袭,尤其是热毒和湿热,加日晒刺激,致热毒内陷,阴血受损,久之阴损及阳,阴阳两虚。《灵枢·终始》和《灵枢·血络论》指出"久病者,邪气入深""阳气蓄积,久留而不泻者,其血黑以浊"。从中医络病理论分析,SLE 患者多由先天不足或后天失于调养,导致气血阴阳失和,毒邪内蕴而化内火,当感受外邪、六淫化火,外火引动内火,火热入阴血,血热互为胶结,以致瘀;或久病入络,热毒伤及血络,从而可见皮肤斑疹。久病久痛,耗损气血,络脉则失去荣养,形成瘀滞的病理产物,久则入血入络,导致脏腑功能失调。

瘀血、痰湿内外合邪,损伤肾络,并深伏肾络,日久阴损及阳,引起脾肾阳虚。肾藏精,为水火二脏,真阴真阳所居,为先天之本,肾阴不足,虚火内生,此为发病之本,如《黄帝内经》所云"正气存内,邪不可干""邪之所凑,其气必虚"。外感毒邪,与内火相结,热毒伤肾,肾络受损,一方面使肾失封藏,水谷精微下泄,产生尿蛋白及红细胞。另一方面脉络壅滞不通,邪实顺势而生,加重病情。阴阳同源,互根互用,《临证指南医案》云:"无阴则阳无以化,故阴损及阳而为阳虚。"《景岳全书》亦言:"五脏之阴气,非此不能滋;五脏之阳气,非此不能发。"肾阴亏虚日久,阳气受损,五脏阴阳平衡皆受其影响,故而脾肾阳虚,水液内停,发为浮肿,如《圣济总录》曰:"肾主水,肾气虚衰,气化失常,开阖不利,能为水肿。"《诸病源候论》云:"水病无不由脾肾虚所为,脾肾虚则水妄行,盈溢皮肤而令身体肿满。"肝肾同源,肾阴不足亦可引起肝阴不足,久而导致肝肾气血阴阳俱亏。

病因多归结于本虚标实,先天禀赋不足、肝肾亏虚为本,外感六淫、疫气之邪,内伤湿浊、情志怫郁不舒使邪气内藏为标。正气亏虚,邪气内蕴,久积成瘀,伏邪久瘀化火,热毒内生,瘀毒久积,外邪入侵触发后邪气进一步增加;至后期,正气与邪气交争日久,正邪力量对比严重失衡,正气进一步耗伤,伏邪缠绵不去,虚火内耗,伤津耗血,正气亏虚,肾精不足,阴虚症状明显。因此,伏邪导致系统性红斑狼疮具有瘀、毒、虚的临床特点。

三、临床表现

SLE临床表现复杂多样,累及几乎所有器官及系统。多数患者早期表现为非特异性的全身症状,如疲乏、发热、体重减轻、光过敏等,另外皮肤黏膜损害、关节痛、关节炎也是其早期表现。就皮肤黏膜损害而言,本病皮肤及黏膜症状比较多样,一般分为特异性和非特异性两种。前者如蝶形红斑,是系统性红斑狼疮所特有的皮疹,对疾病的诊断具有重要意义,表现为鼻梁部和两侧颧部出现类似蝴蝶形的区域性红斑,大多无明显瘙痒感。非特异性表现则有口腔、鼻腔黏膜的无痛性溃疡,脱发及斑秃(系统性红斑狼疮引起的斑秃往往是永久性的),光过敏,色素改变,各种各样的皮疹等。

开始仅累及1~2个系统,如血液系统受累表现为贫血、血小板减少、白细胞减少和抗磷脂综合征,消化系统病变可出现肝功能异常,SLE肝损伤最常见的为各种转氨酶和胆红素轻、中度升高,肝病常隐匿发病,很少急性发作,或仅有轻至中度的全身乏力、恶心呕吐、肝区疼痛、肝脏增大、纳差、腹痛、腹胀、腹泻,重者可有黄疸等临床表现。30%患者有食欲减退、腹痛、呕吐、腹泻等症状,常见的消化系统症状是腹痛、腹泻,腹痛部位多为中腹部和上腹部,可表现为隐痛、胀痛或绞痛,且多为间断性。少数还可见内分泌系统、神经系统受累。

部分患者可以长期稳定在亚临床状态或轻型狼疮，少数患者可突然出现病情短期内加重，甚至危及生命。更多数患者是逐渐出现多系统损害，如肾脏、心脏、肺脏的损害表现。几乎所有患者的肾组织有病理改变，临床表现为肾炎或肾病综合征。肾炎时尿内出现红细胞、白细胞、管型和蛋白尿。肾功能测定早期正常，逐渐进展，后期可出现尿毒症。肾病综合征常伴水肿或高血压，蛋白尿和血尿。急性起病者的临床表现类似急性肾炎，可伴肾功能损害。部分病例起病急骤，肾功能急剧恶化，短期内进展为肾功能衰竭，临床上呈急进性肾炎经过，如无积极有效治疗，病死率极高。也有部分病例起病时可无肾功能损害，尿改变也不显著，但经过几年逐渐发展为慢性肾功能衰竭。系统性红斑狼疮常引起心包炎、心肌损害、冠状动脉损害等心血管异常。心包病变是 SLE 最常见的心脏损害，疾病全程均可发生，最常发生于活动期和复发期。累及肺脏则间质性肺炎最多见，严重者可出现弥漫性肺泡出血，死亡率很高。约 35% 患者有胸膜炎表现，多为中等量胸腔积液，双侧多见；肺间质纤维化表现为气短、干咳、呼吸困难等；肺动脉高压表现为呼吸困难、胸痛、咯血等。

四、诊断及治疗

（一）诊断

对疾病病情的正确评估是制定正确治疗方案的关键所在，目前国际上有数十种 SLE 病情活动度评分系统，其中系统性红斑狼疮疾病活动指数（systemic lupus erythematosus disease activity index，SLEDAI）和不列颠群岛狼疮评估组（British Isles Lupus Assessment Group，BILAG）疾病活动指数是较为常用的评分系统，SLICC 损伤指数（SLICC damage index，SDI）是公认的 SLE 脏器损伤评分系统。

目前诊断标准采用 2019 年欧洲抗风湿病联盟 / 美国风湿病学会系统性红斑狼疮分类标准，新标准将抗核抗体（ANA）阳性作为"入围"标准，将各系统 / 脏器受累的临床表现及多项免疫学指标异常作为附加标准，并根据其与 SLE 的相关性设置不同权重进行评分。见表 6-1。

表 6-1 2019 年欧洲抗风湿病联盟／美国风湿病学会 SLE 诊断标准

临床领域或标准	定义	权重
全身状态	发热 >38.3℃	2 分
血液学	白细胞减少症 <4.00×10⁹/L	3 分
	血小板减少症 <100×10⁹/L	4 分
	溶血性贫血	4 分
神经精神状态	谵妄	2 分
	精神错乱	3 分
	癫痫	5 分
皮肤黏膜病变	非瘢痕性脱发	2 分
	口腔溃疡	2 分
	亚急性皮肤狼疮或盘状狼疮	4 分
	急性皮肤狼疮	6 分
浆膜炎	胸膜或心包积液	0
	急性心包炎	5 分
肌肉骨骼	关节受累,至少两个关节肿胀压痛或伴有 >30min 晨僵	6 分
肾脏	蛋白尿 >0.5g/24h	4 分
	肾脏病理 WHO Ⅱ 或 Ⅴ 型狼疮性肾炎	8 分
	肾脏病理 WHO Ⅲ 或 Ⅳ 型狼疮肾炎	10 分
抗磷脂抗体	抗心肌磷脂抗体(IgA、IgG 或 IgM)中等或高滴度阳性,或抗 β_2GP1 抗体(IgA、IgG 或 IgM)阳性或狼疮抗凝剂阳性	2 分
补体	低 C3 或低 C4	3 分
	低 C3 和低 C4	4 分
SLE 特异性抗体	抗 ds-DNA 抗体或抗 -Smith(Sm)抗体阳性	6 分

注:该标准包括 1 条入围标准、10 个方面,每条标准均需排除感染、恶性肿瘤、药物等原因所致。

入围标准:抗核抗体(ANA)滴度曾≥1:80(HEp-2 细胞或等效实验)。若不符合,不考虑 SLE 分类;如果符合,则进一步参照附加标准。

附加标准说明:如果该标准可以被其他比 SLE 更符合的疾病解释,不计分;标准至少出现 1 次就足够;SLE 分类标准要求至少包括 1 条临床分类标准以及总分≥10 分,方可诊断。所有标准不需要同时发生;在每个定义维度,只计算最高分。

（二）治疗

SLE 治疗方案应根据患者的临床表现、实验室检查、疾病活动度、脏器损伤、并发症、社会经济情况等进行个体化制定,并由患者与医生共同决策。SLE 不能治愈,经合理治疗后长期缓解作为治疗目标。临床医师应有效控制急性严重的病情活动,诱导缓解,制定维持治疗方案,减少脏器受累及应用药物的副作用,确保长期生存,提高生活质量。

1. 一般治疗　一般治疗原则为避免多种不良诱因,合理使用药物,避免应用可能诱发狼疮的药物,如避孕药、甲基多巴等。养成良好的生活习惯。同时需要帮助患者舒缓情绪,保持乐观心态,心理治疗主要依靠患者自身与其家人之间的调节。劳累可以诱发病情活动,注意工作强度,需避免过劳。避免阳光暴晒,包括戴帽子、打伞和涂防晒霜,应做到有意识地预防紫外线的伤害。注射疫苗必须在缓解期,不建议应用活疫苗。加强患者教育,定期随访,注意监测用药过程中的肝肾功能,及时发现药物副作用。饮食治疗以高蛋白、高维生素、低盐、低糖、低脂肪、低热量饮食为主,保持各种微量元素的充分摄入,忌烟酒,忌刺激性食物,忌暴饮暴食或不规律饮食。医患双方共同协作方可达到佳效。

2. 对症治疗　出现皮疹可应用外用激素类膏剂,口服羟氯喹;反复口腔溃疡可应用局部贴剂;光过敏反应可应用抗疟药,局部皮损可使用他克莫司软膏等;治疗关节肿痛可应用非甾体类药物,如洛索洛芬钠、双氯芬酸二乙胺、布洛芬用于治疗关节肿痛;对精神神经狼疮出现癫痫发作的患者给予抗癫痫药物治疗;情绪抑郁的患者可以短期内服用抗抑郁药;同时,如病程中出现血压升高、高血糖、骨质疏松等,需应用降压、降糖及钙剂等改善骨质疏松药物治疗。

对 SLE 患者,应根据疾病活动度及受累器官的类型,制定个体化的治疗方案,临床大都采用糖皮质激素与免疫抑制剂联合应用,以减少激素的使用剂量和不良反应的产生。治疗原则为合理使用药物,充分评估风险、监控不良反应,忌滥用药、大剂量用药等。治疗狼疮最常用的为糖皮质激素,既可以外用缓解皮肤损害,也可内服控制病情,减轻各种局部及全身症状。免疫抑制药的使用原则与糖皮质激素类似,以缓解病情、减少不良反应为目的。免疫抑制药种类多样,多用于激素治疗和维持期联合用药治疗。最常用的为环磷酰胺、吗替麦考酚酯、来氟米特等,但副作用较为明显。

五、常用特色疗法

(一)血浆置换

1. 应用基础　血液净化技术在 SLE 患者治疗中的主要作用是免疫净化,清除体内自身免疫性致病物质,对控制病情具有一定价值。主要方法包括血浆置换术和免疫吸附术。

2. 适应证　本疗法主要适用于经药物治疗无效或疗效不佳的难治性 SLE。还适用于 SLE 患者伴有以下症状:①急、慢性肾衰竭;②全身炎症反应综合征;③液体负荷过重;④严重的电解质代谢紊乱及酸碱平衡失调;⑤重症急性胰腺炎;⑥挤压综合征和横纹肌溶解;⑦药物过量和中毒;⑧肝功能不全。

3. 操作方法　见总论篇第二章中的"血浆置换疗法"内容。

4. 注意事项

(1) 血浆置换在临床上治疗 SLE 效果明显,但也要及时预防和治疗不良反应。值得注意的是,血浆置换治疗会使患者血液中致病物质水平急剧下降,血管外的致病物质可以部分移入血管内而重新积聚,加之 B 细胞补偿性增生而产生自身抗体,使致病物质浓度在血液中缓慢上升。因此,为预防或改善体内自身抗体和循环免疫复合物产生反跳,血液净化后应加强免疫抑制剂治疗,如静脉滴注环磷酰胺,以期有效控制致病物质反跳并获得最佳疗效。

(2) 抗凝应个体化,针对不同的抗凝方法采用不同的监测手段,密切监测各种可能发生的并发症。

(3) 应严格按照操作规程进行操作,防止感染。在连接管路时注意防止进气发生气栓,固定好导管防止脱落。

(4) 一旦误穿动脉,应立即拔出,并准确按压动脉 10min,如无血肿,可继续在该部位穿刺。

（5）送入导丝和导管时,动作应轻柔,勿用暴力,以免引起血管内膜损伤。

（6）对留置静脉导管进行操作时应严格按无菌技术进行。

（7）保持管腔通畅,定期以肝素生理盐水冲洗,定期更换滤器管路。

（8）不应在导管中进行输血、抽血。

（二）免疫吸附

1. 应用基础　免疫吸附是在血浆置换基础上发展起来的一种新的血液净化方法。研究证实,本疗法能去除 SLE 患者体内的自身抗体和免疫复合物,改善临床症状、减少尿蛋白,且无其他严重不良反应。

2. 适应证　重症 SLE 患者、免疫抑制剂治疗禁忌或无效患者。尤适用于重症狼疮（SLEDAI 评分≥15）,合并器官损害（狼疮性肾炎、狼疮性脑病等）或狼疮合并妊娠。

3. 方法

（1）了解患者病史,有无药物过敏、评估患者血管条件。

（2）完善各项检查,如出凝血时间、血小板计数、凝血酶原时间、血型交叉配血等。

（3）向患者解释操作过程及目的、术后注意事项,消除患者紧张情绪,指导患者在床上使用便器并反复练习床上排尿。

（4）指导患者术前排空大小便。

（5）以紫外线消毒。护士洗手,戴口罩、帽子。备齐用物携至患者前。

（6）双人核对患者床号、姓名,向患者解释操作目的,以取得配合。

（7）协助患者排尿,取仰卧舒适体位,注意保暖。

（8）给予心电监护、吸氧,观察患者生命体征的变化。

（9）建立通路,连接管道,保证各管路连接紧密,防止空气进入。

（10）术中加强巡视,密切观察穿刺部位有无肿胀、渗血情况,穿刺处肢体应平放,保证血流充足,回路通畅。

（11）术中使用抗过敏药物,协助留取标本。

（12）因免疫吸附时间较长,术中可根据情况鼓励患者进食,保证能量供应。

（13）免疫吸附完毕后,根据穿刺方式不同,给予不同拔针处理。

（14）嘱患者术后应卧床休息 24h,定时测量血压,防止直立性低血压。

（15）整理用物,医疗垃圾分类处理。

4. 注意事项

（1）术前应做好健康宣教,消除患者对此项治疗的恐惧心理,配合治疗。

（2）术中应密切观察患者面色生命体征变化,询问患者有无口麻、心慌等不适,如出现异常,应立即报告医生进行对症处理。术中加强巡视,观察穿刺部位有无渗血及血肿,预防管道阻塞扭曲、脱落,保证通路通畅。免疫吸附完毕后予以拔针。静脉端拔针需加压按压 20~30min 至局部无出血后,加压包扎固定;动脉端拔针需按压 30~40min 至局部无出血后,加压包扎固定。8h 内穿刺侧肢体不宜屈曲、用力,并加强对肢端末梢血液循环的观察。

（3）免疫吸附术后,指导患者以卧床休息为主,为患者提供良好的休养环境。根据病情给予高热量、高维生素、易消化饮食。

（4）低血压为常见不良反应。主要由循环血量不足或血浆胶体渗透压下降引起。患者可能出现恶心、呕吐、出汗等症状。协助患者平卧、取头低位,降低流速。并快速输入补液。

（5）发热:主要是由于感染致热反应和输血反应等引起。可采取对症治疗和使用抗过敏药物治疗。如持续高热超过 72h 应做血培养,并给予抗生素治疗。

（6）过激反应患者可出现荨麻疹、潮红、鼻塞、胸闷、气促、畏寒,严重者可出现呼吸困难、休克等。应立即通知医生给予抗组胺药物对症治疗。

（7）出血:可因血小板功能障碍、凝血因子异常等引起。患者可能出现眼底、皮肤、胃肠道出血。应在行免疫吸附术前检查凝血功能,并加强病情观察。

（8）禁止在股静脉置管处进行采血、输液等治疗。

（9）指导患者进行置管侧肢体肌肉的收缩锻炼,预防静脉血栓形成。

（10）为预防感染及堵管发生,每天对患者进行换药及冲封管护理。

长期置管者,需监测凝血系列指标。

（11）大量的临床研究已证实免疫吸附的安全性,但生物相容性差的免疫吸附柱、血浆分离器和血管通路可以损伤血细胞,激活补体系统、凝血系统和纤溶系统,也可能引起血管活性物质的产生与释放。免疫吸附本身的某些致敏物质可以解离进入血液循环,引起变态反应。在免疫吸附治疗时,有时可出现发热、寒战、全身酸痛等流感样症状,偶有皮疹、关节痛、恶心呕吐、头晕、心率过快、血压降低或升高等,持续时间一般不超过 8h,通常不需特殊处理。滤器破膜可出现溶血,应及时更换。抗凝剂过量可出血,需及时处理。

（三）干细胞移植

1. 应用基础　通过运用免疫抑制剂对患者的造血细胞和免疫系统进行深层次清除,然后重建正常免疫细胞体系是自体造血干细胞移植治疗SLE 的主要机制。

2. 适应证　适用于重度活动（SLEDAI 评分≥15）;自身抗体滴度过高（ANA 或抗 ds-DNA 抗体超出正常值范围 20% 以上）;合并器官损害（狼疮性肾炎、狼疮性脑病等）;激素和免疫抑制剂治疗效果欠佳,或不能耐受激素和免疫抑制剂治疗的 SLE 患者。

3. 操作

（1）造血干细胞动员与采集:被治疗患者均采用环磷酰胺、粒细胞集落刺激因子为动员方案。静脉注射环磷酰胺 $4g/m^2$,分 2~3d 使用,同时碱化和水化尿液,保护心、肝和肾功能。白细胞 $<1.0 \times 10^9/L$ 时给予粒细胞集落刺激因子（惠尔血）$5\mu g/kg$。待白细胞 $>5.58 \times 10^9/L$ 及 CD34$^+$2% 时开始采集。用血细胞分离机采集外周血干细胞。将自体单一核细胞采集物稀释并体积调整后,加 CD34 单抗在 19~25℃孵育 30min,磷酸盐缓冲液洗涤 2 遍后,在分离器上按预选分选程序进行分选,分选细胞即刻程控降温并液氮冻存。

（2）干细胞回输:环磷酰胺每天 50mg/kg 静脉滴注,连用 4d（造血干细胞回输前 2~5d）。抗胸腺球蛋白抗体 2.5mg/（kg·d）静脉滴注,连用 3d。

4. 注意事项

（1）预处理是自体造血干细胞移植的重要环节之一，其主要目的是消灭患者体内的异常细胞，最大限度减少复发，并为造血干细胞的植入提供必要的空间。在预处理时应用大量的抗胸腺球蛋白抗体进行体内去除 T 细胞，以清除体内部分残留的 T 淋巴细胞及记忆细胞，可望提高自体造血干细胞移植的成功率，减少复发率。

（2）目前用于 SLE 的预处理方案多采用环磷酰胺＋抗胸腺球蛋白抗体，个别报告应用全身淋巴结照射或白消安以及 BEAM 方案。

（3）医疗机构对 SLE 患者开展造血干细胞移植技术，应当与其功能、任务和技术能力相适应，有合法的造血干细胞来源。操作过程应严格遵循国务院卫生部门颁布的《造血干细胞移植技术管理规范》。

（四）穴位注射疗法

1. 应用基础　有研究表明穴位注射疗法可改善 SLE 患者免疫指标，提高血清补体（尤其 C3）；治疗后患者面部狼疮样皮肤有明显改善（皮疹面积缩小，颜色变淡），关节疼痛减轻，烦躁、失眠等症状有所好转。

2. 适应证　本疗法适用于排除有凝血功能障碍、狼疮危象及肾功能衰竭尿毒症期的 SLE 患者。

3. 操作方法

（1）选穴原则：①触诊脊背部阳性反应点及病变局部压痛点作为注射治疗点。②经络辨证取穴，即按病变部位所属经络选取有效穴位，如前额痛可取足三里穴等。③脏腑辨证取穴，如皮肤病和肺系疾病取肺经穴位和肺俞。④按脊神经节段分布范围结合病情取相应夹脊穴，如上肢病痛取颈夹脊穴。⑤可一次性肌内注射，如臀部、三角肌等处。

（2）注射药物选择：应根据患者的临床表现，选择不同的中药与西药，凡是可供肌内注射用的药物，均可供穴位注射用。常用于制作注射液的中药有当归、丹参、红花、板蓝根、徐长卿、灯盏花、补骨脂、柴胡、鱼腥草、川芎等；西药有 25% 硫酸镁，维生素 B_1、B_{12}、C、K，0.25%~2% 盐酸普鲁卡因，阿托品，利血平，肾上腺色腙片，抗生素，生理盐水，风湿宁等。

（3）准备：①针具。②注射剂量应根据药物说明书规定的剂量，不能过量。作小剂量注射时,可用原药物剂量的 1/5~1/2。一般以穴位部位来分,耳部可注射 0.1ml,头面部可注射 0.3~0.5ml,四肢部可注射 1~2ml,胸背部可注射 0.5~1ml,腰臀部可注射 2~5ml。③按照注射部位及各种病变的治疗要求,决定针刺角度和注射深度,病位浅者及肌肉浅薄处,注射宜浅,宜斜刺或横刺;病位深者及肌肉丰厚处注射宜深,宜直刺或斜刺。

（4）操作:患者取舒适体位,在穴位局部消毒后,右手持注射器对准穴位或阳性反应点,快速刺入皮下,然后将针缓慢推进,达一定深度后产生得气感应,如无回血,便可将药液注入。如所用药液较多时,可由深至浅,边推药液边退针,或将注射针向几个方向注射药液。治疗过程中,一般选两组穴交替进行,每日 1 次,5 次为 1 个疗程。如未愈,休息 3~5 日再行下一疗程。

4. 注意事项

（1）患者在饥饿、过度疲劳、精神紧张时不宜采用本法治疗。

（2）严格消毒,防止感染,如注射后局部红肿、发热等,应及时处理。

（3）药液不能注入关节腔、脊髓腔和血管内,否则会导致不良后果。此外,应注意避开神经干,以免损伤神经。

（4）注射针刺中血管或神经干时应将针退至皮下,改变针刺方向再行刺入,以防损伤血管或神经干。

（5）有出血性倾向者以及婴幼儿、孕妇,不宜用此法。

（6）注意药物的性能、药理作用、剂量、配伍禁忌、副作用、过敏反应,及药物的有效期,药液有无沉淀变质等情况。凡能引起过敏反应的药物,如青霉素、链霉素、普鲁卡因等,必须先做皮试,阳性反应者不可应用。副作用较强的药物,使用亦当谨慎。

（7）治疗时应对患者说明治疗特点和注射后的正常反应。如注射后局部可能有酸胀感、48 小时内局部有轻度不适,有时持续时间较长,但一般不超过 1 日。

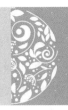

第七章

干燥综合征

一、概述

干燥综合征（Sjögren syndrome，SS）是一种可累及全身的慢性炎症性自身免疫疾病，由于外分泌腺功能的损害和／或缺失，以口腔及眼部的病态表现为临床特点，全身其他器官也可被累及而出现复杂的临床症状。本病一般认为与感染、遗传、内分泌等多种因素相关，且可能是在多种因素相互作用下的结果。其病理特征是外分泌腺体高度的淋巴细胞浸润。当此疾病单独存在时，则称为原发性干燥综合征（primary SS，pSS）；若与系统性红斑狼疮或类风湿关节炎等自身免疫性疾病共同存在时，则称为继发性干燥综合征（secondary SS，sSS），本章节主要讲述原发性干燥综合征的相关内容。

干燥综合征古代无具体的中医病名，但根据临床经验将其划分为"燥痹"范畴。古代医籍中无燥痹病名，历代医家对很多与燥邪有关的痹病描述都可以归属"燥痹"范畴。对于燥痹的最早论述当属《黄帝内经》，如在《素问·痹论》中曰："痹或痛，或不痛，或不仁，或寒，或热，或燥……"即说明当时医家已认识到燥能致痹或燥是痹的表现之一；虽未展开论述，但其意已在其中。后世医家对燥邪致痹也有论述，但多归属"燥病"论治。金代刘完素《素问玄机原病式》和清代喻昌《医门法律》等对燥病论之较详。近代张梦侬《临证会要》也有对燥病的论述，如"痛痹化燥"和"热痹化燥"等。"燥痹"之名是现代路志正教授提出的，路老在前人的基础上潜心研究，结合自己丰富的临床经验，于1989年提出并命名。该论首见于《路志正医林集腋》,之后被《实用中医风湿病学》《中国痹病大全》《痹病论治学》等收入。

流行病学研究发现,在不同国家及地区 pSS 的患病率、发病率、死亡率有较大的差异性。希腊一项研究结果发现,成人年发病率为 5.3/10 万,患病率为 92.8/10 万,5 年生存率为 96.6%;美国一项研究发现,pSS 年发病率为 5.8/10 万,并且在研究期间的 40 年内,发病率逐年增加,患病率约为 103/10 万。韩国一项研究结果显示,pSS 年发病率为 2.34/10 万,而 pSS 患者的总生存率为 99.0%。

二、病因病机

中医学认为本病的基本病机为素体虚弱,阴津亏虚。其病位在口、眼、鼻、咽等清窍,可累及全身,与肺、脾、肝、肾密切相关,甚则可累及心、胃,以及皮肤黏膜、肌肉关节;性质属本虚标实,肺、脾、肝、肾阴虚为主,火热燥气为标。燥痹有外燥、内燥两种。干燥综合征以内燥为多。《黄帝内经》有云:"燥胜则干。"刘河间在《素问玄机原病式》中指出:"诸涩枯涸,干燥皲揭,皆属于燥。"燥邪之致病最有季节性,秋分以后,燥金主事,人经夏月炎蒸,液为汗耗,脏腑枯涸,致使水竭津枯,易于感燥,或岁运正当燥金司天,亦易感邪,此为外燥;燥从上降,肺金先受,故多肺家见症,见干咳、胸满、气逆或牵引胸臆作痛不能转侧,喘急呕吐,鼻干唇燥,舌燥少津,咽干咽痛,皮肤皲裂,寒热身痛等;肺主一身之气,感邪气滞则机关不利,肌肉关节尽痛,一身痛极;肺燥不能运布水精,中宫水液难以四布,可外溢为关节肿;燥秉乾金肃杀之气,金火同宫,万物枯萎,故古人有"火就燥"之说,气分燥热化火,迫血故可见肌肤瘀斑瘀点。人身素体之阴液不足,或久病劳伤、术后、产后,阴精受损加之年高体弱或失治误治等,均可导致津伤液燥,诸窍失却濡养,而生内燥,阴虚液亏,精血不足,清窍失于濡润,病久瘀血阻络,血脉不通,累及皮肤黏膜、肌肉关节,深至脏腑而成干燥综合征。

三、临床表现

本病一般起病较为隐匿,临床表现多样,病情轻重差异较大,临床表现主要与被破坏腺体的外分泌功能减退的局部症状有关,约 2/3 患者会出现全身症状(乏力、低热)和系统损害。

外分泌腺炎症反应:受累腺体增大,如腮腺肿大。

外分泌功能障碍:唾液及泪液等分泌减少,表现为口干、眼干、鼻干燥、感染、充血、结痂、鼻出血、干咳、皮肤瘙痒和脱皮等。

外分泌功能障碍继发效应:间质性肺炎、胃肠功能障碍等。

免疫性炎症或高球蛋白血症临床表现:关节炎、滑膜炎、血管炎、皮疹。

淋巴细胞反应性增生:反应性淋巴结炎、多发性骨髓瘤、坏死性淋巴结炎、霍奇金淋巴瘤。

累及多系统表现:肝损伤、胰腺损伤、肾脏损伤、神经系统损伤。

四、诊断及治疗

(一) 诊断标准

沿用 2016 年美国风湿病学会(ACR)/欧洲抗风湿病联盟(EULAR)制定的 pSS 分类标准,详见表 7-1、表 7-2。

表 7-1　2016 年 ACR/EULAR 制定的 pSS 分类标准

症状 / 辅助检查分类	细则
1. 纳入标准:至少有眼干或口干症状之一者,即下述至少一项为阳性	(1)每日感到不能忍受的眼干,持续 3 个月以上; (2)眼中反复沙砾感; (3)每日需用人工泪液 3 次或 3 次以上; (4)每日感到口干,持续 3 个月以上; (5)吞咽干性食物需频繁饮水帮助。 或在 EULAR 的 SS 疾病活动度指数(ESSDAI)问卷中出现至少一个系统阳性的可疑 SS 者。
2. 排除标准	患者出现下列疾病,因可能有重叠的临床表现或干扰诊断试验结果,应予以排除: (1)头颈部放疗史; (2)活动性丙型肝炎病毒感染; (3)艾滋病; (4)结节病;

续表

症状／辅助检查分类	细则
2. 排除标准	（5）淀粉样变性； （6）移植物抗宿主病； （7）IgG4 相关性疾病。
3. 适用于任何满足上述纳入标准并除外排除标准者，且下述 5 项评分总和≥4 者诊断为 pSS	（1）唇腺灶性淋巴细胞浸润，且灶性指数≥1 个灶 /4mm²，为 3 分； （2）血清抗 SSA 抗体阳性，为 3 分； （3）至少单眼角膜染色计分（OSS）≥5 或 Van Bijsterveld 评分≥4 分，为 1 分； （4）至少单眼泪液分泌试验（Schirmer 试验）≤5mm/5min，为 1 分； （5）未刺激的全唾液流率≤0.1ml/min（Navazesh 和 Kumar 测定法），为 1 分。 常规使用胆碱能药物者应充分停药后，再行上述（3）（4）（5）项评估口眼干燥的检查。
4. 该标准敏感性为 96%，特异性为 95%，在诊断标准的验证分析及临床试验的入组中均适用。	

表 7-2　2012 年 ACR 制定的 SS 分类标准

1. 抗 SSA 和 / 或抗 SSB 抗体阳性，或 RF 阳性和 ANA≥1∶320
2. 唇腺活检显示局灶性淋巴细胞性唾液腺炎，其灶性指数≥1 个淋巴细胞灶 /4mm²
3. 干燥性角膜炎伴眼染色评分≥3 分（患者当前未因青光眼而日常使用滴眼液，且五年内无角膜手术及眼睑整形手术史）

具有 SS 相关症状 / 体征的患者，以上 3 项客观检查满足 2 项或 2 项以上，且必须除外：头部和颈部放射治疗史，丙型肝炎病毒感染，AIDS，结节病，淀粉样变性，移植物抗宿主病，IgG，相关性疾病，可诊断为 SS。

（二）治疗

由于 pSS 尚无满意的治疗措施，无论是干燥、疲乏、疼痛或内脏器官损害均缺乏经循证医学论证的有效药物。不同的内脏损害又因其部位、病理改变、病变范围及对药物治疗反应的不同而疗效不一。因此，在阶段治疗后应根据干燥综合征患者自我报告指数（ESSPRI）和干燥综合征疾病活动指数（ESSDAI）进行评估，以利长远治疗。

1. 局部症状的治疗　目前的治疗干预尚不能达到逆转腺体功能紊乱及治愈疾病，对口眼干的首选治疗是通过局部治疗缓解症状。应教育患者认识疾病，保持健康生活方式及愉悦心情。

（1）口干燥症：推荐患者定期进行口腔健康检查和护理，预防牙周病。首先依据唾液流率将唾液腺受损程度分为轻、中、重度，然后根据不同损伤程度制定相应的治疗方案，轻度腺体功能受损使用非药物刺激唾液腺分泌，如无糖的酸性糖片、木糖醇，或机械刺激（无糖口香糖）；可外用氟化物预防龋齿。国外推荐中至重度腺体功能受损但具有残余唾液腺功能的患者，在无禁忌证如消化道溃疡、支气管哮喘或闭角型青光眼的情况下，首选口服毒蕈碱激动剂如毛果芸香碱或西维美林（此类药物国内应用不广泛）。毛果芸香碱不良反应包括出汗、尿频、肠激惹。此外，茴三硫片、溴己新片和 N- 乙酰半胱氨酸等因可促进分泌也可以考虑使用。重度腺体功能受损无残留唾液腺分泌功能建议使用人工涎液替代治疗。人工涎液有多种制剂，含羧甲基纤维素、黏液素、聚丙烯酸（poly acrylic acid）、黄原胶（xanthan）或亚麻仁聚多糖（linseed polysaccharide）等成分。

（2）眼干燥症：眼干燥的评估通常依赖三个特征，泪液功能、泪液成分及眼表改变。与口干燥症相同，干眼症的治疗依据眼干的严重程度和对每种治疗的反应不同进行调整。预防性措施包括，避免减少泪液产生的全身性药物，保持良好的睑缘卫生。干眼症状明显时，每天至少使用两次人工泪液。一般建议使用含有透明质酸盐或羧甲基纤维素且不含防腐剂的人工泪液，润滑油膏通常只在睡前给药，以免长期使用损害视力。难治性或严重眼干燥症可局部使用含有免疫抑制剂（如环孢素）的滴眼液及经处理后的小牛血清或血清替代物。糖皮质激素类滴眼液，应由眼科医生指导短期内使用（不超过 2~4 周）。

2. 系统症状的治疗　半数以上 pSS 患者出现疲劳和疼痛症状。疲劳首先推荐锻炼来减轻症状，部分患者可考虑应用羟氯喹。对乙酰氨基酚可作为治疗疼痛的一线药物，神经痛时可应用加巴喷丁、普瑞巴林、度洛西汀等药物。存在系统受累,特别是活动性内脏器官受累的患者可使用糖皮质激素、免疫抑制剂和生物制剂治疗。糖皮质激素应用的原则是在有效控制病情的前提下,尽可能短疗程、低剂量。免疫抑制剂有助于激素减量并减少激素的不良反应。目前免疫抑制剂治疗 pSS 的疗效尚缺乏高水平循证医学证据,特别是缺乏不同种类免疫抑制剂间直接对比的有效性和安全性的研究数据。因此,尚不能确定常用的免疫抑制剂何种更优,建议使用时应结合患者的年龄、病情、并发症、耐受情况等而定,具体用法可参照 SLE和其他结缔组织病的指南推荐。常用免疫调节 / 免疫抑制药物包括羟氯喹、甲氨蝶呤、来氟米特、吗替麦考酚酯、硫唑嘌呤、环磷酰胺、环孢素、艾拉莫德等。定期行 ESSDAI 评分,以调整药物。

五、常用特色疗法

(一)中药雾化

1. 应用基础 干燥综合征主要累及由柱状上皮细胞构成的外分泌腺体。以唾液腺和泪腺的病变为代表,表现为腺体间质有大量淋巴细胞浸润、腺体导管管腔扩张和狭窄等,小唾液腺的上皮细胞则有破坏和萎缩,功能受到严重损害。中药雾化是由古代熏蒸疗法和鼻疗法演变而来,与现代雾化吸入有机结合的一种现代治疗方法。其原理是将中药方剂制成的药液通过超声雾化器雾化成小分子的雾粒或者雾滴,悬浮在空气中,经口鼻吸入,使药物分子通过气雾直接进入呼吸道毛细血管及肺泡,作用于口腔的分泌腺。此方法可增加局部作用时间及有效药量,从而提高药物的生物利用度,达到治疗目的。中药雾化可避免干燥综合征患者口服给药的不良反应,临床应用疗效较好。

2. 适应证 适用于干燥综合征药物治疗后口干、眼干症状难以缓解,疾病累及肺脏、肝脏、肾脏等系统,或用药后容易出现肝肾功能损伤的患者。

3. 辨证施药

(1)养阴清热方:适用于口干咽燥欲饮,双目干涩有异物感,泪少或无,五心烦热,或阴道干涩,舌红少苔或光剥,脉细数者。

方药组成:石斛、密蒙花、薄荷、珍珠母、麦冬。

使用方法:将上述药物放入水 400ml 中浸泡后煮沸,文火煎 20min,盛出药汁冷却后放入仪器中,口局部雾化,每次 15min,每日 2 次。

(2)润燥明目方:适用于眼痒、眼部异物感、畏光、流泪,皮肤瘙痒,咽干口燥,舌淡红,苔白厚者。

方药组成:荆芥、防风、地肤子、白鲜皮、黄芩、蝉蜕、川椒、苦参、甘草。

使用方法:将上述药物放入水 400ml 中浸泡后煮沸,文火煎 20min,盛出药汁冷却后放入仪器中,眼局部雾化,每次 15min,每日 2 次。

4. 禁忌证

(1)急性肺气肿。

(2)支气管哮喘患者不宜用超声雾化,由于较多雾粒进入肺泡,过饱和的雾液可引起支气管痉挛而使哮喘症状加重。

(3)对雾化药物任意成分过敏者禁用。

(二)中药贴敷疗法

1. 应用基础　干燥综合征患者常有关节肿胀疼痛、功能受限、疲劳等表现,穴位贴敷具有良好的靶向作用,可以通过辨证取穴用药,调节细胞因子,抗炎消肿,减轻疼痛,改善患者的生活质量。

2. 适应证　适用于干燥综合征出现关节疼痛、肌肉酸痛,反复使用口服非甾体抗炎药效果变差,或使用非甾体抗炎药后出现胃溃疡等副作用患者。

3. 辨证施药

(1)阴虚燥热证:症见口眼干涩,胸闷纳差,两腮突出并有硬结,形体消瘦、神疲乏力、头晕失眠、心烦潮热、腰膝酸软,舌光红无苔、无津,脉细。

治法:滋阴生津,活血润燥。

滋阴润燥方:西洋参、玄参、麦冬、甘草、桔梗、乌梅、女贞子、旱莲草、五味子、黄柏、知母、生地黄、赤芍、土鳖虫。

(2)肺胃燥热证:症见口干咽燥,频饮,胃反酸、隐痛,腰膝酸软,口苦,眩晕、失眠健忘、耳鸣,眼干、痒,舌质红、有裂纹、中部花剥苔,其余部分舌苔黄腻,脉沉细略数。

治法：清肺润燥，益胃生津。

清热益胃方：黄芪、当归、太子参、山药、沙参、麦冬、玉竹、牡丹皮、黄芩、天花粉、夏枯草、玄参、焦三仙。

4. 操作　同总论篇穴位贴敷所述。

5. 注意事项

（1）注意贴敷过程中是否出现皮肤过敏，若有过敏现象，及时取下贴敷并告知医生。

（2）药物经皮肤吸收，也会通过血液循环经肝脏代谢，使用过程中要注意定期检测肝功能。

（3）贴敷后注意局部防水和观察贴敷反应，根据皮肤感觉情况决定贴药时间。

（4）同一穴位不宜连续贴敷，穴位要交替使用，以免药物持续刺激皮肤而形成破溃。

（三）眼部穴位按摩

1. 应用基础　干燥综合征以外分泌腺减少为主要表现，常出现眼睛干涩、有异物感、易疲劳等症状。眼部穴位按摩具有提高中枢神经系统兴奋性及免疫双向调节作用，故能协同改善干燥综合征眼睛干涩、疲劳等症状。

2. 适应证　适用于自身条件所限不能规律口服药物的轻度干燥综合征患者。

3. 操作方法　见总论篇第二章眼部穴位按摩中"按摩步骤及手法"部分。

4. 按摩要求　见总论篇第二章眼部穴位按摩中"注意事项"部分。

（四）中药离子导入

1. 应用基础　中药离子导入法通过直流电将药物离子化，经皮肤或者黏膜引入病变部位或人体穴位，用低频电刺激兴奋神经和肌肉组织，促进局部组织血液循环和淋巴循环，改善组织营养和代谢，达到活血化瘀、抗炎镇痛、疏通经络和松解粘连的作用。

2. 适应证　适用于干燥综合征患者出现关节肿痛、屈伸不利、肢体肿胀症状以及伴有腰椎间盘突出、颈椎病、腰肌劳损等筋骨类疾病。

3. 辨证施药　秦艽、甘草、川芎、当归、白芍、细辛、羌活、独活、防风、黄芩、石膏、白芷、天南星、败酱草;瘀血重者加当归尾、赤芍、地龙、鸡血藤、大血藤。

4. 仪器　直流感应电疗机。

5. 具体用法　物品准备齐全,正确使用仪器,治疗前对患者病情进行评估,治疗过程中根据患者反应实时调节电流量,以患者耐受为宜,治疗时间一般为 20~30min。

6. 注意事项

(1)治疗部位有金属异物者,不可采用此治疗方法。

(2)治疗部位皮肤出现红疹、疼痛、水疱等,立即停止治疗,对症处理。

(3)治疗时注意遮挡,保护患者隐私。

(五)中药含漱

1. 应用基础　中药含漱治疗干燥综合征口干症状是应用口腔黏膜给药的途径,使药物直达病所,快速缓解口腔症状。研究表明,本法在治疗 SS 口干方面疗效显著,可增加唾液流率,提高生活质量。

2. 适应证　适用于干燥综合征口干症状难以缓解,以及出现龋齿、腮腺肿大、舌苔干裂、干咳等症状的患者。

3. 辨证施药　润燥解毒漱口液方:北沙参、麦冬、生地、金银花、野菊花、生甘草、五味子、石膏。

4. 具体用法　将上方于 400ml 冷水中浸泡 1 小时,文火煮开,煎取200ml。冷却后按照 1∶1 配 200ml 生理盐水含漱,每天 3 次,每次含漱2min。

【参考文献】

[1] SHIBOSKI C H,SHIBOSKI S C,SEROR R,et al.2016 American College of Rheumatology/European League Against Rheumatism Classification Criteria for Primary Sjögren's Syndrome:A Consensus and Data-Driven Methodology Involving Three International Patient Cohorts[J].Arthritis Rheumatol,2017,69(1):35-45.

［2］RAMOS-CASALS M，BRITO-ZERÓN P，BOMBARDIERI S，et al.EULAR recommendations for the management of Sjögren's syndrome with topical and systemic therapies［J］.Ann Rheum Dis，2020，79（1）：3-18.

［3］张文，厉小梅，徐东，等．原发性干燥综合征诊疗规范［J］.中华内科杂志，2020（4）：269-276.

［4］陶庆文，罗静，王建明，等．原发性干燥综合征中西医结合医疗质量控制指标专家共识（2021版）［J］.中日友好医院学报，2021，35（2）：70-72.

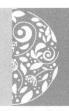

第八章

强直性脊柱炎

一、概述

强直性脊柱炎（ankylosing spondylitis，AS）是一种发病原因尚不明确，主要造成脊柱活动受限及骶髂关节损害的全身性自身免疫性疾病，严重者可发生脊柱畸形和强直。本病可伴有骨关节外表现，如急性前葡萄膜炎、主动脉瓣关闭不全、心脏传导阻滞、肺上叶纤维化、神经系统受累或肾淀粉样变等。强直性脊柱炎多在男性青年中发病，年龄多在 13~31 岁。本病特征性改变是附着端炎，即附着骨的肌腱、韧带、关节囊等的炎症，发生在骶髂关节、椎间盘的纤维环、椎体周围韧带、跟腱等处。早期淋巴细胞、浆细胞浸润，随后肉芽组织形成，破坏相应部位的软骨和骨，最后纤维化或骨化。本病的病因及发病机制尚不明确，目前认为其发生与遗传、慢性感染、自身免疫功能紊乱和内分泌失调等有关。

二、病因病机

强直性脊柱炎属于中医"痹证"范畴，因其腰背弯曲僵直多命其为"大偻""竹节风""骨痹""肾痹"等。本病的主要病因有先天不足、肾督亏虚、感受外邪；基本病机是禀赋不足，素体虚弱，肝肾精血不足，肾督亏虚，风寒湿之邪乘虚深侵肾督，筋脉失调，骨质受损。其性质为本虚标实，肾督虚为本。总之，强直性脊柱炎的发病由内外因所致，外因多为风寒湿热之邪侵袭，往往发病初期多见；内因为肾督两虚，阳失布化，阴精不足。外邪乘虚犯于肾督,日久导致督脉瘀滞,骨损筋挛,失其濡养,则见脊柱伛偻、僵直。

三、临床表现

(一)关节表现

1. 骶髂关节 90%的AS患者病变首先累及骶髂关节,双侧对称,出现持续或间歇的腰骶部或臀部疼痛,往往伴有晨僵感。

2. 脊柱 大多数患者症状隐匿,呈慢性、波动性,部分则进行性发展累及脊柱。腰椎受累时常主诉下背部疼痛及腰部活动受限。

3. 外周关节 髋关节最常受累,患者主诉髋部或股内侧疼痛,以致下肢活动受限。患者可因髋关节严重的侵袭性病变引起关节强直、功能丧失而致残。

(二)关节外表现

1. 全身症状 部分患者有发热、消瘦、乏力、食欲下降等。

2. 眼部症状 结膜炎、虹膜炎、葡萄膜炎可发生于25%患者,见于疾病的任何时期。极少数患者病情严重且未经恰当治疗,可出现失明。

3. 心脏表现 见于晚期病情较重的患者,出现主动脉瓣关闭不全、房室或束支传导障碍、心包炎及心肌炎。

4. 肺部表现 少数患者发生肺尖纤维化,出现咳痰、咯血和气促,并发感染或胸膜炎时症状较重。此外,胸廓僵硬可导致吸气时肺部不能充分扩张,由膈肌代偿呼吸。

5. 神经系统表现 晚期较严重的患者因脊柱强直和骨质疏松,引起椎体骨折、椎间盘突出,出现脊髓压迫症状。

6. 淀粉样变 多发生在肾脏,需经活检证实,较少见。在伴蛋白尿、伴或不伴氮质血症的AS患者中应注意鉴别。

7. 肾脏损害 相对少见,少数患者出现血尿,可随着AS全身治疗而改善。有报道AS患者可以合并IgA肾病。

四、诊断及治疗

（一）诊断标准（表 8-1、表 8-2）

表 8-1　2009 年国际脊柱关节病评估协会（ASAS）推荐的
中轴型脊柱关节炎（SpA）分类标准

首要条件	起病年龄 <45 岁和腰背痛 >3 个月的患者
加上符合下述中 1 项标准	①影像学提示骶髂关节炎加上≥1 个下述的 SpA 征； ② HLA-B27 阳性加上≥2 个下述的其他 SpA 特征
SpA 特征	①炎性背痛；②关节炎；③附着点炎（跟腱）；④眼葡萄膜炎；⑤指 / 趾炎；⑥银屑病；⑦克罗恩病 / 溃疡性结肠炎；⑧对非甾体抗炎药（NSAIDs）反应良好；⑨SpA 家族史；⑩ HLA-B27 阳性；⑪ CRP 升高

表 8-2　2011 年 ASAS 提出的外周型 SpA 分类标准

首要条件	对于目前无炎性背痛、仅存在外周症状的患者，出现有关节炎、附着点炎或指（趾）炎中任一项时
加上如下其中一种情况 SpA 临床特征	①葡萄膜炎；②银屑病；③克罗恩病 / 溃疡性结肠炎；④前驱感染；⑤ HLA-B27 阳性；⑥影像学提示骶髂关节炎

（二）治疗

1. 治疗目标　缓解症状和体征：应达到临床缓解或低疾病活动度；恢复躯体功能；防止关节损伤；防止累及髋和中轴新骨形成、骨性强直和脊柱变形；提高生活质量。

2. 治疗药物

（1）NSAIDs：可迅速改善患者腰背部疼痛和晨僵，减轻关节肿胀和疼痛，增加活动范围，对早期或晚期 AS 患者的症状治疗均为首选。常用药物有塞来昔布、美洛昔康等。

（2）DMARDs：对以脊柱病变为主的 AS 治疗效果较差，目前用于有肿瘤坏死因子抑制剂应用禁忌或合并外周关节炎患者。常用药物有柳氮磺吡啶、沙利度胺、甲氨蝶呤、来氟米特等。

（3）生物制剂：目前可供选择的药物包括 TNF-α 抑制剂（TNFi）和白细胞介素（IL）-17 抑制剂（IL-17i）。TNFi 包括依那西普（etanercept）、英夫利昔单抗（infliximab）、阿达木单抗（adalimumab）和戈利木单抗（golimumab）等。

（4）糖皮质激素：对全身用药效果不好的顽固性外周关节炎（如膝关节）积液，可行关节腔内注射糖皮质激素治疗。

五、常用特色疗法

（一）中药熏蒸治疗

1. 应用基础　现代研究显示,中药熏蒸疗法可使神经末梢的兴奋性下降,痛阈值升高,从而减轻疼痛、改善关节活动度；还能促进局部微循环,起到抑制或修复骨质破坏的作用。

2. 适应证　适用于关节或脊柱疼痛明显、无药物过敏的轻、中型强直性脊柱炎患者,尤适用于因胃病无法口服药物者。

3. 辨证选方

（1）寒痹熏蒸方（用于肾虚督寒证）:川乌、桂枝、续断、杜仲、牛膝、桑寄生、威灵仙、独活、秦艽、防风、青风藤。

（2）湿热痹熏蒸方（用于肾虚湿热证）:骨碎补、黄芩、路路通、羌活、独活、川芎、红花、海风藤、徐长卿、芦根、苏木、透骨草。

4. 仪器与设备　中药熏蒸治疗仪。

5. 操作

（1）根据患者辨证选择合适的熏蒸方。

（2）将所选熏蒸方煎煮,煎好的药液导入熏蒸治疗仪中。

（3）嘱患者选择合适体位,充分暴露熏洗部位,熏蒸头置于暴露皮肤上方 20cm 左右,或全身洗净后进入熏蒸桶内。

（4）打开机器,使药液之蒸汽熏蒸患部,每次 30min,温度控制在 40℃。

（5）每日 1 次,10 日为 1 个疗程。

6. 注意事项

（1）患有严重心肺功能不全、急性传染病、癫痫、恶性肿瘤等疾病患者忌用,以免加重病情。

（2）严重的糖尿病、皮肤受损患者不宜熏洗，以免出现烫伤，造成感染。

（3）如果在熏洗过程中皮肤出现红疹、瘙痒等过敏反应，应立即停止治疗。

（4）孕妇和经期女性不宜熏洗。

（二）中药离子导入

1. 应用基础　研究表明，中药离子导入治疗 AS，能够改善中医证候积分、VAS 疼痛评分及相关炎性指标（ESR、CRP）。

2. 适应证　适用于累及外周关节的早、中期强直性脊柱炎患者，无电流或药物引起的皮肤过敏史。

3. 辨证选方

（1）离子导入 1 号方（适用于肾虚督寒证）：狗脊、千年健、熟地、续断、威灵仙、独活、伸筋草、白芍、桂枝、桃仁、红花、延胡索、细辛、白芥子、乌药、忍冬藤。

（2）离子导入 2 号方（适用于肾虚湿热证）：土茯苓、白芍、桃仁、红花、白芥子、薏苡仁、知母、延胡索、忍冬藤、怀牛膝、豨莶草。

4. 仪器与设备　中药离子导入治疗仪。

5. 操作

（1）用中药离子导入方水煎液（100ml×2 袋）将纱布浸湿（根据发病关节而定，每处关节 2 块，脊柱覆盖疼痛区域），纱布平铺于肿痛关节或脊柱疼痛部位，电极板平置于纱布上，绷带固定电极板。

（2）打开电源并选择导入状态，电流视患者年龄、体质和耐受情况而定，从 0 级开始，逐级加大，当患者诉微麻胀感且能耐受时停止。一般选择 10~20 级的低频治疗。

（3）选择关节或脊柱疼痛部位，治疗时间为每个关节或脊柱区域 30min。

（4）7 日为 1 个疗程，需治疗 2 个疗程。

6. 注意事项

（1）检查治疗部位皮肤感觉有无异常、破损；如有破损，可加盖小块塑料薄膜。

（2）治疗过程中要注意观察患者有无不适和机器运行情况，及时调节电流量以免灼伤。

（3）治疗后局部皮肤可出现瘙痒、脱屑、皮疹、皲裂等反应，禁止搔抓，对症处理，如有电灼伤可按烧伤处理，预防感染。

（三）中药热罨包

1. 应用基础　中药热罨包通过药方与热力的协同作用，可达温经通络、散寒止痛、滑利关节之效。

2. 适应证　适用于早、中期强直性脊柱炎，表现为全身酸软，多关节疼痛，活动稍受限的患者。

3. 辨证选方

（1）热罨包1号方（适用于肾虚督寒证）：沙苑子、制川草乌、大血藤、荆芥、防风、鸡血藤、乳香、没药、透骨草、川续断、红花、细辛、花椒、伸筋草、威灵仙、乌梢蛇、炙甘草。

（2）热罨包2号方（适用于肾虚湿热证）：石膏、知母、鸡血藤、大血藤、透骨草、防风、茵陈、栀子、天花粉、菟丝子、覆盆子、川芎、红花。

4. 操作

（1）将上述中药加工成碎粒后装入特制的布袋中，于蒸锅加热。

（2）温度达到70℃左右后取出，用一次性治疗巾包好。

（3）患者取俯卧位，将中药热罨包外敷于肾俞穴或大肠俞穴，每日2次，每次20min。

（4）中药热罨包可以连续用4次，7日为1个疗程，中间间隔2日，共2个疗程。

（5）操作中注意观察患者的皮肤情况并询问患者感受，防止烫伤。

5. 注意事项

（1）查看皮肤有无肿块、破损或溃烂；孕妇、心动过速者禁用。

（2）热敷后患者需饮食清淡、多喝开水，1h内不要洗澡。

（四）关节腔内注射

1. 应用基础　AS患者累及外周关节如膝、肘、踝关节，造成关节肿胀疼痛,超声提示有关节腔积液,排除各种感染可采用关节穿刺术及关节腔内注射糖皮质激素、免疫抑制剂、生物制剂等,以改善局部关节炎症,减轻痛苦。

2. 适应证　AS 患者累及膝、肘、踝关节等外周关节,出现疼痛肿胀症状,存在关节腔积液。

3. 操作　先用碘伏溶液消毒穿刺部位,2% 利多卡因局部麻醉,选用 5~7 号针头刺入关节腔内,抽取积液。之后,可向关节腔内注射适量地塞米松、复方倍他米松或甲氨蝶呤溶液,拔出针头,压迫 3~5min;再次消毒穿刺点,覆盖无菌纱布,胶布固定。

(1)膝关节腔穿刺术:嘱患者仰卧位,膝关节伸直,先对患者做浮髌试验,根据患者情况选定穿刺点(髌骨外上缘、髌骨外下缘、内、外侧膝眼)。

(2)肘关节穿刺术:嘱患者仰卧或侧卧位,肘关节屈曲 90°,在肘关节后侧尺骨鹰嘴突尖端和肱骨外上髁间隙,靠近鹰嘴进行穿刺。

(3)踝关节穿刺术:嘱患者仰卧位,足与小腿呈 90°。前侧入路:胫骨前肌内侧,内踝外侧进针,朝后穿刺;外侧入路:在外踝与趾长伸肌腱之间刺入。

4. 注意事项

(1)关节穿刺前可行 B 超检查,了解关节积液情况。

(2)穿刺器械及手术操作均需严格消毒,以防感染。

(3)如关节腔积液过多,于抽吸后应适当加压固定。

(4)穿刺后应注意患肢休息,避免早期剧烈活动引起关节内出血或积液增多。

(五)针刀治疗

1. 应用基础　针刀疗法通过对病变部位的粘连组织进行松解,解除软组织压力和张力,重新恢复关节力学平衡,具有改善循环、消炎镇痛之效。

2. 适应证　适用于强直性脊柱炎患者脊柱活动轻度受限伴有疼痛等症状。

3. 操作

（1）骶髂关节的针刀治疗：与脊柱正中线平行，第 1、2 骶后孔旁开 1~3cm 为进针点，同时松解腰骶部的竖脊肌。针刀垂直皮肤刺入，快速透皮，刀刃与矢状线呈 45° 由外向内进针刀，与耳状面平行，在进针刀过程中，刺入竖脊肌，缓解竖脊肌紧张度，进一步松解骶髂韧带，针刀直达骨面。这时主要对骶髂关节囊进行十字切割，先纵向切割 3~5 次，再调转针刃 90°，横向切割 4~5 次，也可横行摆动以松解粘连的关节。竖脊肌起点的松解：在骶正中嵴及向两侧水平旁开 2cm 处，垂直进针，与人体纵轴平行，针刀直达骨面，纵向横剥 3 刀。

（2）腰椎的针刀治疗：棘上韧带：从棘突顶点进针，方向与椎体一致，至棘突顶部骨面，先纵向剥离 3~5 次，然后转动针刀同脊柱纵轴呈 90°，横向铲剥 4~5 次。横突间韧带：棘突上缘旁开 3~4cm 进针，刀口线与人体纵轴平行，针刀经胸腰筋膜、多裂肌、背最长肌，逐渐到达横突骨面，将刀口沿横突尖方向横向移动，直至横突尖端内侧为止，先纵行切 2~3 刀，术者自觉刀口下有松动感，然后针体旋转 90°，由外向内横向铲剥 4~5 次，刀尖深度不宜超过 0.5cm，直至到达横突根部。棘间韧带：病变大多位于棘突下方，进针方向与脊柱纵轴平行，垂直进针，深达棘突下方骨面，自觉有坚韧感时，询问患者是否有酸胀感，行纵向剥离 3~5 次，转动针刀 90°，再横向铲剥 4~5 次，切开棘间韧带，刀尖深度不宜超过 0.5cm，刀下无明显阻力时出刀。关节突关节：在棘突间中点旁开 1.5cm 左右进针，治疗主要是对关节囊进行十字切割，进针方向也与脊柱中线平行，垂直进针，到达关节突骨面后，稍微提起针刀，纵向切割 3~5 次，转动针刀，同脊柱纵轴呈 90°，横向切割 4~5 次，最后将针刀沿关节突骨面的外缘松解剥离 2~3 次。

4. 注意事项

（1）注意无菌操作，必要时可在局部盖无菌洞巾。

（2）针刀进针时要迅速，这样可以减轻进针带来的疼痛，在深部进行铲剥、横剥、纵剥等剥离操作时，手法宜轻，不然会加重疼痛，甚至损伤周围组织。

（3）嘱患者治疗期间饮食宜清淡，忌烟酒、生冷及辛辣之物。

（4）治疗后 24h 内,不宜局部热敷、理疗及按摩,以防治疗部位出现血肿。

（六）红外线疗法

1. 应用基础　红外线疗法可使人体皮肤的温度升高而产生继发性效应,促进局部渗出物的吸收而消肿,增进深部组织的恢复和再生功能,同时降低感觉神经的兴奋性,缓解疼痛。治疗时常配合中药,可使药效更好地渗入皮内,加强局部疗效。

2. 适应证　适用于无皮肤破溃、无光线过敏史、自觉后背冷痛的早期轻症强直性脊柱炎患者。

3. 仪器与设备　红外线治疗仪。

4. 操作　利用红外线治疗仪,局部照射脊柱或其他受累关节,时间为20min,14 日为一个疗程。过程中时刻关注患者的不适感,有皮肤过敏或疼痛加重者应立即停止照射。

5. 注意事项

（1）近 1 个月无肝炎、结核、梅毒等感染病史。

（2）注意患者皮肤有无光线过敏。

（3）如皮肤出现红疹、瘙痒,需停止红外线照射,观察皮肤变化,对症处理。

（4）关节畸形严重者禁用红外线照射。

（七）督灸治疗

1. 应用基础　督灸疗法具有温阳通络、固本补虚、祛寒除湿、行气活血及调和阴阳的作用,在强直性脊柱炎的治疗中运用较广。能明显改善患者后背僵直冷痛等症状。

2. 适应证　适用于无皮肤破溃,腰背冷痛不适、僵直的早中期强直性脊柱炎患者。

3. 操作

（1）在专门的艾灸治疗室中,温度保持在 28℃以上,具有艾灸排烟系统。

（2）患者俯卧位,颈背腰部充分暴露,铺双层消毒纱布块,将督灸模具放于纱布上,起止范围从大椎穴至腰俞穴,模具宽 20cm,将鲜生姜 4kg 打碎后微波炉加热至 36℃,均匀混合督灸中药粉后平铺于督灸模具中,姜末厚度可达 1.5~2cm,再继续铺 3 年以上陈艾绒 2~3cm。

（3）点燃艾绒头、身和尾 3 处,自然烧灼,放置排烟罩排出艾烟,艾绒燃尽后热度可持续至 1 小时,移去灸具及纱布,无菌纱布清洁局部皮肤,穿衣后静坐休息 20min。

（4）饮适量温开水,艾灸后避风寒、忌辛辣刺激之物。

（5）每月治疗 1 次。

4. 注意事项

（1）大饥大渴大汗,极度虚弱者,严重心脑血管疾病、皮肤疾病,严重的脊柱关节畸形,施灸处有溃疡等禁用督灸。

（2）督灸前 2 小时内切勿进食过多,防止灸时因胃肠受热蠕动而致腹部不适。

（3）灸后不宜剧烈运动,保持精神愉快,避免受凉,不用凉水洗澡,不用电扇、空调直吹。

（4）灸后局部皮肤充血潮红,如出现小水疱,无菌操作下刺破,敷以消毒纱布即可。

（5）督灸要循序渐进,初次使用督灸要注意掌握生姜厚度及艾炷量,以免施灸过程中刺激量过大。

（八）运动疗法

1. 八段锦　每天早晚各 5 组八段锦,每组 2~6min。八段锦是一种柔和缓慢的运动,可使人体充分放松,更好地发挥身体自身的调节功能。练习八段锦,可使 AS 患者脊柱、胸廓得到很好的活动和锻炼,坚持长期练习有利于保持或改善脊柱活动度,改善胸肺部活动及呼吸功能。

2. 游泳　游泳包括肢体运动和扩胸运动,可以有效维持脊柱正常的生理曲度,尤其适合于强直性脊柱炎早期患者,有条件者可每天游泳 1 次,每次 30min。

3. 舒筋强脊功能操　该功能操为徒手进行,要求患者进行主动运动,分为四大部分。第一部分,维持或恢复运动范围锻炼;第二部分,肌肉力量增强锻炼;第三部分,呼吸吐纳锻炼;第四部分,俯卧锻炼。

维持或恢复运动范围锻炼:①颈椎锻炼。颈部分别向左右两侧旋转,颈椎稍微过度旋转,并保持5s左右,重复5次;颈部分别向左右两侧屈曲,注意在运动范围的末端柔和地施加力量,使颈椎稍微过度屈曲,并保持5s左右,重复5次。②胸椎锻炼。将双手交叉放在对侧肩膀上,手臂慢慢抬高到肩部水平,再分别向左右两边旋转,一般重复5次,可根据自身具体情况进行适当调整;端坐于有扶手和靠背的椅子,用右手抓紧椅子左边的扶手,左手臂钩住椅背,向左侧旋转躯干,一般保持20~30s。另一边也做相同的动作。一般重复5次。③腰椎锻炼。在仰卧位下进行。右膝盖屈曲,慢慢将右膝拉向右腋窝,尽量接近胸壁,再晃动5次。左腿做相同的动作。一般每侧下肢重复做这个动作5次。膝盖略屈曲,双膝尽量拉向胸壁,晃动5次,返回到原来的位置。一般重复5次。膝关节和髋关节弯曲到最大程度,手臂伸展至两侧,手掌平放。双膝并拢,最大限度侧滚到一侧,然后再从这一侧向另一侧做最大范围的滚动。同样,一般重复5次。④胸廓锻炼。站在房间的角落,做"推"的动作,身体尽可能向前,使胸部和肩部产生牵拉、伸展感。重复5次。这个动作可以通过后站一两步来增加难度。注意确保不会滑倒。

肌肉力量增强锻炼:双手紧握在下背部,慢慢抬起头和肩膀,保持这个动作3s并放下,重复5次。保持膝部伸直,将一条腿尽最大能力抬离床面,但尽可能不造成太多疼痛。每侧重复5次。保持膝部伸直,双腿抬离床面,尽可能不造成太多疼痛。重复5次。双手向前,保持膝部伸直,抬起一侧上肢和其对侧下肢远离床。保持3s,放下。然后抬起另一侧上肢和其对侧下肢离开床面做。一般每侧重复5次。

呼吸吐纳锻炼:仰卧位,膝盖略微屈曲,放松身心,双手放在双侧肋缘的同一位置,然后进行深呼吸,用鼻子尽量吸气,使胸廓隆起,再用嘴呼出,直到把所有气吐净,然后放松,再重复。同时在胸廓扩张时感受肋胁的活动。重复5次。

俯卧锻炼:在坚固的表面上俯卧10~20min,躯体变形者可适当添加枕头支撑。

（九）蜡疗

1. 应用基础　现代蜡疗技术是把中药与蜡疗有机地结合在一起,通过蜡疗的温热刺激,加强药物渗透性;还可产生柔和的机械压迫作用,缓解疼痛。

2. 适应证　适用于早、中期强直性脊柱炎患者。

3. 操作

（1）蜡饼的制作:应用蜡疗箱,打开自动温控装置,待蜡液熔化后倒出,置于塑料薄膜上,制成厚约2.5cm,长度符合治疗范围的蜡饼,待蜡温降至40~50℃使用。

（2）选用中药颗粒:桃仁、红花、丹参、肉桂、生艾叶、延胡索、续断、怀牛膝、川牛膝、半夏、莪术、威灵仙、独活、细辛、防己、川芎、当归、丹皮。

（3）将上药用水调成糊状,以不干不稀为度,平铺于纱布上,将铺有药物的纱布(药物面朝向皮肤)置于患者脊背、腰骶疼痛部位,或关节、肌腱、韧带附着点,外用液化好的蜡饼包裹。每次30min,隔日1次。

4. 注意事项

（1）准确掌握蜡的温度,敷蜡时缓慢轻放,让患者适应,不能挤压蜡块。

（2）蜡疗部位每次不宜超过2个,年老体弱者慎用。

（3）蜡疗过程中及时关注患者有无不适感。

（4）蜡疗结束后,注意保暖,患者不能立刻离开蜡疗室,防止受凉受风。

（5）蜡疗室温度要合适,如患者出现头晕、心悸、恶心、呕吐、大量出汗或局部疼痛严重,以及出现红疹、水肿时,需停止蜡疗。

（6）心肺功能差、肾功能不全、高热、妊娠患者禁用蜡疗。

（十）刮痧拔罐疗法

1. 应用基础　现代研究认为,刮痧拔罐疗法可促进5-羟色胺等致病物质的排泄和分解,有效缓解疼痛。

2. 适应证　适用于早、中期脊柱关节未出现畸形的强直性脊柱炎患者。

3. 操作　嘱患者俯卧位,暴露后背,将液状石蜡均匀涂抹于脊柱两侧肌肉,用刮痧板顺着脊柱两边向外周刮动皮肤,至皮肤红润,甚至出现瘀点瘀斑为止;之后选取夹脊穴、背俞穴行拔罐疗法,留罐 20min 后取罐。

4. 注意事项

(1)刮痧时注意避免引起皮肤大面积破损,若出现皮肤破溃,及时用碘伏消毒。

(2)拔罐时注意手上的火源,防止烫伤患者。

(3)留罐时间不应超过 30min,如拔罐部位出现水疱,可轻轻刺破,消毒处理。

【参考文献】

[1] 中华医学会风湿病学分会.强直性脊柱炎诊断及治疗指南[J].中华风湿病学杂志,2010(8):557-559.

[2] 谢雅,杨克虎,吕青,等.强直性脊柱炎/脊柱关节炎患者实践指南[J].中华内科杂志,2020,59(7):511-518.

[3] 北京市中西医结合学会风湿病专业委员会.强直性脊柱炎长期管理专家共识(2021年)[J].中国中西医结合杂志,2021,41(12):1426-1434.

[4] 杜琳,高延征.强直性脊柱炎诊断及治疗新进展[J].中华实用诊断与治疗杂志,2019,33(7):629-631.

[5] 王西西,白健,赵言鹏,等.基于经筋理论探究强直性脊柱炎的针刀治疗[J].吉林中医药,2022,42(2):230-232.

[6] 林洁华.舒筋强脊功能操对强直性脊柱炎患者躯体功能及生活质量的影响[D].广州:广州中医药大学,2017:123-125.

[7] 朱峰,郑丹妮,张英泽,等.中药熏蒸联合补肾强督方加减治疗肾虚督寒型强直性脊柱炎临床研究[J].中华中医药杂志,2020,35(11):5890-5894.

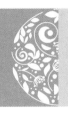

第九章

银屑病关节炎

一、概述

银屑病关节炎(psoriatic arthritis,PA)是糠屑样皮疹伴发关节炎的一种免疫系统疾病,以银屑样皮疹表现为特征。PA病程较长,容易复发。PA以关节及其周围软组织疼痛、肿胀、僵硬和活动受限为主要临床表现,部分患者可伴有骶髂关节炎和/或脊柱炎、附着点炎及指(趾)炎等症状。PA发病原因不明,可能与遗传、免疫异常、内分泌和代谢异常、感染相关。病理上早期滑膜充血、水肿、炎症细胞浸润,随后滑膜细胞增生、肥厚,形成绒毛,纤维组织增多,血管壁增厚,管腔狭窄,关节腔纤维化。

二、病因病机

中医称PA的皮肤病变为"干癣""白疕""疕风",称其关节病变为"痹证"。吴鞠通《温病条辨》曰:"湿郁经脉,身热身痛,汗多自利,胸腹白疹。"阐述湿邪郁滞,阻滞经络,则会发疹。湿为阴邪,湿性重浊黏滞,痹阻于关节肌肉则会出现关节肿胀、沉重、屈伸不利,痹阻于肌肤则会使其失于濡润,且湿性胶着黏腻,肌肤病变难以痊愈。湿邪郁滞日久则化热,热邪煎灼津液生痰,两者相互影响,病势缠绵。

三、临床表现

(一)关节表现

PA关节损害常累及指(趾)间关节、掌指关节、跖趾关节等手足小关节,也可累及腕、踝、肘、膝等四肢大关节,少数可累及骶髂关节及脊柱。临床表现为关节疼痛、红肿、晨僵,进一步发展可出现不同程度的功能障碍,甚至发生残毁。

(二)关节外表现

1. 皮肤表现　约75%的PA患者皮疹出现在关节炎之前,同时出现者约15%,皮疹出现在关节炎后者约10%。银屑病关节炎的皮损好发于头皮及四肢伸侧,尤以肘、膝部皮肤多见。银屑病皮损通常分为寻常型、脓疱型和红皮病型。

2. 指(趾)甲改变　约80% PA患者有指(趾)甲病变,常见表现为顶针样凹陷。炎症远端指间关节的指甲有多发性凹陷是PA的特征性变化,还可见指甲增厚、浑浊发乌或白甲,有时形成匙形甲,重者可有甲剥离。

3. 其他表现　虹膜炎或葡萄膜炎在PA中的发生率为7%~18%,多为双侧出现,而且常见于脊柱受累的患者。

四、诊断及治疗

(一)诊断标准

《中国关节病型银屑病诊疗共识(2020)》推荐使用2006年银屑病关节炎分类标准(CASPAR)研究小组提出的分类标准(表9-1)。

表 9-1　PA 诊断标准

以下5项中得分≥3分者可诊断PA	
项目	得分
①皮肤科、风湿科医师发现银屑病皮肤损害的现病史	2
②患者本人、皮肤科、风湿科医师或其他有资质的医护人员证实曾患有银屑病的个人史	1
③患者诉一级或二级亲属中有银屑病的家族史	1
④体检发现典型的银屑病甲改变	1
⑤类风湿因子阴性	1
⑥整个手指(足趾)肿胀的现病史	1

续表

| ⑦风湿科、皮肤科医师记录的指（趾）炎既往史 | 1 |
| ⑧近关节端新骨形成放射学证据：手足 X 线片可见关节边缘边界不清的骨化（需排除骨赘） | 1 |

（二）治疗

1. 一般治疗　患者及其家属的教育、休息与餐饮、物理治疗以及康复锻炼等一般治疗同 RA 相似。必须教育患者切勿不适当地使用炎症未消退的关节，所有罹患关节每天均应尽可能地做全幅度的活动。

2. 非甾体抗炎药（NSAIDs）　适用于轻度和中度活动的关节炎者，在 PA 的治疗中，NSAIDs 是中轴受累患者的一线治疗药物。

3. 改善病情抗风湿药（DMARDs）　MTX、柳氮磺吡啶、来氟米特、环孢素、硫唑嘌呤等是传统的改善病情抗风湿药，临床实践显示对外周 PA 治疗有效，对中轴型无明显效果。

4. 生物制剂和小分子靶向药　目前在国内应用的生物制剂主要有 TNF-α 抑制剂、IL-12/23 抑制剂、IL-17A 抑制剂等；小分子靶向药如 JAK 抑制剂枸橼酸托法替布，该药适用于 PA 的不同损害类型，包括外周关节炎、附着点炎、指（趾）炎和银屑病皮损。

5. 糖皮质激素　一般不推荐长期系统应用，应充分考虑停用糖皮质激素后可能引起银屑病皮损加重。对于单关节炎/少关节炎、指（趾）炎和附着点炎，可适当选用关节内或腱鞘注射治疗。

五、常用特色疗法

（一）紫外线治疗

1. 应用基础　紫外线疗法对于银屑病有很好的治疗作用，其治疗机制与 T 细胞凋亡有密切关系。紫外线能够将细胞核 DNA 形成光聚物，从而有效控制患者表皮细胞的增殖。同时还可延长银屑病患者的表皮细胞循环周期，提升抗炎细胞因子 IL-10 水平，减少 IL-2 的分泌。而皮损中 IFN-γ 的表达与 IL-2 有明显关系，银屑病患者治疗后 IFN-γ 降低，同时 IL-2

也明显降低,表示紫外线光疗能够有效控制表皮细胞中的黏附分子分泌,降低炎症细胞浸润。

2. 适应证　适用于皮肤无明显破溃的银屑病关节炎患者。

3. 仪器与设备　UVB 光疗仪。

4. 操作

(1) 使用 UVB 光疗仪对银屑病患者进行波长为 311~313nm,剂量为 7~8mW/cm^2 的 UV 光治疗。通过照射能量密度为 100mJ/cm^2、140mJ/cm^2、200mJ/cm^2、280mJ/cm^2、390mJ/cm^2 和 550mJ/cm^2 的非病变区来确定 NB-UVB 辐射的最小红斑剂量。

(2) 照射后 24 小时可诱导可见红斑的最小剂量被确定为最小红斑剂量。首先以最小剂量的 70% 给予患者照射,如果患者能耐受,则每次后续治疗增加 20%,直到剂量达到 2J/cm^2。

(3) 患者每周治疗 3 次。当病变明显改善时,每 3 天或每周治疗 1 次。治疗时保护非病灶、眼和生殖器区域。

5. 注意事项

(1) 注意 PA 患者紫外线光疗前的皮肤准备,皮肤可适当涂抹润肤乳保湿,增加角质层水合度,减少光线反射,有利于光线的穿透。

(2) 光疗期间,不要随意调整光疗剂量或光疗频率。根据患者的病情及皮肤耐受情况设置一个初始剂量,每次递增,待病情稳定或好转后,需要维持一定剂量,再逐渐减量。

(3) PA 患者光疗期间避免食用光敏食物(雪菜、莴苣、芹菜、菠菜、香菜、木耳、香菇等)及服用光敏药物(硝苯地平、左氧氟沙星、阿司匹林等)。

(4) 注意治疗区域皮肤避免阳光暴晒。

(二)中药熏蒸治疗

1. 应用基础　本疗法可使局部毛细血管扩张,加快血液循环及淋巴循环,促进新陈代谢,有利于缓解局部的痉挛、关节肿胀、疼痛等。热毒炽盛者不宜使用中药熏蒸治疗。

2. 适应证　适用于有关节肿胀、强直疼痛等不适感的银屑病关节炎患者。

3. 辨证选方

（1）熏蒸1号方（适用于风寒阻络证）：威灵仙、秦艽、独活、川芎、乳香、没药、雷公藤、黄柏、生大黄、金银花、木瓜、五加皮、伸筋草、透骨草。

（2）熏蒸2号方（适用于风热血燥证）：金银花、连翘、桑叶、黄柏、伸筋草、川芎、地骨皮、牡丹皮、薄荷、芦根、地肤子、丹参、蒲公英、败酱草。

（3）熏蒸3号方（适用于湿热蕴结证）：黄芩、丹参、薏苡仁、透骨草、金钱草、知母、大黄、鸡血藤、路路通、厚朴、黄柏。

4. 仪器与设备　中药熏蒸治疗仪。

5. 操作

（1）选择合适的熏蒸方。

（2）煎煮熏蒸方，将煎好的药液导入熏蒸治疗仪中。

（3）嘱患者选择合适体位，充分暴露熏洗部位，熏蒸头置于暴露皮肤上方20cm左右，或全身洗净后进入熏蒸桶内。

（4）打开机器，使药液之蒸气熏蒸患部，每次30min，温度控制在40℃。

（5）每日1次，10日为1个疗程。

6. 注意事项

（1）严重心肺功能不全、急性传染病患者忌用，以免加重病情。

（2）严重的糖尿病、皮肤受损患者不宜熏洗，以免出现烫伤，造成感染。

（3）如果在熏洗过程中，皮肤出现红疹、瘙痒等过敏反应，应立即停止治疗。

（三）中药药浴

1. 应用基础　中药药浴是采用中药煎汤来洗浴患者的局部或全身，主要功效为疏通经络、调理气血、解毒化瘀、杀虫止痒。

2. 适应证　适用于皮肤无过敏、无破溃的银屑病关节炎患者。

3. 辨证选方

（1）药浴1号方（适用于湿热蕴结证）：葛根、知母、夏枯草、金银花、白及、五倍子、金樱子、黄柏、野菊花、苦参、淡竹叶、白鲜皮、紫草。

（2）药浴 2 号方（适用于风寒阻络证）：当归、鸡血藤、莪术、红花、威灵仙、豨莶草、黄精、地肤子、丹参、苏木、桂枝、花椒。

（3）药浴 3 号方（适用于风热血燥证）：桑叶、枇杷叶、麦冬、白芍、当归、石斛、墨旱莲、天冬、白及、芦根、地骨皮、土茯苓、白花蛇舌草、紫草。

4. 操作　根据患者情况，选取合适的外洗方，再由药房统一代煎，每剂煎取药液约 5L，用温水稀释 10 倍倒入浴缸，患者进行全身泡洗，水温控制在 38~42℃，时间为 15~20min。每周 2 次，连续治疗 8 周。治疗期间有皮肤干燥、瘙痒症状者，以白凡士林药膏外用缓解症状。

5. 注意事项

（1）水位不宜过高，以胸部以下、不感憋闷为宜；洗浴时将躯体及四肢浸泡于药液中，可用软布或毛巾擦洗，禁用肥皂，避免用力搓洗。

（2）药浴过程中关注患者有无不适。

（3）严重的心脑血管疾病、神经精神系统疾患、出血倾向、体质虚弱者禁用本疗法。

（四）刺络拔罐

1. 应用基础　刺络拔罐疗法具有泻热解毒、通经活络、消瘀去滞、调和气血、养血活血的作用。

2. 适应证　适用于脊柱肌肉疼痛、无皮肤破溃、凝血功能正常的 PA 患者。

3. 操作　每次交替取大椎、肺俞、灵台、至阳、委中的 3 或 4 个穴位。协助患者取俯卧位，充分暴露穴位，经常规消毒后用梅花针在穴位周围 5mm 叩刺 3~4 下，点刺时针尖起落方向垂直，速度快而均匀，稳而准确，避免拖刺、斜刺，以少量出血为宜，然后在叩刺的穴位上拔火罐，拔罐后密切观察患者的皮肤情况及询问有无不适感，以便正确选择拔罐的力度及留罐时间，防止出现晕针及起水疱情况。起罐后如针孔出血，则用消毒干棉球压迫止血。处理完毕后嘱患者休息 10~20min。每日 1 次，2 周为 1 个疗程。

4. 注意事项

（1）血小板减少、肝炎、结核、严重肝肾功能不全、皮肤溃疡、身体虚弱者禁用。

（2）刺络时要对局部进行严格消毒，防止感染，24h 内不游泳、不洗澡。

（3）建议饮食要清淡，不吃辛辣刺激食物，同时做好防寒保暖。

（4）拔罐时间不能超过 30min，避免引起局部水肿或起水疱。

【参考文献】

［1］中国关节病型银屑病诊疗共识（2020）［J］.中华皮肤科杂志,2020,53（8）:585-595.

［2］陆超凡,冷晓梅,曾小峰.中轴型银屑病关节炎研究进展［J］.中华内科杂志,2021,60（12）:1180-1183.

［3］杨大伟,李莹,李志军.银屑病关节炎的诊断及治疗［J］.中华全科医学,2020,18（9）:1437-1438.

［4］童强,戴生明.《2018 美国风湿病学会/美国银屑病基金会:银屑病关节炎治疗指南》解读［J］.中华风湿病学杂志,2019（8）:574-576.

［5］徐蓉,陈炳兆,茅玮炜,等.中药联合刺络拔罐法治疗寻常性银屑病"血热证"的临床研究［J］.中华中医药学刊,2018,36（10）:2428-2431.

［6］李湘君,吴爱萍,张丽.治疗银屑病的新型生物制剂 risankizumab［J］.中国新药杂志,2021,30（21）:1940-1943.

［7］程功,苏茵.生物与靶向合成改善病情抗风湿药治疗银屑病关节炎的地位及进展［J］.中华内科杂志,2021,60（5）:487-491.

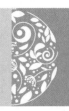

第十章

炎症性肌病

一、概述

炎症性肌病（inflammatory myopathy）是一组以骨骼肌炎症细胞浸润和肌纤维坏死为主要病理特征的异质性疾病。主要包括两大类，一类为具有明确病因的感染性肌病，另一类为病因未明但与自身免疫有关的特发性炎症性肌病（idiopathic inflammatory myopathy，IIM）。本章主要介绍特发性炎症性肌病。

IIM 是一组以横纹肌和皮肤慢性炎症为特征的异质性自身免疫性疾病，常常伴有皮肤、肺和关节病变引起的肌外表现。相关国际组织将其分为 5 种主要类型：皮肌炎（dermatomyositis，DM）、多发性肌炎（polymyositis，PM）、免疫介导坏死性肌病、散发性包涵体肌炎和重叠性肌炎。IIM 可以发生在任何年龄，女性较男性多见，DM 有 2 个发病高峰，5~15 岁和 45~65 岁，PM 平均起病年龄为 50~60 岁，总体 DM 发病率高于 PM。IIM 的病因及发病机制并未完全阐明，普遍认为遗传、环境、免疫和非免疫等因素均参与了 IIM 的发病。病毒、病原体感染、紫外线照射、药毒性、恶性肿瘤等均是肌炎发生的危险因素。其主要病理特征是肌纤维坏死、再生及肌间质内炎症细胞浸润。

本病总属中医"痹证"范畴，特发性炎症性肌病又可归属于"肌痹""痿证""阳毒"或"阳毒发斑"之辨证范围。《素问·痿论》云："脾气热则胃干而渴，肌肉不仁，发为肉痿。"《素问·长刺节论》曰："病在肌肤，肌肤尽痛，名曰肌痹，伤于寒湿。"多发性肌炎和皮肌炎在发病初期常以四肢近端肌肉对称性酸痛、压痛、肿胀或伴有皮肤病变为主要特征,此阶段可归于痹证范畴;病变发展到后期,逐渐出现肌肉无力甚至萎缩症状,则更偏于传统理论中关于痿证的描述。

二、病因病机

《黄帝内经》曰"正气存内,邪不可干""邪之所凑,其气必虚"。皮肌炎患者发病的根本因素在于先天禀赋不足,正气亏虚,不能抵御外邪侵袭,致使湿热毒邪侵袭而致病。疾病活动期即现血热相互搏结致瘀,眼睑、颈前、颈后、胸部出现特征性皮疹;活动期湿热之邪内蕴较重;缓解期在正虚的基础上,湿热相结,黏滞难去,使本病缠绵难愈,遇诱因易复发。久病后,脾胃亏虚,又感湿热外邪,致使伤脾碍运,精微输布失常,不能濡养四肢肌肉;又湿性黏滞,痹阻筋脉,致四肢无力、疼痛,病久可累及肝肾。

三、临床表现

IIM 患者可出现包括发热、体重减轻、周身乏力等全身症状,又可表现在各个部位,以皮肤、肌肉、肺部、心血管、消化道、关节最为明显。皮肤上的特征性表现为上眼睑或眶周水肿性蓝紫色斑疹、关节伸面紫红色斑疹,可伴瘙痒,阳光暴露后皮疹可能加重,或手指外侧和手掌区域粗糙裂纹,角质化明显,晚期重症皮肌炎甚至可表现为受压部位(如肘、臀、背)的慢性难以愈合的溃疡;肌肉常表现为肩胛带肌和骨盆带肌较为明显的肌无力、肌痛,常对称发病,缓慢进展,持续数周至数月,甚至出现面部眼睑无力等;肺部受累常表现为间质性肺病的发生,部分可先于皮肤、肌肉表现发生;心血管病变常见亚临床心肌炎或充血性心力衰竭;部分患者会表现为非侵蚀性关节炎症,最常累及手、腕、肩、踝和膝关节等;重症肌炎会影响消化道,表现为吞咽困难,极易危及生命。

四、诊断及治疗

(一)诊断标准

根据 2010 年中华医学会风湿病学分会制定的最新多发性肌炎和皮肌

炎诊断及治疗指南,目前临床大多数医生对 PM/DM 的诊断仍采用 1975 年 Bohan/Peter 建议的诊断标准。见表 10-1。

表 10-1　1975 年 Bohan/Peter 诊断标准

1. 对称性近端肌无力,肩胛带肌和颈前伸肌对称性无力,伴或不伴吞咽困难和呼吸肌无力

2. 血清肌酶升高,特别是 CK 升高

3. 肌电图异常:肌源性损害,有插入电位延长、纤颤及正相电位、短时限的多相电位和重收缩时的病理干扰相

4. 肌活检异常:可见肌纤维变性、坏死、细胞吞噬和再生、间质有炎症细胞浸润和纤维化

5. 特征性的皮肤损害

具备前 4 项者,可确诊 PM;具备上述 1~4 项中的 3 项可能为 PM,只具备 2 项为疑诊 PM。具备第 5 条,再加 3 项或 4 项可确诊为 DM;第 5 条,加上 2 项可能为 DM;第 5 条,加上 1 项为可疑 DM

2017 年 EULAR/ACR 建立了新的 IIM 分类标准,拟诊 IIM 要求(无肌肉活检≥5.5 分,有肌肉活检≥6.7 分),"确诊 IIM" 要求(无肌肉活检≥7.5 分,有肌肉活检≥8.7 分),具体标准如表 10-2 所示。

表 10-2　2017 年 EULAR/ACR 的 IIM 分类标准

变量	评分	
	无肌肉活检	有肌肉活检
起病年龄		
疾病相关症状初发年龄≥18 岁且 <40 岁	1.3	1.5
疾病相关症状初发年龄≥40 岁	2.1	2.2
肌无力		
进行性对称性上肢近端肌无力	0.7	0.7
进行性对称性下肢近端肌无力	0.8	0.5
颈屈肌受累较颈伸肌重	1.9	1.6
下肢近端肌无力较远端重	0.9	1.2

续表

变量	评分	
	无肌肉活检	有肌肉活检
皮肤表现		
眶周水肿性紫红斑	3.1	3.2
Gottron 丘疹	2.1	2.7
Gottron 征	3.3	3.7
其他临床表现		
吞咽困难或食管运动功能障碍	0.7	0.6
实验室检查		
抗组氨酰 tRNA 合成酶（Jo-1）抗体阳性	3.9	3.8
血清 CK、LDH、AST 或 ALT 水平一个或多个升高	1.3	1.4
肌肉活检特征		
肌内膜单个核细胞浸润,但局限于肌纤维周围,不侵入肌纤维	1.7	
肌束膜和 / 或血管周围单个核细胞浸润	1.2	
束周萎缩	1.9	
镶边空泡	3.1	

注:其他疾病不能合理解释已有症状和体征时,可应用此分类标准。CK:creatine kinase,肌酸激酶;LDH:lactate dehydrogenase,乳酸脱氢酶;AST:aspartate transaminase,天冬氨酸转氨酶;ALT:alanine transaminase,丙氨酸转氨酶。

（二）治疗

1. 一般治疗　良好的心态更有利于提高自身免疫力,同时也有利于病情的康复与治疗。急性期应避免剧烈运动,卧床休息,适当肢体被动运动,以防肌肉萎缩;治疗恢复期间,还应做好相应预防措施,减少和避免其他后遗症的出现,病情稳定后积极康复锻炼,以尽可能恢复功能、减少挛缩。

2. 对症治疗　对于严重吞咽困难的患者,可采用环咽肌切开术、咽食管球囊扩张等。严重间质性肺病患者可选择肺移植作为最终治疗策略。

在专业人员指导下,有针对性地进行康复锻炼,对防止肌肉萎缩和关节挛缩可能有一定作用。终末期患者必要时采取辅助装置,如助行器、轮椅等。

3. 药物治疗

（1）糖皮质激素：是公认治疗 IIM 的首选药物。近年来,大剂量激素冲击疗法广泛应用于治疗重症 IIM。目前,泼尼松是最常使用的激素,开始剂量一般为 1mg/(kg·d),成人为 60~100mg/d,儿童用量通常为 2mg/(kg·d)。一些病情严重的患者可采用大剂量甲泼尼龙冲击治疗,成人静脉滴注 500~1 000mg/d,连续 3 天,继之用泼尼松 60mg/d。减量时应遵循的原则是减量速度随剂量减少而减慢。减量的速度应根据疗效和类固醇的副反应情况调整,达到以最小剂量在最短时间内取得最佳疗效。激素治疗的疗效判定要结合血清 CK 水平和临床肌力检查。

（2）免疫抑制剂：绝大多数 PM/DM 患者经合理的激素治疗后可取得满意疗效,但约有 20% 患者对激素治疗无效或不能耐受,称为难治性 IIM。可选用以下免疫抑制剂治疗方法：硫唑嘌呤（AZA）、甲氨蝶呤（MTX）、环磷酰胺（CTX）、他克莫司、来氟米特、环孢素、环磷酰胺、艾拉莫德等,可根据病情需要联合用药及进行药量调整,具体用药可参考相关指南标准。

（3）生物制剂：生物制剂为治疗皮肌炎的三线用药,在 2017 年北美风湿病研究联盟会议上,有专家总结了近年使用生物制剂治疗难治性幼年皮肌炎（JDM）的情况,确定四种生物制剂包括利妥昔单抗、阿巴西普（国内暂未上市）、托珠单抗和抗 TNF-α 可用于难治性 JDM 的治疗。

（4）免疫球蛋白（IVIg）：静脉注射免疫球蛋白对于复发性、难治性 PM/DM 具有良好的疗效,且患者耐受性好,不良反应较少。IVIg 多推荐用于对激素、MTX、硫唑嘌呤等反应欠佳或由于其副作用而不能继续进行免疫抑制剂治疗或对免疫抑制剂禁忌的难治性 PM/DM 患者,也用于伴有吞咽、呼吸困难危及生命的 PM/DM 患者。联合大剂量激素可作为 PM/DM 的一线治疗。常用治疗剂量为每月 2g/kg,分 5 日给药,每日静脉注射 0.4g/kg 冲击治疗,连续 5 天;亦可每日注射 1g/kg,每月使用 2 日。根据病情应用 4~6 个月,使用前注意排除禁忌证。

五、常用特色疗法

（一）血浆置换

1. 应用基础 血浆置换是指通过血浆分离器,将血浆从血液中分离出后丢弃,同时补充等量的新鲜血浆和/或白蛋白溶液,以去除患者体内的有害免疫物质或其他有毒物质的净化方法。该疗法可以起到调节体内免疫状态的作用,辅助药物发生协同作用,有助于缓解病情及稳定维持。

2. 适应证 炎症性肌病急性发作期,常规激素免疫治疗后发热、体重减轻、周身乏力等全身症状迟迟不能缓解者;重症肌炎合并间质性肺病患者。

3. 仪器 血液净化装置。

4. 用法

（1）准备工作:向患者及家属详细交代操作流程、注意事项和不良反应,获得家属理解并签署知情同意书。

（2）操作方法

1）查对床号、姓名,向患者解释操作目的,以取得合作,并让其排小便。

2）开机,调试机器至准备状态。

3）连接血浆分离器、血浆成分分离器及管路,并用生理盐水排尽空气,肝素盐水分别预冲分离器膜内外。预冲膜外流速 40~60ml/min。

4）选择血管,穿刺,建立血管通路。

5）连接穿刺动脉端,将血引至体外,推注适量肝素,流经血浆分离器、血浆成分分离器,经静脉段回输体内,部分废弃血浆遵医嘱执行。测血压并记录。

6）严格掌握血流速度,通常流经血浆分离器的血流速为 30~40ml/min,置换量为 2 000~3 000ml。

7）治疗时间通常为 3 小时,其间遵医嘱静脉大量补充血浆及清蛋白。

8）治疗结束后,常规消毒穿刺点,拔掉动脉穿刺针,将外循环血液及血浆全部输回体内,拔掉静脉穿刺针,压迫止血。测血压并记录。

9）间隔时间为 3~6d,1~3 次后结束疗程。

5. 注意事项　每次治疗时和治疗后 24h 常规监测患者生命体征,观察有无凝血、栓塞、溶血、过敏、寒战等不良反应,如有需要及时对症处理。

(二)干细胞移植

1. 间充质干细胞(MSC)移植

(1)应用基础:干细胞移植治疗炎症性肌病的基本原理是通过对淋巴细胞进行化疗,重建免疫系统,不仅可以达到近期改善症状的目的,还可提高远期疗效,减少病情反复的概率。

(2)适应证:适用于各种类型的特发性肌炎患者,尤适于各种难治性的糖皮质激素、免疫球蛋白治疗无效的重型炎症性肌病。

(3)仪器:间充质干细胞培养基、(脐血)细胞分离试剂盒、离心机。

(4)用法

1)患者情况评估:对患者的整体状况进行评估,排除感染、肾危象、心包大量积液等情况,进行细胞动员 4~5 天。

2)采集:① MSC 采集(自身骨髓、脐带、脂肪和羊膜),采用多功能细胞分离机分离 MSC。② MSC 分离、培养及扩增,大约 20 天。③ MSC 移植:采用静脉输注方式,移植方法如下。患者取仰卧位,首先取肘前部较粗血管,利用生理盐水建立静脉通道,然后将已复温好的装有间充质干细胞的干细胞袋接入静脉通道内,覆盖无菌纱布于穿刺部位,并注意控制滴速,一般 30ml 干细胞悬液 2 小时内滴完,最后滴入生理盐水 100ml 以冲洗管道。此为 1 个疗程。

(5)注意事项

1)由于 MSC 具有年龄特性,脐带和羊膜来源的 MSC 具有明显优势,脂肪和骨髓次之,而免疫调节方面,脐带、羊膜和脂肪来源的 MSC 优于骨髓 MSC,而胎盘 MSC 的免疫调节能力最差。因此,最好选用脐带间充质干细胞移植方式。

2)预防感染,监测患者生命体征,防止不良反应发生。

3)注意摄入高蛋白、高维生素、营养丰富的食物,如鸡肉、鱼肉、瘦猪肉及各类蔬菜、水果。

2. 外周血造血干细胞移植

（1）应用基础：根据供体来源不同，造血干细胞移植分为自体和异体两种形式，由于异体造血干细胞移植易出现排斥反应，故通常采用自体造血干细胞移植。自体外周血造血干细胞移植，是指临床采用细胞毒药物和造血刺激因子联合应用于患者，动员其骨髓中的造血干细胞到外周血，经分离采集、低温保存、择期冻融回输，以促其造血和免疫功能重建的方法。研究表明，本法可有效改善重症炎症性肌病的预后。

（2）适应证：适用于各种类型的特发性肌炎患者，尤适于糖皮质激素、免疫球蛋白治疗无效的重型炎症性肌病。

（3）用法：进行自体外周造血干细胞的动员、采集、纯化及冻存工作；于输注当天将冻存的自体外周造血干细胞回输。

（4）注意事项

1）注意造血干细胞移植后的三大问题，即感染、排异、复发。

2）移植后患者需树立信心，坚定信念，心态平和；避免去人员密集场所，居住单间，每天对房间消毒，预防感染。

3）饮食方面，避免进食生冷刺激性食物，生活起居规律，不要熬夜。

4）遵医嘱随访，定期复查相关指标。

（三）中药热敷

1. 应用基础　中药热敷能使药物有效成分直接渗入病变部位的深部组织，利用热力经皮透入吸收，充分发挥药效，起到舒筋通络、行气止痛的作用，有效改善炎症性肌病患者的临床症状。

2. 适应证　适用于特发性炎症性肌病中肢体无力，皮肤有皮疹、脱屑，病程较长的慢性期患者。

3. 辨证施药

（1）热毒炽盛证：金银花、连翘、牡丹皮、生地黄、赤芍、延胡索、川楝子。

（2）湿热瘀结证：黄柏、草薢、薏苡仁、红花、赤芍、路路通、伸筋草、羌活。

4. 用法

（1）将上述中药装入布袋，扎紧后放到锅中煎 40~60min，让其释放出有效成分，再放入吸水毛巾 3 块，加热 2~3min，沸腾为止。

（2）协助患者取舒适体位，取出毛巾拧至干湿适中，将湿热毛巾敷于患者肿胀疼痛部位，外包一次性治疗中单。

（3）随时询问患者在湿热敷过程中的感受，随毛巾的冷热变化而更换毛巾，毛巾热度以患者的耐受力而定，每天 1 次，每次 20~30min，15 天为一个疗程。

5. 注意事项

（1）皮肌炎患者皮肤有损伤、破溃者禁用；热敷时患者毛孔开放，易受风寒侵袭，要注意关闭门窗；热敷完毕后及时擦干皮肤，以免受凉感冒、加重病情，治疗过程中注意保暖。

（2）随时询问患者感受并注意观察热敷部位皮肤情况，调节最佳温度，一般毛巾的热度为 45~50℃。

（3）在热敷涂药时，如患者皮肤出现红、肿、皮疹等药物过敏反应，需立即停止治疗；如不慎烫伤皮肤，应立即停止治疗，涂上烧伤膏，必要时用无菌纱布覆盖伤处。

（四）中药湿敷法

1. 应用基础　中药湿敷法能有效缓解炎症性肌病患者局部疼痛，促进皮损破溃处伤口的愈合。

2. 适应证　特发性炎症性肌病中有皮肤破溃、损伤者，以及皮肤红肿疼痛者，伴或不伴溃疡、红斑等。

3. 辨证施药

（1）热毒炽盛证：黄柏、连翘、金银花、蒲公英、生黄芩、白头翁、苦参、白鲜皮。

（2）湿热瘀结证：金银花、黄连、牡丹皮、赤芍、桃仁、延胡索、白鲜皮。

4. 用法

（1）制备：将以上药物熬制成水剂备用。

（2）用 5% 碘伏对疮面消毒，彻底清除坏死组织，疮面如有水疱，用无菌注射器抽取水疱内渗液；如水疱已破溃，用无菌剪刀剪去破溃表皮。

（3）然后用以上中药水剂浸泡纱布条外敷于溃烂面，每日 1 次，连续 2 周。

5. 注意事项

（1）用药过程密切观察皮肤表面变化,如有过敏者应禁用。

（2）操作过程中注意无菌观念,避免交叉感染。

（五）中药蒸汽浴

1. 应用基础 中药蒸汽浴是利用药液加热蒸发的气体进行治疗的方法,具有发汗祛风、散寒除湿、温通经络、除痛止痒之效。

2. 适应证 适用于轻中度炎症性肌病,尤适用于伴有皮肤瘙痒、关节疼痛等症状的患者。

3. 辨证施药

（1）热毒炽盛证:荆芥、防风、羌活、秦艽、伸筋草、细辛、黄柏等。

（2）湿热瘀结证:忍冬藤、海桐皮、白鲜皮、红花、透骨草。

4. 用法

（1）在治疗室中,将上述药物加热煮沸 15 分钟,蒸发气体。

（2）患者裸露（只穿短裤）坐或卧于室中,室内气温从 30~35℃开始,渐增至 40~45℃,一般蒸熏时间 15~30min。熏蒸时以大汗淋漓为度。

（3）蒸熏后患者要安静卧床休息,不要冲洗。治疗可每日或隔日 1 次,5~10 次为 1 个疗程。

5. 注意事项

（1）饥饿或者过度疲劳时不宜熏蒸,如有不适随时停止,并予以处理。

（2）熏蒸前和熏蒸后及时补充水分,饮水量建议在 200~500ml。

（3）月经期妇女禁用。

（六）温泉浴疗法

1. 应用基础 温泉浴疗法不仅能够促进血液循环,舒活筋骨,还能令肌肉松弛,减少炎症性肌病患者的肌肉疼痛感,有助于缓解病情,达到治疗、康复、保健的目的。

2. 适应证 适用于缓解期皮肌炎患者,伴有轻度肌肉、关节痛,关节肿胀、畏寒等慢性症状。

3. 用法

（1）浸浴方式为坐式,水位不超过乳头水平线。

（2）根据患者的机体状态,设置温泉水温度及浸浴时间,例如轻、中度疼痛无合并原发性高血压、心脏病者,建议水温为40℃左右,浸浴时间20min,1次/d;若患者为轻、中度疼痛且存在原发性高血压或心脏病,设置水温为38℃左右,浸浴时间15min,1次/d;重度疼痛无合并原发性高血压或心脏病者,设置水温为40℃左右,浸浴时间30min,2次/d。

4. 注意事项

（1）温泉浴后要立即擦干全身,保温静卧10~30min,防止风寒之邪乘机侵入体内。

（2）浴后要适量饮水,以补充水分。

（七）电疗

1. 应用基础　低、中频电疗法可刺激神经肌肉收缩,降低痛阈,缓解粘连;高频电疗法可消退炎症和水肿,刺激组织再生。

2. 适应证　特发性炎症性肌病急性期关节、肌肉疼痛者,以及后期伴有慢性疼痛、周围神经损伤、肌萎缩等症状者。

3. 用法

（1）将电疗仪接通电源线,启动开关。

（2）根据治疗部位选择相应电极。

（3）选择相应治疗处方。

（4）按"增加"或"减少"键调节合适的强度。

（5）当输出强度足够大时,如人体仍未有感觉,则停止治疗,检查治疗部位是否湿润或输出连接线的接插部分是否连接固定好。电流强度以患者能耐受为准。治疗时间和频次:一般20~30min,每日1次,10次为一个疗程。

4. 注意事项

（1）电疗仪治疗电极严禁贴近患者胸部,严禁同时将两电极置于心脏前后,否则会增加心脏纤颤的危险。

（2）治疗电极通过清水浸湿的衬垫必须与皮肤充分均匀接触,否则会有灼伤危险。

（3）使用过程如有不适,立即停止治疗。

【参考文献】

［1］孙磊,唐雪梅.特发性炎性肌病分类及诊断标准的变迁［J］.国际免疫学杂志,
　　2021,44（5）:580-584.

［2］王倩倩,高聪聪,梁文芳,等.2017年欧洲抗风湿病联盟/美国风湿病学会特发性
　　炎性肌病的分类标准对中国皮肌炎患者的适用性［J］.中华风湿病学杂志,2020,
　　24（12）:836-839.

［3］张玉慧,宋为民,李志军.特发性炎性肌病的诊断与治疗［J］.中华全科医学,
　　2020,18（7）:1073-1074.

［4］刘宁,吴婵媛,王迁,等.特发性炎性肌病核心评估指标［J］.中华临床免疫和变
　　态反应杂志,2019,13（4）:318-321.

［5］黄燕,雒晓东,张文娟,等.多发性肌炎诊疗指南［J］.中国中医药现代远程教育,
　　2011,9（11）:152-153.

第十一章

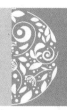

系统性硬化

一、概述

系统性硬化（systemic scleredema）是一种原因不明，临床上以局限性或弥漫性皮肤增厚和纤维化为特征的全身性疾病。可影响心、肺和消化道等器官。根据皮肤受累范围分为局限性硬皮病（localized scleroderma）和系统性硬化病（systemic sclerosis，SSc）。

中医古代文献无系统性硬化病名记载，但可归属于中医"皮痹"范畴。《素问·痹论》"夫痹之为病，不痛何也……痹在于骨则重……在于肉则不仁，在于皮则寒"，指出皮痹多由寒邪引发；《素问·五脏生成》"卧出而风吹之，血凝于肤者为痹"，指出皮痹与血瘀有关。历代医家多在《黄帝内经》基础上有所阐发。隋代巢元方《诸病源候论》"风湿痹病之状，或皮肤顽厚，或肌肉酸痛"，又载"秋遇痹者为皮痹，则皮肤无所知"，叙述了皮痹的主要症状特点和发病季节。唐代孙思邈《备急千金要方》"凡气极者，主肺也。肺应气，气与肺合"，又曰"以秋遇病为皮痹，皮痹不已，复感于邪，内舍于肺，则寒湿之气客于六腑也"，指出皮痹与气极有关，发病与秋季有关，发病脏腑与肺相关，并且使用大露宿丸治疗皮痹。宋代《圣济总录》"当秋之时，感于三气则为皮痹……皮肤不营而为不仁"，还列举皮痹可出现项强头昏，胸满短气，颤掉，言语声嘶，四肢缓弱，背痛，冒昧昏塞，皮中如虫行，腹胁胀满，大肠不利，语声不出等症状，并列出防风汤、赤箭丸、羌活汤、天麻散、麻黄汤、蔓荆实丸、天麻丸等治疗方药。明代李中梓《医宗必读·痹》"治风先治血，血行风自灭"这一治则可以指导皮痹等痹证的治疗。清代张璐《张氏医通》"皮痹者……邪在皮毛,瘾疹风疮,搔之不痛,初起皮中如虫行状",描述了皮痹的相关症状。上述文献记载了皮痹的病因、发病季节、症状表现、部分治疗原则和有关方药。

本病好发年龄为 30~50 岁,多发于女性。局限性硬皮病患者一般病变仅累及皮肤,而无内脏受累,预后较好。而系统性硬化病患者则可累及皮肤、肌肉、骨骼、肺、血管、心脏、肾及胃肠道等器官,具有反复性、渐进性、病情迁延难愈的特点,预后及疗效不确定。

二、病因病机

本病病位在肌肤腠理,表现为皮肤肿胀、发紧变厚。后期因气血不足,失其濡养,可见肌肤硬化萎缩。痰瘀可见于本病发病过程中的任何阶段,若痰瘀痹阻于心,阻遏心阳,心失温养可见心悸;阻遏血脉,气血运行不畅可见胸痛;痹阻于肺,肺气壅塞,肺失宣降可见胸满、胸闷。本病的主要病机为正气不足、复感外邪,邪气痹阻肌肤腠理;病变部位主要在肌肤腠理,与肺、脾、肾三脏关系密切;病理性质为本虚标实,本虚以脾肾阳虚或气血不足为常见,标实指风寒湿之邪和痰浊瘀血,痰瘀既是本病的病理产物,也是致病因素。

三、临床表现

临床表现常以雷诺现象起病,如手指血管痉挛多在遇冷水后加重。皮肤硬化是 SSc 普遍发生的标志性病变,通常可出现瘙痒、脱毛、色素沉着和钙沉着等并发症,这些并发症本身并不导致死亡率的增加。典型的皮肤硬化病变,一般要经过三个阶段,水肿期、硬化期、萎缩期。随后缓慢进展为指端、前臂、颜面、躯干皮肤硬化和内脏纤维化。活动期患者有间歇性不规则发热、乏力、体重减轻、关节痛和肌痛等全身症状。消化道是仅次于皮肤的第二常见的受累部位,其发生率超过 90%,从口腔至肛门均有可能受累,其中以食管为甚。累及胃肠道者表现为吞咽困难、食欲缺乏、腹痛、腹胀、排便异常。累及肺脏者出现肺间质纤维化和肺动脉高压,间质性肺病是系统性硬化患者常见的早期并发症,肺脏疾病是 SSc 死亡的主要原因。SSc 肾脏病变临床表现不一,部分患者有多年皮肤及其他内脏受累而无肾损害现象；有些在病程中出现肾危象，即突然发生严重高血压，急进性肾功能衰竭。如不及时处理，常于数周内死于心力衰竭及尿毒症。有些在病程中逐渐出现蛋白尿、镜下血尿和慢性肾功能衰竭。心肌受累是 SSc 患者生存率的主要决定因素，通常表现为心肌纤维化和肺小动脉炎等引起的心室功能障碍、心包积液、传导通路异常。缩窄性心包炎、心脏压塞、急性心肌梗死、严重心肌病则相对少见。

系统性硬化病除上述一般表现、雷诺现象、皮肤及内脏表现外，还可有内分泌系统、外分泌腺及神经系统等表现，这些表现多是由本病继发性损害或合并其他疾患，或治疗的副作用所引起。临床约 1/4 SSc 患者存在隐匿性的甲状腺功能低下，对促甲状腺激素释放激素的反应异常，多继发于甲状腺纤维化或桥本甲状腺炎。SSc 的其他表现还包括三叉神经痛和男性阴茎勃起障碍，女性患者可出现月经不调和闭经，不易受孕，受孕后胎儿在宫内发育迟缓，早产及分娩低体重儿的风险增大。部分患者可合并干燥综合征，出现外分泌腺受累的表现，如眼干、口干、阴道干涩等症状。

四、诊断及治疗

（一）诊断

目前诊断标准采用 2013 年 ACR/EULAR 发布的 SSc 新分类标准。新分类标准增加了甲襞微血管异常、自身抗体、雷诺现象等新内容，双手指皮肤增厚并渐近至掌指关节已足以诊断硬皮病。若无上述表现，根据次要条目的权重进行计分，总得分（各项最高评分的总和）≥9 分，即可诊断为硬皮病。见表 11-1。

表 11-1　2013 年 ACR/EULAR 制定的 SSc 诊断标准

临床领域或标准	定义	权重
双手指皮肤增厚并渐近至掌指关节（足以诊断）		9 分
手指皮肤增厚（仅计最高评分）	手指肿胀	2 分
	指端硬化（掌指关节和近端指间关节之间的部分）	2 分

续表

临床领域或标准	定义	权重
指端损害（仅计最高评分）	指尖溃疡	2分
	指尖凹陷性瘢痕	3分
毛细血管扩张		2分
甲襞毛细血管异常		2分
肺动脉高压和/或间质性肺病（最高2分）	肺动脉高压	2分
	间质性肺病	2分
雷诺现象		3分
SSc 相关抗体（最高3分）	抗着丝点抗体	3分
	抗拓扑异构酶Ⅰ抗体（抗 Scl-70）	3分
	抗 RNA 聚合酶Ⅲ抗体	3分

（二）治疗

截至目前,尚无一种治疗方法被证明对 SSc 患者非常有效,但在疾病炎症期给予干预对患者有益。虽然近年来 SSc 的治疗有了较大进展,但循证医学证据的支持仍然很少。皮肤受累范围程度以及内脏器官受累的情况决定其预后。早期治疗的目的在于阻止新的皮肤和脏器受累。而晚期治疗旨在改善已有的症状。治疗措施主要包括抗炎及免疫调节治疗、针对血管病变的治疗及抗纤维化治疗等。一般治疗包括去除感染病灶,增强营养,加强物理疗法,防止肌肉、骨骼功能丧失。

1. 抗炎及免疫调节治疗

（1）糖皮质激素:一般认为,糖皮质激素不能阻止 SSc 的进展,但对 SSc 早期水肿、心包积液及心肌病变有一定疗效,可用 30~40mg/d,连用数周后渐减至维持量 10~15mg/d。短期小剂量激素对病变早期的关节疼痛、肌痛有效。有学者认为,中小剂量的糖皮质激素长期治疗对 SSc 病情改善有帮助;对晚期特别是氮质血症患者,糖皮质激素能促进肾血管闭塞性改变,故禁用。

（2）免疫抑制药:常用的有环磷酰胺（CTX）、环孢素、硫唑嘌呤、甲氨蝶吟（MTX）、吗替麦考酚酯（MMF）、他克莫司等。对于 MTX 和 CTX，欧洲抗风湿病联盟有如下共识：① MTX 可使早期弥漫性 SSc 患者的皮肤评分下降，故推荐用于治疗早期弥漫性 SSc 患者的皮肤损害；② CTX 可改善 SSc 相关肺间质病变患者的肺功能呼吸困难、生活质量，故推荐用于治疗 SSc 相关肺间质病变。免疫抑制药的使用对皮肤、肺部或肾脏病变有一定效果，与糖皮质激素合用，常可提高疗效和减少糖皮质激素用量。

2. 治疗原发病　主要包括抗纤维化、抗炎和血管扩张等治疗，免疫抑制剂辅助治疗。传统的抗纤维化治疗药物包括 D- 青霉胺、秋水仙碱、γ- 干扰素等，抗肺间质纤维化可用糖皮质激素联合环磷酰胺、尼达尼布；抗炎可给予糖皮质激素、非甾体抗炎药等；免疫抑制治疗主要用于合并脏器受累者；雷诺现象轻症只需戒烟、注意手足保暖，严防冻伤，反复发作者可用钙通道阻滞剂。

五、常用特色疗法

（一）造血干细胞移植

1. 应用基础　造血干细胞移植（HSCT）是指对患者进行预处理后，将来自正常供者或自体的造血干细胞注入患者体内，使之重建正常造血和免疫功能的一种治疗方法。

2. 适应证　重度及快速进展的 SSc 患者。HSCT 的适应证随着该项技术的日益成熟和相关疾病的治疗进展在不断调整中；目前患者年龄上限逐渐放宽，具体移植时机和类型的选择需结合实际病情，并参照相关治疗指南。

3. 方法　HSCT 的过程可简单分为 3 个步骤：首先通过动员方案将干细胞从供者的骨髓动员到外周血，收集外周血中的干细胞；然后给予受体具有免疫消融或清髓作用的调节方案；最后是输注收集的干细胞至受体体内，即移植。动员方案常使用粒细胞集落刺激因子（granulocyte colony-stimulating factor，G-CSF）联合环磷酰胺（cyclophosphamide，CTX）；通过分离术收集动员的干细胞，可分选择或不选择 CD34+ 干细胞；移植之前，受体需经历非清髓性或清髓性的适应期，非清髓疗法是在不破坏骨髓干细胞区室的情况下,最大程度地抑制免疫系统,受体骨髓没有被完全清除掉,治疗的危险性低,受体恢复得快。清髓则是给予全身照射(total body irradiation,TBI)和 / 或烷化剂,几乎完全清除自身反应性淋巴细胞及骨髓,但能给予新移植物一个更有利的生长环境。最后,基于前两个步骤的准备,将收集动员的干细胞输注至非清髓或清髓后的受体体内。

4. 注意事项

(1)异基因造血干细胞移植(Allo-HSCT)的供体应是健康人,需检查除外感染性、慢性系统性疾病等不适于捐献情况,并签署知情同意书。

(2)在通常情况下,外周血液中的造血干细胞(HC)很少。采集前需用C-CSF 动员,使血中 CD34$^+$ HC升高。常用剂量为 G-CSF(5~10)μg/(kg·d)。分 1~2 次,皮下注射 4 天,第 5 天开始用血细胞分离机采集。采集 CD34细胞至少 2×10^6/kg(受者体重),以保证快速而稳定的造血重建,一般采集1~2 次即可。自体外周血造血干细胞移植(Auto-PBSCT)患者采集前可予化疗(CTX,VP-16 等),进一步清除病灶并促使干细胞增殖,当白细胞开始恢复时,按前述健康供体的方法动员采集造血干细胞。

(3)自体外周造血干细胞的保存方法:需加入冷冻保护剂,液氮保存或 −80℃深低温冰箱保存,待移植时复温后迅速回输。

(4)HSCT 的并发症及其防治:关系到移植的成败。并发症的发生与大剂量放化疗造成的毒性不良反应及移植后患者免疫功能抑制、紊乱有关。虽然多数并发症病因明确,但在某些并发症,多种因素均参与疾病发病过程。此外,患者可同时存在多种并发症表现。Allo-HSCT 的并发症发生概率和严重程度显著高于 Auto-HSCT。

(二)中药蒸汽浴

1. 应用基础　中药蒸汽浴具有发汗解表、疏通经络、调和气血、清热解毒等多种作用。

2. 适应证　典型的皮肤硬化病变,水肿期、硬化期、萎缩期可使用不同的方药熏蒸治疗;或具有肌肉和骨骼损害,表现为关节疼痛、挛缩等症。

3. 方法

(1)全身熏蒸:设备有熏蒸舱、全身蒸桶、熏蒸室等。操作方法:将中药装入纱布袋中,放入药箱煎煮。调节温度在 37~42℃,以患者感觉温热,不烫伤皮肤为度。利用药物的蒸气对全身进行气雾沐浴,适用于全身性疾病。也可作为一种保健方法。每次熏蒸 15~20min,每天 1 次,10 次为一个疗程。

（2）局部熏蒸:设备有各种熏蒸床、熏足桶、熏蒸机等。操作方法:将中药装入纱布袋中,放入药箱煎煮,调节温度在 50~55℃,以患者感觉温热,不烫伤皮肤为度。利用药物蒸气对病变患处进行熏蒸。适用于病变较局限的疾病或某些特定部位的病症。每次熏蒸 20~30min,每天 1 次,10 次一个疗程。

4. 注意事项

（1）防止烫伤和意外,全身熏蒸时室温不宜过高,以防汗出过多,造成窒息、昏厥、虚脱跌倒,尤其是年老体虚者;局部熏蒸要注意温度,不可过烫,以防烫伤皮肤。

（2）熏蒸浴具要牢固稳定,注意清洁、消毒。

（3）治疗期间适当控制生冷、辛辣、油腻等食物的摄入。

（4）严寒季节要注意保暖,尤其是局部熏蒸者,宜在患处盖上毛巾,防止受凉感冒。

（5）小儿及智力低下、年老体弱者熏蒸时间不宜过长,需家属陪同。

（6）熏蒸结束后要适当休息,适当喝 300~500ml 白开水,等恢复后再离开治疗室。

（三）中药蜡疗法

1. 应用基础　中药蜡疗法是指以蜡泥为介质,将加热熔解的蜡泥结合中药制成蜡饼,贴敷于人体特定的穴位或体表,同时发挥中药的作用、蜡疗的温热效应和机械压迫效应,以达通经活络、行气活血、消肿止痛等功效。

2. 适应证　适用于皮肤硬化症的治疗。

3. 方法

（1）首先对患者进行评估:①了解患者当前的主要症状及相关因素,是否对蜡过敏;②评估患者当前的心理状态、体质、耐受能力等;③检查发病部位及局部皮肤情况;④了解患者的性别、年龄,女性患者须了解月经情况。

(2)用物准备。

(3)操作步骤:①衣帽整洁,洗手、戴口罩、备齐用物。②双人核对医嘱,携用物至患者床旁,做好解释工作。③根据治疗部位,协助患者取舒适持久的体位。④检查局部皮肤情况,根据患者诊断、治疗部位确定蜡饼的大小,并制作合适的蜡饼,在操作前在前臂内侧试温。⑤定处方:临床医师可根据患者病情辨证施治,药物选择和用量因人而异,将中药平铺于蜡饼上。⑥敷蜡:初始时再次感受温度,把蜡饼敷在治疗部位,并做好塑形工作。⑦运用棉被或毛巾做好局部保暖工作,操作时严密观察并询问患者感受,如有不适,及时调整。⑧治疗结束后检查患者皮肤,协助患者穿好衣裤,整理床单、用物。

4. 注意事项

(1)严格控制蜡泥温度,温度过高会烫伤患者皮肤,过低则影响疗效。皮肤出现水疱时需停止治疗。小水疱无须处理,可自行吸收;水疱较大时用消毒针头刺破,覆盖消毒敷料,即可防止感染。

(2)辨证施治,合理选用中药处方:如患者在治疗过程中局部皮肤出现丘疹、奇痒或局部肿胀等过敏现象,应立即停止治疗,通知医护人员,并做相应处理。

(3)治疗用物做到一人一物一消毒,防止交叉感染。根据患者病变部位做好塑形工作,以提高其黏滞性和可塑性,提高疗效。蜡泥重复使用时要加入 15%~30% 的新蜡。

(4)操作过程中随时询问患者感受,如患者出现胸闷、心慌、头晕、恶心、出冷汗等,立即停止治疗,告知医护人员,采取相应的处理措施。

(5)操作过程中需保护患者隐私,注意防寒保暖。

(四)中药离子导入法

1. 应用基础 中药离子导入可使药物直达病灶,改善 SSc 患者的末梢循环,缓解雷诺现象,对疾病过程中可能发生的末梢溃疡坏死等不良后果有治疗意义。

2. 适应证　系统性硬化病中的雷诺现象。

3. 操作方法　可参考总论篇第二章"中药离子导入法"。

4. 注意事项

（1）操作前向患者做好解释工作，以取得合作；注意保暖，防止受凉。

（2）注意消毒隔离，避免交叉感染。

（3）治疗过程中注意观察局部皮肤反应，如出现苍白、红斑、水疱等症状时，立即停止治疗，报告医师，配合处理。

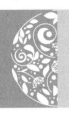

第十二章

纤维肌痛综合征

一、概述

纤维肌痛综合征(fibromyalgia syndrome，FS)是一种非关节性风湿病，临床表现为肌肉骨骼系统多处疼痛与发僵，并在特殊部位有压痛点。全身疼痛和广泛存在的压痛点是本病的共有症状。疼痛遍布全身各处，尤以中轴骨骼(颈椎、胸椎、下背部)及肩胛带、骨盆带等处为常见。本病的病因及发病机制尚不明确，可能与睡眠障碍、神经递质分泌异常、免疫紊乱等因素有关。流行病学研究显示，本病的患病率约为2%，其中女性为3.4%，男性为0.5%。该病的患病率与年龄存在线性增加的关系，在70~79岁达到患病高峰。患者的平均年龄为49岁，其中90%为女性。

根据此病的主症，从中医学理论分析，本病当属于中医学"痹证"范畴，同时此病症状上也包括了"郁证""失眠"等相关表现。《素问·痹论》云："风寒湿三气杂至，合而为痹也。"后世医家对于痹证的研究、论述多基于上述理论。《中藏经》分别论述了"气、血、肉、筋、骨"五痹的病因、症状及治疗。西医学研究发现，尽管FS有全身慢性广泛性疼痛的症状，但不会引起进一步的脏腑、关节病变。疼痛为此病的首要表现，又是影响患者情绪以及工作和生活质量的最主要因素。如《灵枢·周痹》认为："周痹之在身也，上下移徙，随脉其上下，左右相应，间不容空……此内不在脏，而外未发于皮，独居分肉之间，真气不能周，故命曰周痹。"《证治百问》亦有"抑郁成痹"的论述。清朝罗美《内经博议》则明确指出："凡七情过用，则亦能伤脏气而为痹，不必三气入舍于其合也。"既然该症最初因情志起病，久而成痹后仍兼见明显的精神、情绪症状,故亦可将其归为"郁证"范畴。

二、病因病机

中医认为,痹证是由于人体感受外界的风、寒、湿邪所致,也可单独由内伤七情、饮食不节或其他原因导致,常见病因有肝郁气滞、心神失养等。气滞血瘀为本病的主要病机。在外,人体感受风、寒、湿邪,邪气壅滞肌肉腠理之间,导致经络气血受外邪阻塞,凝滞而不通;在内,则由于情志不畅、肝气不舒,肝失调达则气郁,气为血帅,气行则血行,气滞则血凝。

三、临床表现

1. 共同表现 全身疼痛和广泛存在的压痛点。

2. 特征性症状 约90%患者有睡眠障碍,晨僵见于76%~91%患者,其严重程度与睡眠及疾病活动性有关。

3. 常见症状 麻木和肿胀,其次为头痛、肠易激综合征。以上症状常因天气潮冷、精神紧张、过度劳累而加重。

4. 混合症状 很少见,大部分纤维肌痛综合征患者都同时患有某种风湿病。

四、诊断及治疗

(一)诊断

参照2016年美国风湿病学会(ACR)修订的《2010/2011纤维肌痛诊断标准》。见表12-1。

(二)西医治疗

纤维肌痛综合征是一种特发性疾病,其病理生理至今不明,因此对它的治疗方法也不多。目前的治疗主要致力于改善睡眠状态、降低痛觉感受器的敏感性、改善肌肉血流等。

1. 消除症状加重的诱因。下列因素与本病加重有关,应严格控制:

(1)寒冷、潮湿环境。

(2)躯体或精神疲劳。

表 12-1　纤维肌痛诊断标准

如满足以下 3 条标准即可诊断：

①弥漫性疼痛指数（widespread pain index，WPI）≥7 及症状严重程度（symptom severity score，SSS）评分≥5 或 WPI 为 4~6 且 SSS 评分≥9。

②全身性疼痛，5 个区域内至少 4 个区域出现疼痛，其中颌部、胸部、腹部的疼痛不包括在全身疼痛范围内。

③弥漫性症状至少持续 3 个月。

纤维肌痛症的诊断与其他疾病的诊断无关，并不排斥其他临床重要疾病的存在。

注：(1) WPI：患者在过去 1 周内出现疼痛的 5 个区域及 19 个部位，每个部位得 1 分，最高分 19 分。这些区域及部位包括：左上区域：左颌部，左肩胛带区，左上臂，左前臂；右上区域：右颌部，右肩胛带区，右上臂，右前臂；左下区域：左髋部（臀区，大转子），左大腿，左小腿；右下区域：右髋部（臀区，大转子），右大腿，右小腿；中部区域：颈，背部，腰部，胸部，腹部。

(2) SSS 评分：包括三大症状评分（疲劳、睡醒后仍觉困乏、认知症状）和简化的躯体症状评分两部分，总得分最高 12 分。

1）三大症状评分：参照以下分值，分别标注您过去 1 周中以上三种症状的严重程度：0= 无，1= 通常轻微或间歇出现，2= 中度，经常出现并 / 或在中等程度，3= 严重，普遍的，连续的，影响生活。最高 9 分。

2）简化的躯体症状评分：头痛、下腹部疼痛或绞痛、心情压抑和 / 或忧郁。参照以下分值，分别标注您过去 6 个月中以上症状的总分值：0= 无症状，1= 有症状。最高 3 分。

（3）睡眠不佳。

（4）体力活动过度或过少。

（5）焦虑与紧张。

2. 药物治疗

（1）阿米替林：该药是一种抗抑郁药，睡前口服 25~50mg，对疼痛、失眠、晨僵有明显改善，其作用机制是改善 5- 羟色胺的缺乏；有明显焦虑者可并用艾司唑仑（舒乐安定）1mg，3 次 /d，口服。阿米替林的副作用可有口干、便秘、视力模糊、尿潴留、眼压升高、心动过速等，因此有严重心脏病、青光眼、前列腺肥大、尿潴留者禁用。

（2）环苯扎林（胺苯环庚烯）：此药对 FS 患者肌痛、失眠有一定疗效，每天口服 10~40mg。

（3）氯丙嗪：25mg 睡前服，可改善睡眠，减轻肌痛及肌压痛。重者还要用三氟拉嗪 1~2mg，睡前服。

3. 非药物治疗及其他治疗

（1）文献报道，心血管适应训练及肌电图生物反馈训练有一定疗效。

（2）心理治疗：本病多见于青壮年女性，有明显的神经精神症状，如头痛、失眠、心烦焦虑等。因此，在发病及临床表现中都有明显的心理障碍，医生应耐心解释、指导，注意心理治疗。

五、常用特色疗法

（一）穴位贴敷

1. 应用基础　本法通过施术于腧穴，间接刺激经络，促进气血运行，在外可缓解关节肌肉疼痛，在内可改善脏腑功能，祛邪外出。

2. 适应证　纤维肌痛综合征引起的长期、反复、弥漫性的关节肌肉疼痛，身体疲劳感及睡眠障碍。

3. 方法

（1）药物制备

1）风寒湿痹型：肉桂、杜仲、牛膝、羌活、细辛、独活、透骨草、青风藤、红花、大血藤等。

2）风湿热痹型：生山栀、黄柏、生大黄、忍冬藤、海桐皮、冰片、萆薢、绵茵陈、鸡血藤、大血藤等。

3）肝肾两虚型：黄芩、防风、延胡索、威灵仙、独活、防风、桑寄生、杜仲、牛膝、当归、川芎、鸡血藤等。

4）气血两虚型：党参、黄芪、续断、细辛、秦艽、生地、白术、葛根、桂枝、防风、当归、鸡血藤等。

5）脾肾阳虚型：羌活、独活、桑寄生、枸杞子、锁阳、肉苁蓉、白术、补骨脂、杜仲、续断、青风藤、大血藤等。

上药等比例称取打粉，过 80 目筛；新鲜生姜榨汁机打碎取汁，加蒸馏水配制成 95% 浓度。药粉和新鲜姜汁按 10g：1ml 比例搅拌均匀，制成药膏。将配制好的药膏置于直径为 2cm 的穴位贴敷贴内，药物中央可放少许麝香。

（2）穴位选择：选取大椎、命门、腰阳关、肺俞（双）、外关（双）、足三里

（双），共计9穴。

（3）操作步骤

1）患者穿着宽松衣服，取坐位，充分暴露贴敷处皮肤。

2）施术者清洁双手后，对贴敷部位进行常规消毒，将带有药物的穴位贴放置于患者穴位并固定。贴敷顺序为足三里、大椎、肺俞、腰阳关、命门、外关。

4. 治疗时间　自春分第一天开始，每5日1次，每个节气共3次，连续治疗春分、秋分两个节气。贴敷时间分别为2~4h、4~6h、6~8h。如第三次贴敷部位没有不适感，可以适当延长贴敷时间至12h。注意贴敷局部防水。

（二）中药热罨包

1. 应用基础　中药热罨包以海盐为介质，加以芳香走窜、气味浓烈之药品，加热后敷于疼痛部位，对于纤维肌痛综合征患者疼痛症状有明显的缓解作用。

2. 适应证　纤维肌痛综合征引起的长期、反复、弥漫性的关节、肌肉疼痛。

3. 辨证施药

（1）风寒湿痹型：藿香、苍术、肉豆蔻、肉桂、羌活、细辛、独活、透骨草、川乌、草乌、秦艽、大血藤。

（2）风湿热痹型：佩兰、苍术、牡丹皮、五加皮、威灵仙、黄连、黄柏、苍术、泽泻、川芎、牛膝等。

（3）肝肾两虚型：延胡索、威灵仙、独活、防风、桑寄生、杜仲、牛膝等。

（4）脾肾亏虚型：熟地黄、肉苁蓉、杜仲、白扁豆、陈皮、茯苓、牛膝、山药、山萸肉、菟丝子、白芍。

（5）气血两虚型：生地黄、山药、当归、白芍、川芎、杜仲、肉桂、知母、茯苓。

（6）气滞血瘀型：当归、制附子、肉桂、海桐皮、丹参、桃仁、红花、三棱、莪术、延胡索、威灵仙。

4. 方法　同第三章类风湿关节炎常用特色疗法中的中药热罨包

"用法"。

5. 注意事项　同第三章类风湿关节炎常用特色疗法中的中药热罨包"注意事项"。

（三）经颅直流电刺激

1. 应用基础　经颅直流电刺激（transcranial direct current stimulation，tDCS）是通过置于颅骨的电极产生微弱直流电（通常 1~2mA）的一种非侵入性脑刺激方法，因其在一定程度上可以改变皮质神经元活动及兴奋性而诱发脑功能变化。因此，作为一种无创而高效的脑功能调节技术，在治疗慢性疼痛疾患中展示出极具潜力的价值。

2. 适应证　纤维肌痛综合征患者经药物治疗后，睡眠障碍、心理障碍、躯体活动度下降及认知功能异常改善欠佳的患者。

3. 设备　经颅直流电刺激仪。

4. 方法

（1）设定刺激时间为 20min，电流强度 1.5mA，电极片面积为 35cm²。

（2）电极片插入海绵垫中，海绵垫经灭菌注射用水浸泡，每个患者使用不同的海绵垫。

（3）阳极刺激左侧主要运动区（M1 区），阴极置于对侧肩部。

（4）当患者不能耐受时，先下调治疗强度，待患者适应后，再往上调。

（5）每周连续刺激 5 次，连续 6 周。

5. 禁忌证

（1）使用植入式电子装置（如心脏起搏器）、颅内有金属植入器件者。

（2）刺激区域有痛觉过敏者。

（3）局部皮肤损伤或炎症患者。

（4）有出血倾向者。

（5）为预防癫痫发作，排除急性大面积脑梗死者。

（6）发热、电解质紊乱或生命体征不稳定者。

（7）存在严重心脏疾病或其他内科疾病者。

（8）颅内压增高者。

（9）癫痫患者及服用可以引起癫痫药物者。

（10）严重焦虑抑郁情绪有自杀倾向者。

（四）重复经颅磁刺激

1. 应用基础　重复经颅磁刺激（repetitive transcranial magnetic stimulation, rTMS）是一种重复使用脉冲磁场在颅外作用于局部中枢神经系统，改变皮质神经细胞的膜电位，使之产生感应电流，影响脑内代谢和神经电活动，从而引起一系列生理生化反应的治疗技术。

2. 适应证　纤维肌痛综合征患者经药物治疗后，睡眠障碍、心理障碍、躯体活动度下降及认知功能异常改善欠佳的患者。

3. 操作方法及注意事项　参考总论篇第二章"经颅磁刺激技术"相关内容。

（五）热矿泥疗法

1. 应用基础　热矿泥疗法能够明显减轻纤维肌痛综合征患者的疼痛及疲劳感，改善睡眠质量。

2. 适应证　纤维肌痛综合征引起的长期、反复、弥漫性的关节、肌肉疼痛。

3. 方法

（1）采用富含氡气及微量元素的 38~42℃热矿泥，埋敷于除头、颈、胸部以外的身体全部。

（2）泥膜厚度 3~4cm，泥温 40~44℃（根据患者年龄及身体情况，确定热矿泥的温度及厚度），每次 15~20min，每日 1 次，20 次为 1 个疗程。

（3）中间休息 3~5 日，重复下一疗程，共 2~3 个疗程。

【参考文献】

［1］ SIRACUSA R，PAOLA R D，CUZZOCREA S，et al.Fibromyalgia：Pathogenesis，Mechanisms，Diagnosis and Treatment Options Update［J］.Int J Mol Sci，2021，22（8）.

［2］ WOLFE F，CLAUW D J，FITZCHARLES M A，et al.2016 Revisions to the 2010/2011 fibromyalgia diagnostic criteria［J］.Semin Arthritis Rheum，2016，46（3）：319-329.

［3］ 吴庆军，张奉春，陈予暄.纤维肌痛综合征的诊断和治疗进展［J］.中华风湿病学杂志，2018，22（2）：134-137.

［4］中国纤维肌痛康复实践指南制订工作组,北京医学会物理医学与康复分会,中华
医学会心身医学分会心身风湿协作学组.中国纤维肌痛康复指南(2021)［J］.中
华物理医学与康复杂志,2022,44(1):1-12.

［5］朱昌娥,魏嵘,余波,等.经颅直流电刺激治疗纤维肌痛综合征的疗效观察［J］.
中国疼痛医学杂志,2016,22(10):785-788.

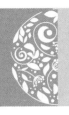

第十三章

白塞综合征

一、概述

白塞综合征(Behcet syndrome)又称贝赫切特综合征,是一种全身性免疫性疾病,其病理基础为血管炎,可侵犯人体多个器官,包括口腔、皮肤、关节、肌肉、眼睛、血管、心脏等,主要表现为反复口腔和会阴部溃疡、皮疹、结节红斑、眼炎、食管溃疡、小肠或结肠溃疡及关节肿痛等。本病的病因尚不明确,普遍认为其发病及发展过程可能与感染、遗传、免疫、地理环境、微量元素等因素关系密切。白塞综合征广泛分布于任何一个年龄阶段,其中青壮年为多发人群,且有明显的地域性差异。该病在我国的平均患病率约为140/100万人,其中男性患者偏多。白塞综合征需要正规的药物治疗,不治疗则预后不良,严重者会危及生命。

中医学并无白塞综合征这一病名,依据其症状,可将其归属于"狐惑""口疮"等范畴,狐惑一名首见于张仲景《金匮要略·百合狐惑阴阳毒病脉证治》:"狐惑之为病,状如伤寒,默默欲眠,目不得闭,卧起不安。蚀于喉为惑,蚀于阴为狐。"详细描述了狐惑的概念及临床表现。隋代巢元方《诸病源候论·伤寒狐惑候》记载:"夫狐惑二病者,是喉、阴之为病也。初得状如伤寒,或因伤寒而变成斯病。其状,默默欲眠,目瞑不得眠,卧起不安。虫食于喉咽为惑,食于阴肛为狐。恶饮食,不欲闻食臭,其人面目翕赤翕黑翕白,食于上部其声嗄,食于下部其咽干。"对本病的病因病机进行了深一步探讨,并指出狐惑为病"皆由湿毒气所为也"。宋代《圣济总录·伤寒狐惑》指出:"伤寒病腹内热,饮食少,肠胃空虚,而虫为之不安,故随所食上下部,而病名狐惑也。"其从虫论治本病,具有重要意义。

二、病因病机

中医学认为本病多由外感湿热毒邪;或热病后期,余邪未尽或外邪不去,经络壅阻,血瘀阻滞;或脾虚湿浊之邪内生;或阴虚内热,虚火扰动;或湿热毒邪内蕴,壅滞上下,弥散三焦,阻于经络,浸渍肌肤,搏于气血,结于脏腑而成。本病病位在口、眼、外阴等,可涉及肢体关节,与肝、脾、肾等脏腑关系密切。基本病机为湿热毒邪内蕴,或虫毒感染,壅滞上下,阻于经络,浸渍肌肤。本病的发生多因内外相感而致,病性有虚有实,或虚实夹杂。实证以湿热毒结、瘀血痹阻为主,虚证以脾肾阳虚、肝肾阴虚多见。

三、临床表现

本病主要表现为复发性口腔溃疡,疼痛,溃疡面较深,底部多为白色或黄色,大小差别不等,严重者疼痛剧烈,影响进食;生殖器溃疡,出现于前后二阴区域,以及女性的阴道和宫颈部;眼睛红肿、疼痛、畏光或视力下降、视物不清等眼睛受损,以及不同程度的皮肤损害与关节病变等。其中,溃疡和皮损是本病最常见的两种临床表现。少数患者可见胃肠道、血管、神经系统、心脏、肺脏、肾脏等受累,这些系统受累的症状发生率较低,但此类患者一般病情相对较重,预后不佳。

四、诊断及治疗

(一) 诊断标准

现多采用2014年白塞病国际标准评分系统(international criteria for Behcet disease, ICBD)(得分≥4 提示诊断白塞综合征),该系统较1989年国际白塞病研究组制定的诊断标准(international study group for Behcet disease, ISGBD)显著提高了本病的诊断敏感性,同时保证了特异性。见表13-1、表13-2。

表 13-1 1989 年国际白塞病研究组制定的诊断标准

临床表现	定义
反复口腔溃疡	由医生观察到或患者诉说有阿弗他溃疡。1 年内反复发作至少 3 次
加以下任何 2 项	
反复外阴溃疡	由医生观察到或患者诉说外阴部有阿弗他溃疡或瘢痕
眼病变	前和 / 或后葡萄膜炎、裂隙灯检查时玻璃体内有细胞出现或由眼科医生观察到视网膜出血
皮肤病变	由医生观察到或患者诉说的结节性红斑、假性毛囊炎或丘疹性脓疱;或未服用糖皮质激素的非青春期患者出现痤疮样结节
针刺试验阳性	以无菌 20 号或更小的针头,斜行刺入皮内,医生在 24~48h 观察到局部有红肿或脓点

注:有反复口腔溃疡并有其他 4 项中 2 项以上者,可诊断为本病。上述表现需除外其他疾病。

表 13-2 2014 年白塞病国际标准评分系统

症状 / 体征	得分
眼部损害	2
生殖器溃疡	2
口腔溃疡	2
皮肤损害	1
神经系统表现	1
血管表现	1
针刺试验阳性	1[*]

[*]针刺试验是非必需的,最初的评分系统未包括其在内,但如果进行了针刺试验,且结果为阳性,则加上额外的 1 分。

(二)治疗

1. 一般治疗　注意睡眠和休息,同时还要保证饮食清淡,避免过度进食辛辣刺激或不洁食物,保持口腔和生殖器卫生。

2. 药物治疗

(1)糖皮质激素:是预防和控制本病的基本药物。

（2）沙利度胺：具有免疫调节、抗炎、抗风湿作用，能够有效抑制本病的形成和进展，尤其在对患者口腔溃疡、生殖器溃疡的治疗上效果明显。

（3）秋水仙碱：具有明显的抗炎、抗纤维化、抗肿瘤作用，对于白塞综合征生殖器溃疡、结节性红斑治疗效果显著，但可能会出现恶心、呕吐等副作用。

（4）免疫抑制剂：此类药物常与激素类药物联合使用，用于提高治疗效果的同时又能减少激素用量。其中，硫唑嘌呤对于改善口腔黏膜病变、眼部病变、关节损害等效果明显，但停药后易复发；长期小剂量的甲氨蝶呤摄入有助于本病累及神经系统和皮肤黏膜损害的治疗；环磷酰胺多用于血管受累的治疗；环孢素 A 对于治疗白塞综合征眼部病变效果突出，但存在肝肾功能损害及引发高血压的风险；柳氮磺吡啶多用于合并胃肠道溃疡或关节损害严重的治疗。免疫抑制剂对于本病的临床治疗应用广泛，效果明显，但具有潜在的副作用和用药后的不良反应，如肝肾功能受损、骨髓抑制、消化道刺激等。

（5）生物制剂：TNF-α 单克隆抗体，常用英夫利昔单抗和依那西普，针对损害严重或其他方案治疗效果不佳的白塞综合征皮肤损害、眼部病变及神经系统损伤，疗效明显。

五、常用特色疗法

（一）中药药浴

1. 应用基础　中药药浴可使毛细血管扩张，改善机体微循环，激活人体免疫功能，起到内病外治的功效。

2. 适应证　白塞综合征患者阴部溃疡，眼部、皮肤损害等，多用于湿热毒蕴或瘀血闭阻证。

3. 辨证施药

（1）湿热毒蕴型：蒲公英、紫花地丁、苍术、金银花、黄柏、黄连、苦参、白鲜皮、地肤子各适量。

（2）瘀血闭阻型：雄黄、苦参、明矾、蛇床子、苍术、黄柏、川芎、艾叶、红花、花椒、赤芍各适量。

若眼部损害,可用菊花、薄荷、木贼煎汤外洗眼部;外阴溃疡可在上方基础上加乌贼骨、煅牡蛎等收涩敛疮。

4. 用法　将药物加水适量,煮沸后加热 10min,可先熏局部患处,待温后再进行药浴。

5. 注意事项

(1)对药物过敏者不宜使用。

(2)对眼部进行外洗操作时,避免药渣进入眼部造成不适。

(3)药浴时温度要适宜,防止温度过高,对溃疡产生较大刺激而造成疼痛。

(二)穴位贴敷

1. 应用基础　涌泉穴是足少阴肾经起点,中药敷贴此穴可疏通经络,协调脏腑,清热泻火,消肿止痛。

2. 适应证　白塞综合征患者口腔、外阴溃疡,眼部、皮肤及全身损害等,多用于湿热毒蕴证。

3. 用法　黄柏、苦参、黄芩、地榆、金银花、蒲公英、板蓝根、大青叶、黄连、甘草等各适量,共研细末,取鸡蛋清调成糊状,每晚睡前敷贴双足涌泉穴。每日换药 1 次,连续敷贴 6 日,此为 1 个疗程,不愈者可继续敷用。

4. 注意事项

(1)贴敷要牢固,避免睡中脱落,影响疗效。

(2)对所用药物过敏者不宜使用。

(三)中药含漱

1. 应用基础　白塞综合征多表现为反复发作的口腔溃疡,用中药漱口可使药液接触口腔黏膜及溃疡处,使药物直达病灶,发挥治疗作用。

2. 适应证　白塞综合征患者反复口腔溃疡,多用于湿热毒蕴,或气血虚弱、溃疡久不愈合者。

3. 辨证施药

(1)湿热毒蕴型

方1:黄连、黄芩、金银花、生甘草各适量。

方2:金银花、野菊花、紫花地丁、牡丹皮、龙胆草、柴胡、土茯苓、薏苡仁各适量。

（2）气血虚弱、溃疡久不愈合者，方用生地、黄芪、当归、黄连、金银花、生甘草。

4. 用法 将药物煎30min，取药液适量，待温度适宜后，用药液漱口（或含在口中）3~5min，之后吐出，再取药液适量含漱，重复3~5次。

口腔溃疡疼痛明显者可用生理盐水500ml加利多卡因2支含漱止痛，之后采用复方氯己定漱口液含漱。待口腔溃疡痊愈后，坚持每日用淡盐水漱口，保持口腔清洁。

5. 注意事项

（1）漱口的药液温度应适宜，避免烫伤。

（2）漱口结束之后，若觉口苦为正常现象，可再用淡盐水或温开水漱口，以减轻口中的苦味。

（3）治疗的同时也要注意口腔卫生。

（四）中药熏蒸

1. 应用基础 中药熏蒸疗法能促进血液循环，激活人体免疫功能，改善白塞综合征的临床症状。

2. 适应证 白塞综合征患者阴部溃疡，皮肤损害及其他系统受累等。

3. 辨证施药

（1）湿热毒蕴型：蒲公英、紫花地丁、苍术、金银花、黄柏、黄连、苦参、白鲜皮、地肤子各适量。

（2）瘀血闭阻型：雄黄、苦参、明矾、蛇床子、苍术、黄柏、川芎、艾叶、红花、花椒、赤芍各适量。

（3）气血不足型：黄芪、当归、生薏苡仁、鸡血藤、生甘草、防风、黄柏各适量。

4. 用法 使用中药熏蒸器对患者进行熏蒸。将上述药物放入水中，浸泡半小时后，加热至沸腾，药物蒸气随管道进入熏蒸舱内，舱内温度达40℃时开始熏蒸。患者暴露病变部位，进入舱内，呈平卧位，头部置于舱外。温度控制在患者耐受范围内，熏蒸至其全身出汗为度，每次30min，隔日1次。5次为1个疗程，连续治疗2个疗程，疗程间隔3~5日。

5. 注意事项

（1）熏蒸治疗前,应了解患者全身的皮肤情况,若皮肤有破损,不宜采用本法。

（2）要确保患者对熏蒸所使用的药物无过敏反应,过敏者禁用。

（3）使用前应对熏蒸器械进行常规消毒,避免交叉感染。

（4）操作时需严格控制熏蒸温度,过热会烫伤皮肤或黏膜,过低则达不到治疗效果,可随时调节温度,以患者耐受为宜。

（5）操作过程中,注意观察患者皮肤、面色及出汗情况,如皮肤出现瘙痒、皮疹等药物过敏情况,或出现头晕、心慌、乏力等虚脱症状时立即停止治疗,并做相应处理。

（6）注意保暖,避免风寒。操作结束后应及时穿好衣服,并稍作休息,补充水分,防止感冒着凉。

【参考文献】

［1］中华医学会风湿病学分会.白塞病诊断和治疗指南［J］.中华风湿病学杂志,2011（5）:345-347.

［2］王承德等.实用中医风湿病学［M］.北京:人民卫生出版社,2009:594-602.

［3］郑文洁,李璐.关于《2018年最新白塞综合征临床管理EULAR指南》解读［J］.中华临床免疫和变态反应杂志,2018,12（3）:259-262.

［4］唐永哲.知柏地黄汤加减治疗阴虚火旺型白塞病的临床观察［D］.哈尔滨:黑龙江中医药大学,2021.

［5］胡瑞,张涛.甘草泻心汤内服联合苦参汤熏蒸治疗白塞综合征的临床观察［J］.新疆中医药,2017,35（3）:25-27.

［6］朱宇锋.会厌逐瘀汤代茶饮治疗白塞病口腔溃疡的临床分析［J］.北方药学,2017,14（9）:89-90.

［7］PUYADE M,PATEL A,LIM Y J,et al.Autologous Hematopoietic Stem Cell Transplantation for Behçet's Disease:A Retrospective Survey of Patients Treated in Europe,on Behalf of the Autoimmune Diseases Working Party of the European Society for Blood and Marrow Transplantation［J］.Frontiers in immunology,2021,12:638709.

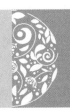

第十四章

雷诺征

一、概述

雷诺征（Raynaud sign，RS）是临床上较少见的周围血管疾病。主要是由于寒冷刺激、情绪激动以及其他因素作用下，血管神经功能紊乱引起的阵发性小动脉痉挛性疾病，又称肢端血管痉挛症。RS 可分为原发性及继发性两类：不伴有其他疾病，病情较轻，仅以指端特征性改变为表现，称为雷诺病（Raynaud disease）；对于常伴发类风湿关节炎、系统性红斑狼疮或系统性硬化等其他全身系统疾病，病情复杂者，常称为雷诺现象（Raynaud phenomenon，RP）。国际上倾向于将雷诺病和雷诺现象统称为雷诺征或雷诺综合征。RS 的病因，目前仍不明确。多数学者认为与寒冷刺激、内分泌功能紊乱、神经因素、感染、免疫功能异常等密切相关。还有学者认为与遗传、血液黏滞度增高、先天性肢端小动脉的缺陷有关。RS 的发病机制较为复杂，可能涉及神经功能紊乱、内皮依赖性血管损伤、血流动力学改变、黏附分子水平增高、体液调节功能失常等多个方面，吸烟导致的内皮损伤以及女性排卵前期末梢血管反应也可能参与发病。本病好发于青壮年女性，多在 20~30 岁，男女发病之比为 1∶10。

中医学中并没有"雷诺征"（或"雷诺病""雷诺现象"）的病名。但关于其临床表现，文献中有类似记载。如在汉代张仲景《伤寒杂病论》中即有"手足厥寒，脉细欲绝者，当归四逆汤主之。若其人内有久寒者，宜当归四逆加吴茱萸生姜汤""血痹阴阳俱微，寸口关上微，尺中小紧，外证身体不仁，如风痹状，黄芪桂枝五物汤主之"。清代《医宗金鉴》有"脉痹，则脉中血不流行而色变也"。中医常将本病归属于"脉痹""血痹""寒痹"等范畴。

二、病因病机

本病多因先天禀赋不足,后天饮食失调、寒邪侵袭、情志不舒,气血失荣失畅导致。

1. 素体阳虚　《素问·厥论》曰:"气因于中,阳气衰,不能渗营其经络,阳气日损,阴气独在,故手足为之寒也。"素体心脾肾阳气虚衰,寒从内生,阴寒内盛,寒凝血滞,或复被寒邪所中,内外合邪,气血运行不畅而不能温养四肢,故见肢端发凉。

2. 气血亏虚　脾胃功能受损,脾虚失于运化,胃虚失于受纳,气血生化乏源,不能濡养四肢,从而导致本病发生。

3. 情志失调　因情绪刺激,导致肝郁气滞,阳气不能布达于四肢,故肢端肤色变白、怕冷,继而青紫,气滞暂得缓解则皮肤潮红。

4. 寒邪乘袭　有明显的受寒史,或因久居北方,或久处寒凉,或工作环境寒冷恶劣而致。

以上因素长期反复刺激,导致肢端脉络挛急,血液运行不畅,难以达到肢端末梢。血供不足,阳气不能布达四肢,末端失荣、失温,故肢端苍白、发凉怕冷。

三、临床表现

本病多发生在寒冷地区,冬季多见。患者常因受寒或手指接触低温后发作,亦可由情绪激动、精神紧张诱发。其基本特征为动脉痉挛而手指(足趾)呈苍白 - 发绀 - 潮红 - 正常的皮肤颜色间歇性变化,伴有不同程度的神经系统症状,并有发凉、疼痛、麻木、感觉障碍,甚至关节畸形、骨质疏松。

四、诊断及治疗

(一)诊断标准

目前对于 RS 的诊断主要以病史为主。2014 年 Maverakis 等建立了诊断 RS 的三个步骤:肢端是否对寒冷刺激敏感→血管痉挛期间,肢端肤色是否有三相反应（苍白、发绀、潮红）→RS 的诊断标准（表 14-1）。2017 年欧洲血管医学学会提出的 RP 诊断标准见表 14-2、表 14-3。

表 14-1　2014 年 Maverakis 等建立的 RS 诊断标准

①症状可否由除寒冷刺激外的因素诱发，比如情绪；
②疾病发作时是否累及双侧肢体，可不同时或不对称；
③发作时伴有麻木、感觉异常；
④疾病发作时肤色变化的界限是否清楚；
⑤患者能否提供发作时强烈支持 RS 诊断的照片或影像资料；
⑥肢端以外的部位是否也会发作；
⑦疾病发作时肢端肤色是否有三相反应（苍白、发绀、潮红）。

满足上述 7 项中的 3 项及以上可诊断 RS

表 14-2　2017 年欧洲血管医学学会提出的原发性 RP 诊断标准

①满足 RP 诊断标准；
②RP 发生的患指 / 趾近端无缺血性体征或症状，如溃疡、坏疽；
③甲襞毛细血管显微镜检查未见异常；
④血管疾病和自身免疫性疾病的实验室检查指标正常；
⑤无结缔组织病病史；
⑥排除职业及环境、药物、神经系统疾病的影响，如冻疮、使用顺铂、腕管综合征等情况。

满足上述 6 项即可诊断为原发性 RP

表 14-3　2017 年欧洲血管医学学会提出的继发性 RP 诊断标准

①满足 RP 诊断标准；
②发病较晚，40 岁及以上；
③具有某种诱因病史；
④患指 / 趾端溃疡形成；
⑤无结缔组织病病史；
⑥伴有另外一种疾病的体征或症状；
⑦血液及自身免疫功能的检查结果异常，包括抗核抗体、类风湿因子等；
⑧甲襞毛细血管显微镜检查结果异常。

继发性 RP 的诊断：目前无明确的诊断标准，但患者符合 RP 诊断标准后，同时可能具有以上临床特征，有助于诊断为继发性 RP。

（二）治疗

1. 一般治疗　局部保暖,避免寒冷刺激,保持情绪稳定。

2. 药物治疗　主要以交感神经阻滞剂及其他血管扩张剂为主,用以解除血管痉挛、降低周围血管对寒冷刺激的反应,如硝酸甘油、胍乙啶、利血平、硝苯地平、前列腺素等。

3. 手术治疗　如满足相关手术指征,可行手术治疗。

五、常用特色疗法

（一）生物反馈疗法

1. 应用基础　生物反馈疗法是指利用现代生理科学仪器,通过人体内生理或病理信息的自身反馈,使患者经过特殊训练后,进行有意识的"意念"控制和心理训练,从而消除病理过程、恢复身心健康的新型心理治疗方法。

2. 适应证　主要适用于因情绪刺激引起的 RS。

3. 方法　训练时通过录音告诉患者深呼吸、放松,回想愉快、温暖的经历,如沐浴温暖的阳光,躺在松软的沙滩上,周围的海浪轻轻地拍打着沙滩等。每次治疗 1h。第 1 个月每周 3 次,第 2 个月每周 2 次,第 3 个月每周 1 次。并嘱患者每天在家进行 15min 的相同训练。

4. 注意事项

（1）有严重智力缺陷、精神分裂症急性期、5 岁以下儿童及病因不明者禁用此疗法。

（2）治疗前告知患者此疗法的目的和方法,以取得患者配合;不能接受者慎用。

（3）告知患者此治疗需坚持训练。

（二）诱导血管扩张疗法

1. 应用基础　本疗法可通过条件反射,使患者暴露在寒冷的环境中,而肢端血管不再出现过度的收缩反应。

2. 适应证　主要适用于寒冷刺激状态下肢端血管痉挛。

3. 方法　将患肢和全身处在 0℃的寒冷环境中,而双手浸泡在大约

43℃的热水里面,每次治疗 10min,每日 2 次。

4. 注意事项

(1)防止局部受寒,注意保暖,避免情绪激动和精神紧张。

(2)避免应用收缩血管药物。

(三)肢体负压治疗

1. 应用基础　肢体负压疗法通过正负压力的交替变化,产生充血与缺血反应,肢端血运增加、血管扩张,改善肢体血液循环及微循环障碍。

2. 适应证　适用于 RS 肢端血运障碍不宜手术或患者不同意手术者,以临床分期Ⅰ~Ⅱ期者尤为适用。

3. 用法　治疗时,患者取坐位或仰卧位,将患肢置入治疗舱内,一般自大腿或上臂中段以下置入。若为多个患肢,应分次进行,每次只治疗一个肢体。

4. 注意事项

(1)每次治疗前应检查患肢,若存在尚未结痂的溃疡面或压疮,应加以隔离保护后再行治疗;若有新鲜出血伤口,则应暂缓治疗。

(2)治疗过程中,应注意观察患肢的颜色变化,询问患者感觉,根据情况及时调整治疗。

(3)机体对负压的耐受性,个体与性别间有较明显差异,治疗压力应从低值开始,根据患者反应,再酌情增加负压,以患者有轻度胀感为宜。

(四)A 型肉毒毒素

1. 应用基础　寒冷刺激下,肾上腺素能受体介导的血管收缩功能增强,而肉毒毒素作为细胞外毒素,可通过抑制去甲肾上腺素释放以及肾上腺素能受体在血管壁的表达,发挥扩张皮肤血管和改善组织灌注的作用。临床上应用最多的为 A 型肉毒毒素。

2. 适应证　适用于手指麻木、肢端发凉、血供差及口服药物无效的 RS 患者。

3. 方法　经血管彩超评估血管分布及流速,肉毒毒素配制浓度为 25U/ml,注射位点包括桡动脉旁、尺动脉、指掌总动脉发出固有动脉处、掌浅弓发出指掌总动脉处、手指指掌固有动脉旁,每点注射 2.5~5U,注射总剂量为 100U。

4. 注意事项

（1）同时使用影响神经肌肉传输药物（如钙离子通道拮抗剂、氨基糖苷类等）者，不宜行肉毒毒素注射治疗。

（2）2 周内服用阿司匹林或其他解热镇痛药物者不建议注射肉毒毒素。

（3）对肉毒毒素制剂中任何成分过敏者忌用。

（4）孕妇及哺乳期妇女不主张使用此方法。

（五）中药熏蒸疗法

1. 应用基础　中药熏蒸疗法可使肢端皮肤温度升高，局部毛细血管扩张，促进血液及淋巴液循环，患肢颜色、疼痛、麻木感均能得到不同程度改善。

2. 适应证　RS 肢端无破溃性病变或开放性损伤，肢端畏寒怕冷、疼痛、麻木，尤适于寒凝和瘀滞型患者。

3. 辨证施药

（1）寒凝型：生川乌头，生草乌头，威灵仙，艾叶，伸筋草，桂枝，羌活，独活，徐长卿，川芎，吴茱萸，细辛，苍术，防风，木瓜，牛膝，透骨草，丁香等。

（2）瘀滞型：桃仁，红花，当归，川芎，全虫，鸡血藤，益母草，苏木，赤芍，丹参，地龙，全虫，土鳖虫等。

4. 用法　将中药包放在中药蒸煮器中煎煮 20min，应用熏蒸治疗仪对患肢进行治疗。最佳温度一般控制在 38~40℃，亦可根据患者耐受程度选择合适温度。每日 1 次，每次 20~30min。

（六）穴位贴敷

1. 应用基础　本法通过药物对穴位的刺激，激发经气，达到通经活络、活血化瘀、消肿止痛、扶正祛邪等功效。

2. 适应证　适用于 RS 中医辨证为寒凝、瘀滞、虚热、气血亏虚者。

3. 辨证施药

（1）药物选择

1）寒凝型：麻黄，附子，桂枝，细辛，乌药，白芍，鸡血藤，路路通，延胡索,当归,川芎,片姜黄,通草,荆芥,防风等。

2）瘀滞型:当归,赤芍,丹参,川芎,鸡血藤,乳香,没药,全虫,皂角刺,穿山甲,王不留行,土鳖虫等。

3）虚热型:当归,玄参、赤芍,白芍,牡丹皮,地骨皮,知母,天花粉,黄柏,防己,桑枝,冰片,山茱萸等。

4）气血亏虚型:黄芪,党参,当归,熟地黄,白芍,茯苓,白术,生姜,鸡血藤,炙甘草等。

（2）调和剂选择:根据不同证型,选择合适的调和剂。

（3）穴位选取

1）上肢选穴:中极,缺盆,合谷,内关,手三里,手五里,小海、阳池,尺泽,气海,关元等。

2）下肢选穴:三阴交,照海,足三里,环跳,阳陵泉,关元,气海,太冲,血海,涌泉等。

4. 用法

（1）药饼制作:把药末和调和剂,按 1∶1 比例调和,制成 1cm×1cm×0.5cm 大小的药饼,药饼质地干湿适中。

（2）配穴处方:以脏腑、经络学说为基础,根据病情、病因、病位辨证选穴,每次选取 6~8 个穴位为宜。

（3）药饼贴敷:准备 5cm×2cm 大小的胶布。暴露施术部位,将药饼置于穴位,用胶布固定。

（4）除去药贴:贴敷一定时间后除去药贴,成人一般贴敷 4~6h,以皮肤无明显不适为度,避免损伤皮肤。

5. 注意事项

（1）贴敷药物后要加强观察,注意有无水肿、过敏等现象,以免出现水疱、皮肤破损、细菌感染。若出现上述症状,应洗去药物,暂停外敷,保持皮肤清洁。若水疱较大,可用注射器抽去积液,消毒处理。

（2）注意药物干湿适中,防止脱落。

（七）中药热罨包

1. 应用基础　中药热罨包可改善外周血液循环,缓解 RS 患者疼痛、麻木、发凉等症状。

2. 适应证 适用于 RS 中医辨证为寒凝、瘀滞者。

3. 辨证施药

（1）寒凝型：羌活，徐长卿，肿节风，细辛，透骨草，麻黄，桂枝，生川乌，生草乌，姜黄，威灵仙等。

（2）瘀滞型：丹参，香附，三棱，莪术，姜黄，乳香，没药，透骨草等。

4. 用法 制作一个双层厚棉布袋，把上述中药及粗盐 200g 放入袋中扎好，反复翻动，并在药包上喷洒少量水，同时裹上保鲜膜，将其放在微波炉内，用中火加热 4~8min，温度控制在 60~70℃，以不烫手为宜，包裹患者双手。每次治疗时间 20~30min，每日 1~2 次。

5. 注意事项

（1）感觉功能障碍患者禁用。

（2）对药物过敏者禁用。

（3）热敷部位皮肤不得有肿块、溃疡、炎症等。

（八）温泉浴疗法

1. 应用基础 RS 患者手指（足趾）颜色改变、发凉，而温泉水富含氯化钠、硫化氢、硫酸钙等丰富的矿物质，可在皮肤表面形成保温层，防止体温扩散；同时刺激皮肤血管扩张，增加血液循环，改善 RS 患者临床症状。

2. 适应证 适用于肢端无破溃性病变或开放性损伤，肢端微循环障碍的 RS 患者。

3. 用法 本法分为短浴法和长浴法两种，在临床使用过程中，可评估患者病情，选择合适的方法。此外，还可分为全身浸浴法、半身浸浴法、手浴法、足浴法等。

（1）短浴法：水温 38~39℃，1 次入浴 10~20min；或水温 42℃左右，入浴几分钟即出浴，休息片刻，再入浴，反复 2~3 次。

（2）长浴法：水温 35~37℃，1 次入浴 1~6 小时。

4. 注意事项

（1）禁止空腹入浴，建议饭后 1~2 小时入浴。

（2）治疗过程中密切观察有无恶心、心慌、头晕等现象，如有不适，立即出浴,卧床休息。

(3)高龄老人或有心脑血管疾病患者,需防止基础疾病突发。

(九)穴位注射疗法

1. 应用基础　穴位注射疗法可将针刺与药物作用相结合,从而改善肢端发凉等症状。

2. 适应证　本疗法适用于肢端发凉、麻木、疼痛、肤色异常等患者。

3. 辨证施药

(1)方法1

1)取穴:上肢取曲池,手三里,外关,养老,手五里,合谷等;下肢取阳陵泉,三阴交,悬钟,足三里,外丘,阴陵泉等。

2)药物:丹参注射液、当归注射液。

3)操作:每次按病变部位选择 2~4 个穴位,交替使用。常规穴位消毒后,用 10ml 注射器吸入丹参、当归注射液各 2ml 加 10% 葡萄糖注射液 2~4ml,分穴快速刺入皮肤,抽无回血,待得气后迅速推注药液,使针下有较强的酸胀感。

(2)方法2

1)取穴:双侧合谷、外关穴。

2)药物:当归注射液、普鲁卡因注射液、醋酸曲安奈德注射液。

3)操作:穴位常规消毒后,用 5ml 注射器配 5 号长齿科针抽取 10% 当归注射液 2ml,2% 普鲁卡因注射液(皮试阳性者改为利多卡因注射液)1.5ml,醋酸曲安奈德注射液 0.5ml 混合,于双手四穴(合谷穴向后溪穴方向透刺 4cm,外关穴向内关穴方向透刺 3~4cm)进针,患者出现酸麻胀感或向指端触电样放射时,稍提针回抽无血,每穴注射入药液 1ml 后出针,用消毒棉球按压针孔。每月注射 2 次,8 次为 1 个疗程。

(3)方法3

1)取穴:双侧外关,合谷,曲池,肩髃,肩髎。

2)药物:消旋山莨菪碱注射液。

3)操作:取消旋山莨菪碱注射液 10mg,以 5ml 注射器配 6 号针头,每侧由远端向近端依次取穴。进针得气后每穴推注药物 0.2ml。

4. 注意事项

（1）治疗前做好沟通工作,减轻患者恐惧心理。

（2）治疗后局部会出现一过性酸胀、无力感,属正常现象。

（3）治疗后避免从事重体力劳动;注射部位防止感染。

【参考文献】

[1] SHAH J,BILLINGTON A R,ELSTON J B,et al.Raynaud's Phenomenon[J].Eplasty, 2013,13(1):ic58.

[2] 吴丹,荣晓凤.雷诺综合征的中西医诊治研究进展[J].现代中西医结合杂志, 2021,30(30):3415-3420.

[3] 汪海洋,张一凡,孙建明.雷诺综合征的诊治进展[J].重庆医学,2017,6(19): 2721-2724.

[4] PRETE M,FATONE M C,FAVOINO E,et al.Raynaud's phenomenon:From molecular pathogenesis to therapy[J].Autoimmunity Reviews,2014,13(6):655-667.

[5] OVERBURY R,MURTAUGH MA,FISCHER A,et al.Primary care assessment of capillaroscopy abnormalities in patients with Raynaud's phenomenon[J].Clin Rheumatol,2015,34(12):2135-2140.

[6] 张雨田,王红,冯彬彬,等.雷诺综合征诊断及治疗进展[J].血管与腔内血管外科杂志,2020,6(5):450-456.

[7] 刘路路,聂志余.肉毒毒素治疗雷诺现象进展[J].卒中与神经疾病,2021,28 (4):478-481.

第十五章

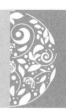

结节性红斑

一、概述

结节性红斑(erythema nodosum,EN)是一种主要累及皮下脂肪组织的炎症性疾病。病因及发病机制复杂,可能与感染、风湿免疫系统疾病、某些恶性肿瘤,口服溴化物、碘化物、避孕药、磺胺类、青霉素,以及雌性激素和孕激素的分泌过多有关;儿童 EN 可能与全身性疾病或恶性疾病相关。目前多数学者认为 EN 的发病机制可能是一种迟发性过敏反应,也可能是一种免疫复合物疾病。近年来发现本病可能是血管炎的一种,属于Ⅲ型变态反应。另外,本病可能与吞噬细胞功能、血液黏稠度、下肢血液循环状态亦有一定关系。该病在成年人中以女性更常见,男女比例约为 1∶6。虽然 EN 可能发生在任何年龄组,但其高峰期一般在 15~40 岁。

本病在中医学中,其病名虽未有明确记载,但根据临床特征表现,古籍中有相似描述,称之为"瓜藤缠""三里发""湿毒流注"。如《疡医大全》引《鬼遗方》云:"三里两处起痈疽名三里发。初发如牛眼睛,青黑五七日,破穴出黑血汁脓,肿攻膀肚连腿里,拘急冷痛。"《证治准绳·疡医》云:"或问:足股生核数枚,肿痛久之,溃烂不已何如? 曰:此名瓜藤缠……""足胫之间生疮,状如牛眼,或紫或黑,脓水淋漓,止处即溃烂,久而不敛何如? 曰:此名湿毒流注"。

二、病因病机

本病外感病邪主要是风、寒、暑、湿、火,内伤主要是肝、脾、肾受损,湿

230

毒内生。六淫之邪既可单独致病,正如《证治准绳·疡医》所云:"寒湿暑气侵入腠理而成",也可与内伤同时致病;既可形成实证,也可形成虚实夹杂之证。是故本病的发病部位在肌肉腠理之间,邪气与肌腠相搏击而形成红斑,脏腑主要责之于肝、脾、肾三脏,与足之三阴三阳经有密切关系。

三、临床表现

好发于春秋季节,多数患者发病前有前驱症状,如发热,多为低热,有时亦可高达 38~39℃,肌痛,关节痛,头痛乏力,全身不适等。皮疹多对称发生于小腿伸侧,其次为大腿及臀部,少见于上肢、面、颈部,皮疹直径 1~5cm,皮损数个至数十个。结节略高于皮肤表面,呈半球形或红斑状,红斑下方为皮下结节,呈淡红色或鲜红色,时间久者结节呈暗红、紫红色,最后呈现黄色或绿色外观,愈合后皮肤无萎缩或瘢痕形成,可反复发作。在罕见的情况下,更广泛的损伤可能出现,可同时发生在大腿、上肢、甚至面颈、躯干皮肤。继发于其他系统性疾病者,则伴有相关疾病症状。慢性 EN,也叫迁移性 EN:多见于妇女小腿,病期可达数年。儿童性 EN 在希腊常见,最长不超过 20 天。

四、诊断及治疗

(一)诊断标准

诊断标准见表 15-1。

表 15-1　EN 诊断标准

①多发于妇女小腿的结节性损害,初起为孤立的真皮深部或皮下结节,随后数目逐渐增多。

②单个结节逐渐向外周扩展,形成轮廓不清的环状或弓形斑块损害点,边缘部颜色较红,中央呈紫色或棕色。

③损害常为单侧发生,好发于小腿下侧缘,亦可发生于腓肠肌部、大腿及臀部。

④持续时间较长,结节可达数月甚至数年之久。

⑤机体发热,多为低热,咽喉疼痛,关节疼痛。

具有 EN 相关症状/体征的患者,需除外:硬红斑、回归发热性结节性非化脓性脂膜炎、亚急性结节性游走性脂膜炎、结节性血管炎等相关性疾病,可诊断为 EN。

（二）治疗

1. 一般治疗　积极寻找致病因素，注意休息，抬高患肢。局部冷湿敷，食用清淡性凉利湿之物，慎用辛辣、油腻之品。

2. 全身治疗

（1）抗生素：有明显感染者，可应用青霉素、磺胺类抗生素。

（2）类固醇皮质激素：持续剧烈疼痛的患者可选用泼尼松等，剂量为每日 30~40mg。

（3）解热镇痛药：如吲哚美辛、布洛芬等。

3. 局部治疗　皮损处可选用皮质激素药膏外涂，皮损内注射曲安西龙混悬液或倍他米松等。

五、常用特色疗法

（一）音频电疗法

1. 应用基础　音频电疗法具有消炎镇痛、改善循环，促进结缔组织纤维吸收，软化瘢痕等作用。

2. 适应证　主要适用于 EN 初期皮下结节形成，避免因粘连牵拉而引起慢性损伤，对预防瘢痕增生亦有一定作用。

3. 设备　音频电疗机。

4. 方法

（1）将宽约 1~1.2cm，长约 20~30cm 的铜片或锡、铝片作为电极，用生理盐水浸湿的纱布包好，安放在治疗部位的上下两端或两侧，并用绷带固定，再将夹子分别夹在两电极上。

（2）打开电源开关，缓慢转动"输出调节"旋钮，使电流表指针缓慢向右移动，同时观察患者反应，直至患者能耐受舒适为宜。

（3）治疗时间 20~30min，每日 1~2 次，10 次为 1 个疗程。

5. 注意事项

（1）电极禁止对准心脏、大脑前后或左右放置。

（2）治疗时患者不能随意活动，不能用手接触电疗机或其他物品。

（3）天热时纱布易干燥，应滴水浸湿纱布，以保持导电。

（4）少数患者在治疗中有头昏、胸闷、嗜睡、疲乏等现象,停止治疗可缓解或消失。

（二）中药外敷法

1. 应用基础　中药外敷法可使药物通过体表充分吸收,直接作用于患处,起到局部治疗作用。

2. 适应证　适用于 EN 皮损未破溃者。

3. 辨证施药

（1）湿热兼瘀型:大黄,黄柏,黄芩,苦参,薏苡仁,土茯苓,赤芍,紫草,牛膝,忍冬藤,六一散,薄荷,樟脑,冰片等。

（2）寒湿兼瘀型:肉桂,细辛,苏木,防己,桂枝,当归,赤芍,吴茱萸,独活、茯苓,红花,艾叶,牛膝,路路通等。

（3）痰瘀互结型:苍术,红花,川芎,陈皮,生半夏,生南星,白芥子,木瓜,海风藤,雷公藤,丹参,赤芍,乳香,没药,牛膝,三七等。

（4）气滞血瘀型:当归,赤芍,桃仁,红花,黄芪,香附,川芎,牛膝,丹参,生牡蛎,皂角刺,鸡血藤,乳香,没药,斑蝥,土鳖虫,白芍等。

4. 用法

（1）先把中药打碎或研磨,用过筛的方法,将药物研成极细粉末。

（2）根据证型选取适量药物粉末,并混合均匀。

（3）临用时,用鸡蛋清或蜂蜜混合调匀如糊状,掺在膏药上或直接撒布在皮肤表面,每日早、晚各 1 次。

5. 注意事项

（1）皮肤过敏者禁用,如有过敏现象及时就诊。

（2）敷药的摊制厚薄要均匀。

（3）夏天以蜂蜜、饴糖作调和剂时,宜现配现用或冷藏保存。

（4）药物经皮肤吸收,也会通过血液循环经肝脏代谢,使用过程中要定期检测肝功能。

（三）熏洗熏蒸疗法

1. 应用基础　本法利用加热的中草药制品,先熏后洗,以达疏通经络、调和气血、解毒化瘀、散结消肿的目的。

2. 适应证　适用于 EN 皮损未破溃者。

3. 辨证施药

（1）寒湿兼瘀型：肉桂,细辛,白鲜皮,透骨草,苏木,伸筋草,桃仁,红花,徐长卿,桂枝。

（2）痰瘀互结型：海风藤,雷公藤,白芥子,川芎,木瓜,丹参,赤芍,乳香,没药。

（3）气滞血瘀型：黄芪,五灵脂,鸡血藤,香附,乌药,郁金,当归,红花,桑寄生,独活,牛膝。

4. 用法

（1）支凳熏法：将上药加水煎煮,倒入盆内,盆旁或盆中心支一凳,将腿搭放于凳上,外罩布单,进行熏蒸。药液在 100℃ 左右,也可边加热边熏。每次熏蒸 15~30min,每日 1~2 次。

（2）浸洗法：待药液降至 45~60℃,将患肢伸入药液内浸泡,可同时进行搓洗。每次浸洗 10~30min,每日 1~2 次。

5. 注意事项

（1）熏洗时要将药液烧开,有蒸气产生。需掌握好药液与所熏部位的距离,使蒸气热度适中为宜,过近易于烫伤,过远起不到治疗效果。

（2）熏洗时要注意保暖,避免受寒着凉,治疗完毕后及时拭干皮肤。

（3）凡老年人、儿童、病情危重者,熏洗时要有专人陪护,避免烫伤或发生意外事故。

（四）穴位贴敷

1. 应用基础　本法具有活血化瘀、清热解毒、消肿止痛等作用。

2. 适应证　本疗法主要适用于中医辨证为湿热、寒湿、痰瘀、气滞血瘀型的 EN 患者。

3. 辨证施药

（1）药物选择

1）湿热兼瘀型：白鲜皮,土荆皮,秦皮,大黄,黄柏,苦参,玄参,金银花,茜草,白茅根,赤芍,紫草,马齿苋,紫花地丁、败酱草等。

2）寒湿兼瘀型:附子,细辛,伸筋草,苏木,红花,桂枝,艾叶,牛膝,松节,乌梢蛇,白花蛇舌草等。

3）痰瘀互结型:生半夏,生南星,白芥子,乳香,没药,牛膝,枳壳,苍术,红花,川芎等。

4）气滞血瘀型:当归,牡蛎,川芎,丁香,鸡血藤,皂角刺,王不留行,土鳖虫,水蛭,斑蝥等。

（2）调和剂选择:不同证型,选择不同的调和剂。

（3）穴位选取:阴陵泉,足三里,丰隆,血海。湿热兼瘀型加阳陵泉、大椎、曲池、承山等;寒湿兼瘀型加三阴交、解溪等;痰瘀互结型加阳陵泉、地机等;气滞血瘀型加肝俞、太冲、悬钟等。

4. 用法

（1）药饼制作:药末和调和剂按 1∶1 比例调和,制成质地干湿适中的药饼。

（2）配穴处方:根据病情、病因、病位辨证选穴,每次 6~8 个为宜。

（3）药饼贴敷:暴露施术部位,将药饼置于穴位,用胶布固定。

（4）药贴去除:贴敷 4~6 小时,以皮肤无明显不适为度。

5. 注意事项

（1）治病遵内治之理,重视辨证论治。

（2）贴敷部位（穴位）要按常规消毒,防止感染。

（3）为促进药效发挥,选择调和剂时应注意其本身药性所长。

（4）穴位贴敷后药外加固定,以防止药物脱落或移位。

（5）贴敷部位（每个或每组穴位）不宜连续贴敷过久,应交替使用,以免药物刺激太久造成皮肤溃疡,影响继续治疗。一般每日换药 1 次,同时用药厚度要适中,不可太厚或太薄。

（6）小儿皮肤嫩薄,不宜用刺激性太强的药物,贴敷时间也不宜太长。

（7）注意观察,中病即止,若有不适,立即撤除药物,并易方贴敷,以愈为度。有皮肤过敏或皮肤破损者,不宜用此法。

（五）穴位注射

1. 应用基础　丹参的主要药理作用为改善微循环,对缺氧、脂质过氧化及内毒素所致的内皮损伤具有保护作用。穴位注射丹参注射液具有镇痛抗炎、调节免疫之功。

2. 适应证　适用于 EN 疼痛剧烈、下肢微循环障碍者。

3. 辨证施治

（1）取穴：足三里，丰隆，阴陵泉，血海。

（2）药物：丹参注射液。

（3）操作：用一般注射器配细长针头，吸入 4ml 丹参注射液。常规消毒，快速刺入皮下，缓慢进针达适当深度，用小幅度提插，不捻转，使针刺局部有明显酸胀感或沿经络传递感（注意避开神经），再回抽观察有无回血，无血时将药液徐缓注入，每穴 1ml，每日 1 次，6 次为 1 个疗程。

4. 注意事项

（1）严格消毒，防止感染，如注射后局部出现红肿、发热等症状，需及时处理。

（2）注射前检查药物有效期及药物有无沉淀、变质等情况。

【参考文献】

［1］KISAWK B,ONAT AM,PELILIVAN Y.Multiclinical experiences in erythema nodosum:rheumatology clinics versus dermatology and infection disease clinics［J］. Rheumatol Int,2013,3（2）:315-318.

［2］CHOWWANIEC M,STARBA A,WILAND P.Erythema nodosum-Review of the literature［J］.Reumatologia,2016,54（2）:79-82.

［3］万学峰,多兰,惠艳.结节性红斑 81 例临床分析［J］.中国皮肤性病学杂志,2006（6）:353-354.

［4］谭自明,余亮,李奇凤,等.儿童结节性红斑的病因及免疫特点分析［J］.临床儿科杂志,2018,36（4）:316-317.

［5］张琛,高炳爱,陈玉欣,等.结节性红斑的病因及发病机制［J］.中国麻风皮肤病杂志,2015（7）:3.

［6］林辰青,沈宏春.结节性红斑中医文献研究［J］.辽宁中医药大学学报,2011,13（10）:2.

［7］陈文华.穴位注射丹参治疗结节性红斑［J］.中外医疗,2007,26(19):1.

［8］张学军,郑捷.皮肤性病学［M］.北京:人民卫生出版社,2018:161-162.

［9］林锦欢.红外线与音频电疗法预防瘢痕增生［J］.中国临床康复,2003(32):
4315.

第十六章

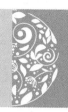

反应性关节炎

一、概述

反应性关节炎（reactive arthritis，ReA）是一种发生于某些特定部位（如肠道和泌尿生殖道）感染之后而出现的关节炎。本病好发于 18~40 岁，也可见儿童及老年人，男女发病率无明显不同。本病无地域差异，可发生于世界各地，多在夏秋季节发病。近年发现，包括细菌、病毒、衣原体、支原体、螺旋体等在内的绝大多数微生物感染后均可引起反应性关节炎，因此广义的反应性关节炎范围甚广，是临床上常见的关节炎之一。本病不仅有关节症状，全身症状也较明显，故治疗方案需针对病原体和关节炎两部分。常见的反应性关节有赖特综合征及肠病性关节炎。

反应性关节炎的临床症状轻重不一，轻症病例甚至并不引起注意，因此本病的确切发病率较难统计，严重者可累及内脏。芬兰的调查发现，在成人中反应性关节炎的发病率为 30/10 万。而在沙门菌、志贺菌和弯曲菌肠道感染的患者中，反应性关节炎的发病率可高达 8%~10%。

反应性关节炎在古代没有明确对应的中医命名，但根据起病特点及发病症状，在中医学中可属于"热痹""肠痹"等范畴，也可在眼病、痢疾、肠炎、淋证、狐惑等病证中找到相关记载。《素问·痹论》中提到："其热者，阳气多，阴气少，病气胜，阳遭阴，故为痹热。"《金匮翼·热痹》"热痹者，闭热于内也……腑脏经络，先有蓄热，而复遇风寒湿气客之，热为寒郁，气不得通，久之寒亦化热，则痹熻然而闷也。"另外，清代林珮琴《类证治裁》"诸痹……良由营卫先虚，腠理不密，风寒湿乘虚内袭，正气为邪所阻，不能宣行,因而留滞。气血凝涩,久而成痹。"具体概括了该病的病因及发病学。

二、病因病机

中医认为本病以风寒湿邪为致病外因,但更强调"邪之所凑,其气必虚",突出以"正气虚"为内因。患病后治疗不及时,失治、失养,或劳倦内伤,或产后失调等,导致脏腑虚弱,营卫不和,卫外不固,腠理空疏,复感外邪则发为本病。基本病机为肝肾不足,气血亏虚,复感风寒湿邪所致。病理特点为正虚有邪,寒热错杂。

三、临床表现

典型 ReA 通常在感染后 2~4 周发生,为非对称性少关节炎,好发于下肢,平均累及 4 个关节。以膝、踝和跖趾关节最为多见。上肢关节也可受累,髋关节病变不多见,而胸锁、肩和颞颌关节受累更少。超过 1/3 的患者仅有下肢关节炎,个别患者单有上肢关节受累。受累关节表现为关节红肿热痛或肿胀疼痛,并伴有压痛,及关节主动和被动运动时疼痛。骶髂关节或其他脊柱关节受累也是本病的一个特点,总发生率约占 50%,可产生下背痛,骶髂关节处疼痛及其局部压痛。除关节炎外,也可有肌腱端炎,多见跟腱炎、跖底筋膜炎及足跟痛等表现。足趾和手指受累可呈腊肠样趾(指),表现为弥漫性肿胀。关节外的表现可见男性尿道炎、女性宫颈炎、结膜炎、虹膜炎、皮肤黏膜损害和主动脉炎等。急性期可伴有发热。少数可并发心肌炎、胸膜炎及结节性红斑等。

四、诊断及治疗

(一)诊断

反应性关节炎是一种与特定部位感染相关的脊柱关节炎,因此诊断时需注意寻找泌尿生殖道或肠道前驱感染的证据,同时具备脊柱关节病常见的临床表现,如典型的外周关节炎为以下肢为主的非对称性寡关节炎,常有肌腱端炎、眼炎、炎性下腰痛、阳性家族史以及 HLA-B27 阳性等,有以上表现者诊断并不困难,但由于各种表现可在不同时期出现,所以诊断有时需要数月时间。发展为慢性反应性关节炎患者,其关节炎和/或皮损的表现类似银屑病关节炎、强直性脊柱炎和白塞综合征。反应性关节炎诊断主要根据病史、症状、体征和影像学检查综合诊断,目前多沿用1996年Kingsley与Sieper提出的ReA分类标准。见表16-1。

表 16-1 ReA 分类标准

（1）外周关节炎:下肢为主的非对称性寡关节炎。

（2）前驱感染的证据:①如果4周前有临床典型的腹泻或尿道炎,则实验室证据可有可无;②如果缺乏感染的临床证据,必须有感染的实验室证据。

（3）排除引起单或寡关节炎的其他原因,如其他脊柱关节病、感染性关节炎、莱姆病及链球菌ReA。

（4）HLA-B27阳性、ReA的关节外表现(如结膜炎、虹膜炎、皮肤、心脏与神经系统病变等)或典型脊柱关节病的临床表现(如炎性下腰痛、交替性臀区疼痛、肌腱端炎或虹膜炎)不是ReA确诊必须具备的条件。

（二）治疗

ReA目前尚无特异性或根治性治疗方法。和其他炎性关节病一样,治疗目的在于控制和缓解疼痛,防止关节破坏,保护关节功能。

1. 一般治疗 大多数患者病程呈自限性,不需要使用改善病情抗风湿药。急性关节炎可卧床休息,但应避免固定关节夹板,以免引起纤维强直和肌肉萎缩。当急性炎症症状缓解后,应尽早开始关节功能锻炼。同时注重心理支持疗法,因为尽管这种疾病呈自限性,但通常需要6~12个月才能缓解。

2. 非甾体抗炎药（NSAIDs） 治疗反应性关节炎时应采用足量的非甾体抗炎药,最好为长效制剂。本类药物种类繁多,根据患者胃肠道出血和心血管疾病的风险评估,来决定使用选择性或非选择性药物,具体选用因人而异,可减轻关节肿胀和疼痛,增加活动范围,是早期或晚期患者症状治疗的首选。常用药物有塞来昔布、美洛昔康、依托考昔等。

3. 抗生素 根据定义,反应性关节炎中的关节是无菌的,因此没有用抗生素治疗关节炎的证据。抗生素的治疗仍有争议,对于获得性ReA,使用抗生素(氧氟沙星或大环内酯类抗生素)治疗并发的尿道感染可能减少有 ReA 病史患者关节炎复发的风险,并建议延长抗生素使用疗程,尤其是在衣原体感染时。但是对于已有的关节炎本身是否有益尚缺乏证据,而对于肠道型 ReA,抗生素治疗常常是无效的,并不推荐于 ReA 发生之后使用。

4. 糖皮质激素　对 NSAIDs 不能缓解症状的个别患者可短期使用糖皮质激素,但口服治疗既不能阻止本病的发展,还会因长期治疗带来不良反应。外用糖皮质激素和角质溶解剂对溢脓性皮肤角化症有用。关节内注射糖皮质激素可暂时缓解膝关节和其他关节的肿胀。对足底筋膜或跟腱滑囊引起的疼痛和压痛可局部注射糖皮质激素治疗,使踝关节早日活动以免跟腱变短和纤维强直。

5. 慢作用抗风湿药　当 NSAIDs 不能控制关节炎,关节症状持续 3 个月以上或存在关节破坏的证据时,可加用慢作用抗风湿药,应用最广泛的是柳氮磺吡啶,对于重症不缓解的 ReA 可试用甲氨蝶呤、硫唑嘌呤、来氟米特等免疫抑制剂,或二者联用。

五、常用特色疗法

(一) 关节镜治疗

1. 应用基础　关节镜治疗为微创手术,创伤小、并发症少,术后可早期行功能锻炼,患肢功能恢复快。

2. 适应证　反应性关节炎局部关节炎症严重者;关节有滑膜炎或损伤者。

3. 用法

(1) 根据手术部位选择麻醉方式及体位;

(2) 根据手术部位选择切口及入路;

(3) 关节镜下对手术部位病变进行全面探查与评估,做到处理前预判;

(4) 根据选定的手术切口及入路进行关节镜下操作。

（二）中药离子导入

1. 应用基础　中药离子导入法具有活血化瘀、软坚散结、抗炎镇痛、松解粘连的作用，可以缓解本病患者的关节症状。

2. 适应证　反应性关节炎急性期关节肿胀、疼痛明显，缓解期部分关节肿痛不消；或反应性关节炎伴有关节屈伸不利、肌肤麻木不仁等。

3. 用法

（1）根据疾病部位选择合适体位。

（2）物品准备齐全，将衬垫浸湿药液，拧至不滴水，紧贴患处皮肤，根据药物选择电极，连接好之后把塑料薄膜盖在电极板上，再用绷带固定。

（3）治疗中经常询问患者感受，如患者自诉出现灼痛感，立即停止治疗，采取相关措施。治疗时间一般每次 15~20min，每日 1 次，10~15 次为 1 个疗程。

（三）中药熏洗疗法

1. 应用基础　中药熏洗疗法可使皮肤温度升高，毛细血管扩张，促进血液及淋巴循环，起到疏通经络、调和气血、消炎镇痛、扶正祛邪的作用。

2. 适应证　反应性关节炎关节肿胀、疼痛、活动障碍者。

3. 辨证施药

（1）风寒湿痹型：透骨草、红花、川乌、草乌、桂枝、灵仙、鸡血藤。病在上肢肩背者加羌活，病在腰背加狗脊、牛膝，病在下肢加独活、木瓜，痛痹加细辛，行痹加防风，着痹加防己。

（2）风湿热痹型：防己、当归、川草薢、黄柏、龟板、牛膝、秦艽、苍术等。

（3）肝肾亏虚型：独活、防风、桑寄生、杜仲、牛膝、当归、川芎、鸡血藤等。

4. 用法　将煎煮好的中药连同药渣一起快速倒入浴具中，充分暴露治疗部位，保持身心放松，先用中药蒸气熏蒸患处，待药液温度降至 40℃左右，嘱患者入舱行熏洗治疗，药液泡洗患处约 15~20min，结束后用干净毛巾擦干治疗部位。每日 1 次，7~10 次为一个疗程。

5. 注意事项

（1）熏洗药液必须严格掌握温度，熏蒸时药液应加热至蒸气上冲，但亦不可过热,避免烫伤皮肤。

（2）为避免出现头晕等不适症状,患者饭前和饭后半小时内均不可进行熏洗治疗。

（四）针刀疗法

1. 应用基础　针刀疗法通过调节人体的力学平衡,松解粘连组织,降低筋膜张力,消除肌肉痉挛,可有效减轻患者疼痛。

2. 适应证　反应性关节炎早期关节活动轻度受限伴有疼痛等症状。

3. 方法

（1）体位选择:以医生操作方便、患者自我感觉舒适为原则。

（2）消毒:在选好体位及治疗点后,局部无菌消毒。

（3）操作:医生戴无菌手套,确认进针部位,并做标记。对于身体大关节或操作较复杂的部位可铺无菌洞巾。进针刀时要迅速,在深部进行铲剥、横剥、纵剥等剥离操作时,手法宜轻,不然会加重疼痛,甚至损伤周围组织。

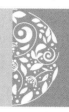

第十七章

产后风湿

一、概述

产后风湿是指育龄期女性在产后这一特殊时期出现一系列风湿病症状的疾病,如关节肌肉疼痛、畏寒,遇寒加重,得温缓解,肢体沉重、酸胀,疲乏,气短,懒言,自汗,心悸,失眠,纳差,焦虑、抑郁等。人工流产、引产或妇科手术后百日内,感受外邪出现上述症状也属于产后风湿范畴。本病的临床表现多样,缺乏特异性,病情程度因人而异,同时缺少阳性体征及相应的实验室检查指标。目前西医尚无产后风湿这一病名,甚至有学者对本病能否作为一个独立疾病存在而持怀疑态度。但临床中因产后风湿相关症状就诊的患者众多。

中医学中亦无产后风湿这一病名,依据其发病症状,多以"产后痹""产后身痛""产后痛风""产后中风""产后筋脉拘急"等命名。在中医古籍中,有众多产后风湿症状的描述,如唐代昝殷《经效产宝》论曰:"产后中风,身体疼痛,四肢痿弱不遂。"宋代严用和《严氏济生方》记载产后"遍身疼痛,甚则腰背强硬,不能俯仰,手足拘挛,不能伸屈,或身热头痛"等表现。《妇人大全良方》指出:"夫产后中风,筋脉挛急者,是气血不足""产后中风……风邪冷气客于皮肤经络,但疼痹羸乏不任,少气。"《普济方》论:"……产后伤虚,腰间疼痛,四肢少力,不能饮食。"《女科百问》中描述:"产后百节开张,血脉流走……则骨节不利,筋脉引急,故腰背不得转侧,手足不能动摇,身热头痛也。"这些描述均详细记载了妇人产后出现的风湿性症状。

二、病因病机

中医学认为产后风湿发生的主要原因是正气亏虚,感受外邪。在产后、人工流产及引产后百日内,身体虚弱,脏腑功能低下,气血不足,腠理空疏,风寒湿邪乘虚而入,邪阻经络,出现关节、肌肉疼痛、沉重、麻木等症。本病病位在肢体关节、肌肉,与脏腑气血关系密切。病机为正气虚弱、感受外邪,邪阻经络,气血瘀滞、肢体失养。本病多为虚实夹杂之证,属本虚标实,本虚为气血亏虚、脾肾阳虚、肝肾阴虚等,标实为感受外邪、肝郁气滞、瘀血痹阻等。

三、临床表现

主要表现为肢体关节、肌肉疼痛不适、重着肿胀、酸楚麻木,筋脉拘挛,屈伸不利,甚或关节僵硬、变形。伴有汗出畏风,或局部红肿发热、面色无华、体倦乏力、腰膝酸软等症。

四、诊断及治疗

(一)诊断标准

产后风湿的诊断参照《中医内科临床诊疗指南·产后痹》(T/CACM 1174—2019),指的是女性在生产、流产或引产后百日内,感受外邪、情志变化、过早劳役等诱因,出现关节、肌肉酸楚、麻木、沉重、疼痛,可伴有汗出、恶风、畏寒、情志不畅等症状。经过治疗症状可明显改善或缓解。部分患者病程迁延至数月、经年或长期不愈。本病目前无西医学的相应疾病和诊断标准,临床上主要根据其特定的发病人群、发病时间、诱因及临床表现,并排除类风湿关节炎、强直性脊柱炎、致密性骨炎、风湿性多肌痛、反应性关节炎、肌筋膜炎、纤维肌痛综合征等风湿免疫性疾病。

(二)治疗

西医学尚无明确的产后风湿的治疗指南,常用药物为非甾体抗炎药、糖皮质激素、免疫抑制剂等。亦有研究认为合理使用抗抑郁、抗焦虑等精神类药物,及补钙、补充维生素可缓解症状。由于产后为一特殊时期,临床医生要综合考虑,防止对产妇身体恢复及哺乳产生不良影响。

五、常用特色疗法

(一)中药熏蒸疗法

1. 应用基础　中药熏蒸疗法对产后体虚,营卫不调,腠理不密,感受风寒湿邪而作痛者,可达温通经络,逐散风寒之效。

2. 适应证　产后体虚,营卫不调,感受外邪导致的全身肌肉、关节疼痛。

3. 辨证施药　基本药物组成:当归、黄芪、独活、羌活、伸筋草、艾叶、薏苡仁、木瓜、益母草各适量,可根据不同表现辨证加减用药。

(1)寒湿内停证:关节肿痛,僵硬或畸形,活动受限,挛缩拘急,剧痛难忍,夜间尤甚,口渴喜热饮,喜暖畏寒,遇冷则重,舌质淡,苔薄白,脉象沉紧。酌加透骨草、秦艽、桂枝、制附片、苍术、杜仲、威灵仙、干姜等。

(2)气滞血瘀证:阴雨天疼痛加剧,少气乏力,倦怠,面色无华,关节疼痛,如针锥刺入,痛有定处,屈伸不利,形体消瘦,腰膝酸软无力,舌暗或有瘀斑,少苔,脉细弱或细涩。酌加赤芍、桃仁、牡丹皮、生姜、大黄、苏木、红花、乳香、没药、秦艽、忍冬藤等。

(3)痰阻络脉证:周身关节重着酸困,屈伸不利,局部肿胀,晨僵无力,肢体渐痿,舌淡,脉细涩。酌加威灵仙、半夏、白芥子、桑枝、透骨草、细辛、苏木、红花、川牛膝、海风藤、乳香、没药等。

(4)阴虚化热证:周身关节疼痛,受累关节红肿热痛,扪之灼热,僵直不利,活动受限,或身热面赤,五心烦热、失眠,舌质红,苔黄,脉细数。酌加生地、桑枝、知母、忍冬藤、地骨皮、川牛膝、土茯苓、杜仲、炒黄柏、玄参、首乌藤等。

4. 用法　使用中药熏蒸器对患者疼痛部位进行熏蒸。将上述药物放入水中,浸泡半小时后,加热至沸腾,药物蒸气随管道进入熏蒸舱内,舱内温度达40℃时开始熏蒸。患者暴露疼痛部位,进入舱内,呈平卧位,头部置于舱外。将温度控制在患者耐受范围内,熏蒸至其全身出汗为度。每次30min,隔日1次,5次为1个疗程,连续治疗2个疗程,疗程间隔3~5日。

5. 注意事项

（1）熏蒸治疗前，应了解熏蒸的具体操作及过程，并确保患者对熏蒸所使用的药物无过敏反应；使用前还需对熏蒸器械进行消毒，避免交叉感染。

（2）严格控制熏蒸温度，药液应加热至蒸气上冲，但温度不能过热，过热会烫伤皮肤或黏膜，过低则达不到治疗效果。熏蒸过程中可根据患者感觉及对温度的耐受情况，随时调节温度。

（3）注意观察患者皮肤、面色及出汗情况，如皮肤出现瘙痒、皮疹等药物过敏情况，或头晕、心慌、乏力等虚脱症状时立即停止治疗，并做相应处理。

（4）注意保暖，避免风寒。治疗结束后，立即用干毛巾擦干患者身上的药液及汗液，及时穿好衣服，并稍作休息，补充水分。

（二）穴位贴敷

1. 应用基础　穴位贴敷疗法可纠正机体阴阳失衡状态，恢复脏腑功能，达到气至病所、扶正祛邪的目的。

2. 适应证　产后气血虚弱、外感风寒湿导致的肢体疼痛不适。

3. 用法

（1）延胡索、细辛、麻黄、桂枝、当归以1∶1∶1∶2∶2的比例，用姜汁调和，将药物贴在相应穴位上。取穴：肺俞、至阳、膈俞、肾俞、足三里、气海、关元。

（2）当归、枳壳、艾叶、制附片、川芎、苏木、桃仁、延胡索、香附各适量。上述药物研磨成粉，用黄酒或醋调制成糊状药膏，贴敷在气海和关元穴。

4. 注意事项　对药物过敏者、皮肤破损处不宜使用；贴敷过程中注意防止药物脱落。

（三）隔物灸

1. 应用基础　隔物灸具有温阳益气、温通经络、散寒止痛之功。

2. 适应证　产后体虚，感受风寒邪气，表现为畏寒、关节肌肉疼痛不适者。

3. 分类

（1）隔附子饼灸

1）应用基础:附子大辛大热,可散寒祛湿,通经活络,能通行十二经,与艾叶合用,共奏温阳散寒、祛湿通络、行气活血之功,对于产后感受风寒邪气、关节疼痛者具有明显疗效。

2）操作:①首先将炮附子磨粉,加入适量蜂蜜做成圆饼状,圆饼直径约2cm,厚约0.3~0.5cm,再用棉签柄于药饼中央均匀地戳5~7个小孔。②于肾俞、命门、膈俞放置做好的药饼。③将艾条截断为3cm长的小艾段,点燃后将其置于附子饼上实施治疗（艾条燃尽更换）,以透热为度。施灸时间:每次20~30min,灸法完成后一般能看到施灸穴位皮肤泛红,而未见灼伤痕迹。在施灸过程中,应根据实际情况适当调整小艾段与附子饼的大小,保持艾灸透过药饼的热度,在保证疗效的基础上不烫伤患者。

（2）隔姜蒜灸

1）应用基础:隔姜蒜灸的用料主要是艾条、姜末和蒜泥,生姜中含有姜辣素及多种挥发油,在艾灸热力作用下,顺姜纤维渗透至穴位,扩散至整个背俞穴,可温经散寒,行气通络,扩张血管,改善血液循环;蒜泥有扶助正气、强身健体功效,且有较强的刺激性,使皮肤产生温热效应。

2）操作:患者取俯卧位,充分暴露背部,取督脉的大椎穴到腰俞穴为施灸部位,在背部覆盖薄薄一层纱布,取生姜及紫皮独头蒜各350g,去皮捣泥,平铺于纱布上,宽约15cm,厚约1.5cm,周围以纸封固,将艾条（或艾炷）放在督脉及膀胱经上并点燃,共灸3壮。隔日1次,10次为1个疗程,疗程间隔4日。

4. 注意事项　注意观察隔物灸情况,询问患者感觉,及时去除艾灰,避免烫伤。

（四）拔罐疗法

1. 应用基础　拔罐疗法具有通经活络、行气活血、消肿止痛、祛风散寒等作用。

2. 适应证　产后体虚,感受风寒邪气、畏寒怕冷、关节肌肉疼痛不适者。

3. 操作

（1）走罐法：先取适量润滑油（一般为凡士林，亦可用红花油，取其活血化瘀之功），让患者俯卧位，从颈部到腰骶全部暴露，将润滑油均匀涂在皮肤上。然后用 4 号平口玻璃火罐，采用闪火法，让罐吸附在背后，沿着背部双侧膀胱经的循行路线上下走罐 3~5 遍，至皮肤出现潮红或紫黑色小米粒瘀点。起罐后用消毒棉球擦净患部，每周 1 次，3 次为 1 个疗程。来回走罐时，既有拔罐作用，又兼刮痧效果，可使皮肤毛细血管扩张，皮肤渗透力增加。

（2）留罐法：患者取俯卧位，从颈部到腰骶全部暴露，用 4 号平口玻璃火罐，采用闪火法让罐吸附在背后，留罐 10~15min。起罐后用消毒棉球擦净背部，每周 1 次，3 次为 1 个疗程。

4. 注意事项

（1）治疗宜采取俯卧姿势，切不可乱动以免罐具脱落。

（2）时间不宜太久，长时间留罐可能会导致皮肤破损或起疱。

（3）应在温暖舒适的室内进行，避免治疗过程中感受风寒。

（4）治疗后宜多饮热水。

（五）中药药浴

1. 应用基础 药浴是通过热、药双重作用而取效。热能松弛肌筋，疏通腠理，活血通络；药能温经散寒，祛风除湿，舒筋止痛。

2. 适应证 适用于产后遍身关节疼痛、畏风寒者。

3. 辨证施药

（1）气血亏虚型：黄芪、艾叶、当归、玫瑰花、络石藤、生薏苡仁、鸡血藤、何首乌、生甘草、防风、黄柏、伸筋草、木瓜等各适量。

（2）营卫不和型：生姜、炙甘草、白芍、桂枝、大枣、僵蚕、蝉蜕、莪术、白芷、独活、羌活、川芎、当归等各适量。

4. 用法 将药物用水煎成汤汁，倒入浴桶，与水配成一定浓度，患者采取半卧位在浴缸内进行浸泡。每天 1 次，每次 0.5~1h，14 天为 1 个疗程，休息 1 周，再进行第二疗程，根据病情、体质调节水温（一般为 40~45℃）、药量、沐浴时间。

5. 注意事项

（1）控制好温度，防止烫伤皮肤。

（2）注意观察，防止药物过敏。

（3）注意保暖，防止感冒着凉。

（4）治疗结束后，应充分休息，及时补充水分，忌食生冷、寒凉之物。

（六）中药热罨包

1. 应用基础　中药热罨包对产后的多种疾病均有较好的疗效，在产后风湿治疗方面，方药可分为祛寒、清热、通痹、祛风 4 类中药。祛寒类中药如干姜、花椒、肉桂、艾叶等，治以温阳祛寒；清热类中药例如石膏、知母、黄柏、栀子等，治以清热消肿；通痹类中药例如威灵仙、姜黄、三棱、莪术、川乌、草乌、马钱子等，治以通络消痹；祛风类中药例如透骨草、秦艽、防风、白芷、细辛等，治以祛风固表。根据患者证型对证用药，热敷痛处，该疗法适用于大关节红肿热痛、怕凉、怕风等症状。临床上可根据患者病症选择一种或多种药类混合调配，比固定方药更对证、疗效更佳。

2. 适应证　产后畏风寒、关节疼痛、肌肉酸麻；预防剖宫产后下肢静脉血栓形成；促进产褥期子宫收缩；减少产后出血、尿潴留等。

3. 用法

（1）吴茱萸包

1）药物组成：吴茱萸。

2）具体操作：取吴茱萸适量，装于纯棉布袋内，于微波炉加热 2min，温度为 60~70℃，热敷于疼痛部位，并轻轻按摩，温度变冷时重新加热。热敷约 30min，早晚各 1 次，7 天为 1 个疗程。

（2）艾盐包

1）药物组成：以粗盐、艾绒 3∶1 比例取一定量。

2）封包热熨膻中穴。具体操作：将粗盐与艾绒搅拌混匀，装于厚棉布袋中，并包扎成直径约 10cm、高约 5cm 的圆盘状艾盐包；在其表面喷少量水至棉布微潮，置于微波炉内，调至中火加热 3min 取出，艾盐包温度约 45~50℃；嘱患者取仰卧位，将加热后的艾盐包敷于膻中穴，温度以患者感觉温暖舒适、不烫伤皮肤为宜，热熨 30min 左右。10 天为 1 个疗程。

（3）中药包

1）药物组成:肉桂、干姜、延胡索、牛膝、羌活、独活、桂枝、透骨草、伸筋草各适量。

2）具体操作:将药物混合后加入适量白酒,置铁锅内炒至药物热透后,置入纱布袋内并扎紧袋口,趁热由上至下予以搓、滚动等手法烫熨督脉及膀胱经,治疗时以患者耐受为度,切勿烫伤患者皮肤。每天 1 次。

4. 注意事项　对吴茱萸、艾绒等药物过敏者禁用。

（七）温泉浴疗法

1. 应用基础　对产后风湿的患者来说,温泉中含有丰富的氯化物,浴后可使皮质激素分泌增多而起到抗炎和免疫抑制作用。

2. 适应证　产后畏寒怕冷,肌肉酸楚、麻木不适,关节疼痛者。

3. 用法　在通风、温暖的浴室内备好温泉水,采取温泉全身浸浴法,仰卧位,头颈露出水面,水温 38~41℃,每次 15~20min,每日 1 次或隔日 1 次,每周休息 1 日,30 次为一个疗程。疗程间隔 5~7 日。

4. 注意事项

（1）温泉浴水温不能过高,时间不能过长,次数不能过多。

（2）温泉浴后要立即擦干全身,保温静卧 10~30min。

（3）浴中如有眩晕、心悸、发抖等症状,应停止治疗。

（4）浴后要适量饮水,以补充水分。

（八）红外线照射疗法

1. 应用基础　红外线照射疗法可使局部血管扩张,血液循环加快,具有促进局部组织代谢和消炎作用。

2. 适应证　产后关节疼痛、腰背部疼痛不适,尤适于气血不足、瘀血阻滞者。

3. 用法　先将红外线照射仪预热,后放置于患者腰部（或局部疼痛部位）上方,一般距离皮肤 30~50cm,患者能明显感受到热度而又不至于烫伤,照射时间为 30min,每日 1 次,2 周为 1 个疗程。

4. 注意事项

（1）治疗过程中注意温度,避免局部烫伤。

（2）照射结束后，注意保暖、避风寒。

【参考文献】

［1］中华中医药学会.中医内科临床诊疗指南(第三册)［M］.北京:中国中医药出版社,2020.

［2］韦尼,陈自佳,李苏茜,等.产后风湿病因病机及在现代医学中疾病归属性探讨［J］.北京中医药,2018,37(5):427-429.

［3］王清林,曹炜,冯兴华,等.中医辨治产后风湿病研究进展［J］.河北中医,2016,38(7):1112-1114.

［4］王茂萍.中药熏蒸辅以综合护理干预对产后风湿病患者的疗效观察［J］.中国中医药现代远程教育,2017,15(3):118-120.

［5］段佳.产后风湿病用中药熏蒸治疗的疗效与护理方案［J］.中国医药指南,2017,15(28):275.

附 篇

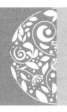

第一章

风湿病常用中药

第一节 祛风通络药

一、徐长卿

【性味归经】辛,温。归肝、胃经。

【功效】祛风通络止痛、止痒。

【应用】

(1)用于风湿痹痛、腰痛、跌打损伤疼痛、脘腹痛、牙痛等各种痛症。徐长卿有较好的祛风止痛作用,广泛用于风湿、寒凝、气滞、血瘀所致的各种痛痹。近年来也对手术后疼痛及癌肿疼痛,有一定的止痛作用。可单味应用,或随证配伍有关药物。

(2)用于湿疹、风疹块、顽癣等皮肤病。本品有祛风止痒作用,可单用内服或煎汤外洗,亦可配伍苦参、地肤子、白鲜皮等清利湿热的药物。

(3)本品还能解蛇毒,治毒蛇咬伤。可与半边莲同用内服或外敷。

二、桑枝

【性味归经】苦,平。归肝经。

【功效】祛风通络,利关节。

【应用】用于风湿痹痛、四肢拘挛。桑枝有祛风通络、利关节作用,可治痹痛,尤适于上肢痹痛。如《普济本事方》,单用本品治风热痹痛;《景岳全书》桑枝膏,即单用桑枝熬膏服,治疗筋骨酸痛,四肢麻;也可与其他祛风湿药配伍。此外,本品尚能利水,治疗水肿。

三、威灵仙

【性味归经】辛、咸,温。归膀胱经。

【功效】祛风湿,通经络,止痹痛,治骨鲠。

【应用】

(1)用于风湿痹痛等。威灵仙性善走,能通经络,祛风湿,止痛作用较强。风湿痹痛,肢体麻木,筋脉拘挛,关节屈伸不利者,均可应用。古方有单用者,或制蜜丸,或研末用酒送服。复方应用,可随证配伍有关药物。如神应丸,治风湿腰痛,以本品配桂心、当归。

(2)用于诸骨鲠咽。可用本品煎汤,缓缓咽下,一般可使骨鲠消失。亦可和入米醋、砂糖服。此外,本品尚可用于噎膈、痞积。

【使用注意】本品性走窜,久服易伤正气,体弱者宜慎用。

四、蕲蛇

【性味归经】甘、咸,温,有毒。归肝经。

【功效】祛风,通络,止痉。

【应用】

(1)风湿顽痹,中风半身不遂。本品性温走窜,内走脏腑,外达肌肤,善祛内外风邪,通行经络,为治风湿顽痹的要药。治风湿顽痹,肢体麻木疼痛、筋脉拘急者,可制成酒、膏、丸、散剂,常配伍全蝎、天麻、当归等,如白花蛇酒;治中风口眼歪斜、半身不遂,既可单用浸酒服,也可配黄芪、地龙等同用,如再造丸。

(2)小儿惊风,破伤风。本品专入肝经,能搜骨祛风,内入脏腑而定惊止痉,常用于急、慢惊风及破伤风痉挛抽搐,可配伍乌梢蛇、蜈蚣等,如定命散。

(3)麻风、疥癣。本品又善祛肌表之风而具祛风止痒,兼以毒攻毒。治麻风,常配伍大黄、蝉蜕等,如追风散;治疥癣,可配伍荆芥、薄荷等;治顽固性皮肤疾患,常配伍乌梢蛇,如双蛇丸。

【使用注意】血虚及风热者不宜。

五、乌梢蛇

【性味归经】甘,平。归肝经。

【功效】祛风、通络、止痉。

【应用】

(1) 治风痹,手足缓弱,不能伸举。

(2) 治病后或产后虚弱,贫血,神经痛,下肢麻痹、痿弱,步履困难等。

(3) 治破伤风,项颈紧硬,身体强直。

【使用注意】血虚生风者慎服。

六、海风藤

【性味归经】辛、苦,微温。归肝、肺经。

【功效】祛风湿,通经络、止痹痛。

【应用】

(1) 用于风、寒、湿痹。

(2) 用于筋脉拘挛、关节不利之证。

(3) 用于跌打损伤。

【使用注意】孕妇及阴虚火旺者不宜。

七、青风藤

【性味归经】辛、苦,平。归肝、脾经。

【功效】祛风湿,通经络,利小便。

【应用】

(1)《本草纲目》:"治风湿流注,历节鹤膝,麻痹瘙痒,损伤疮肿。入药酒中用。"

(2)《甘肃中草药手册》:"祛风湿,治劳伤,止痛,利尿。主治风湿骨痛,劳伤骨痛,感冒,咳嗽,胃气疼痛,皮肤痒疹,水肿等症。"

【使用注意】脾胃虚寒者慎服。

八、络石藤

【性味归经】苦,微寒。归心、肝、肾经。

【功效】祛风通络,凉血消肿。

【应用】

(1)用于风湿痹痛、筋脉拘挛。络石藤能祛风通络,兼能清热,痹痛偏热性者较为适宜。可单用本品浸酒服,也可与五加皮、牛膝等同用。

(2)用于喉痹、痈肿。本品能凉血消肿。如《近效方》单用本品水煎,治喉痹咽塞;止痛灵宝散以本品配皂角刺、瓜蒌、乳香、没药等煎服,可治痈疽焮痛。

【使用注意】本品苦寒较甚,不宜大量使用,以免损伤胃气。食欲不振及阴虚无湿热者忌用。

九、忍冬藤

【性味归经】甘,寒。归心、肺经。

【功效】清热解毒,通络。

【应用】

(1)用于阳热或热毒痹阻导致的关节肿痛,筋骨疼痛。常配伍青风藤、络石藤、雷公藤、忍冬藤、红藤等。

(2)治温病发热,热毒血痢;传染性肝炎;痈肿疮毒。

【使用注意】脾胃虚寒,泄泻不止者禁用。

十、天麻

【性味归经】甘,平。归肝经。

【功效】祛风通络,息风止痉,平肝潜阳。

【应用】

(1)用于肝风内动,惊痫抽搐等证。本品功能息风止痉,为治肝风内动常用之药。用治惊风抽搐之证,不论寒热,皆可配用。如钩藤饮治小儿急惊,以本品配合钩藤、羚羊角、全蝎等品;醒脾散治小儿慢惊,则以本品配合人参、白术、僵蚕等品。若治破伤风之痉挛抽搐、角弓反张,可配合南星、防风、白附子等,如玉真散。

（2）本品有良好的平肝潜阳功效。常与钩藤、黄芩、牛膝等品配用,治疗肝阳上亢所致的眩晕、头痛,如天麻钩藤饮。也可用治风痰上扰的眩晕,常与半夏、白术、茯苓等同用,如半夏白术天麻汤。若与川芎同用,又能治偏正头痛,如天麻丸。

（3）本品尚能祛风湿、止痹痛,多与秦艽、羌活、牛膝、桑寄生等同用。

 ## 第二节　祛风寒湿药

一、伸筋草

【性味归经】辛、微苦,温。归肝、脾、肾经。

【功效】祛风除湿,舒筋活络。

【应用】

（1）风寒湿痹,肢软麻木。治风寒湿痹,关节酸痛,屈伸不利,可与羌活、独活、桂枝、白芍等配伍;若肢体软弱,肌肤麻木,宜与松节、寻骨风、威灵仙等同用。

（2）跌打损伤。本品辛能行散,可舒筋活络,消肿止痛,治跌打损伤,瘀肿疼痛,多配苏木、土鳖虫、红花、桃仁等活血通络药,内服外洗均可。

【使用注意】孕妇及出血过多的患者禁服。

二、臭梧桐

【性味归经】苦、甘。归肝、胆、脾经。

【功效】祛风湿,降血压。

【应用】

（1）用治风湿痹痛之症,常与豨莶草同用,或单味煎服。本品煎汤洗浴,可治湿疹瘙痒等症。

（2）臭梧桐具有和缓而持久的降压作用,还可恢复心脏功能、对抗小动脉痉挛等。

【使用注意】臭梧桐经高热煎煮后,降压作用减弱。

三、海桐皮

【性味归经】苦、辛,平。归肝经。

【功效】祛风湿,通经络。

【应用】用于风湿痹痛、四肢拘挛、腰膝疼痛。此外,本品尚能杀虫止痒,可治疗疥癣、湿疹。多外用煎汤洗,或研末调敷。

【使用注意】

(1)血虚者慎服。

(2)痢疾患者不宜使用。

(3)火热炽盛者禁用。

四、独活

【性味归经】辛、苦,微温。归心、肝经。

【功效】祛风除湿,通痹止痛,散寒解表。

【应用】

(1)风寒湿痹。本品辛散苦燥,气香温通,善祛风湿、通经络、止疼痛,为祛风湿、止痹痛的主药。凡风寒湿痹,无论新久,均可应用,尤善治腰膝、腿足关节疼痛属下半身的风寒湿痹。治风寒湿痹,常与羌活、桂枝、威灵仙等同用;治痹证日久、肝肾两虚,常配伍桑寄生、地黄、杜仲等,如独活寄生汤。

(2)风寒夹湿表证。本品辛散温通苦燥,有类似羌活而较弱的散风寒胜湿作用,宜用于外感风寒夹湿之恶寒发热、头痛、肢节酸痛,常配伍防风、羌活等以解表散寒,祛风胜湿,如羌活胜湿汤。

【使用注意】本品辛苦微温,易伤气耗血,无风寒湿邪、气血亏虚及阴虚血燥者慎服,肝风内动者忌服。

五、木瓜

【性味归经】酸,温。归肝、脾经。

【功效】舒筋活络,和胃化湿。

【应用】

(1)风湿痹证。本品为治疗风湿、筋脉拘挛要药,亦常用于腰膝关节酸重疼痛。常与乳香、没药、生地黄同用,治筋急项强,不可转侧,如木瓜煎。与羌活、独活、附子配伍,治脚膝疼重,不能远行久立者,如木瓜丹。

(2)脚气水肿。本品温通,去湿舒筋,为治脚气水肿常用药,多配伍吴茱萸、槟榔、苏叶等,治感受风湿,脚气肿痛不可忍者,如鸡鸣散。

(3)吐泻转筋。治湿浊中焦之腹痛吐泻转筋,偏寒者,常配吴茱萸、茴香、紫苏等,如木瓜汤;偏热者,多配蚕沙、薏苡仁、黄连等,如蚕矢汤。

【使用注意】腰膝无力,由于精血虚、真阴不足者不宜用;伤食,脾胃未虚、积滞多者,不宜用。

六、川乌

【性味归经】辛、苦,热,有大毒。归心、肝、肾、脾经。

【功效】祛风除湿,温经止痛。

【应用】

(1)风寒湿痹,筋脉挛痛。尤宜于寒湿侵袭,历节疼痛,不可屈伸者,常配伍麻黄、白芍、黄芪等,如乌头汤。本品也可用于中风手足不仁、筋脉挛痛,常配伍乳香、没药、地龙等,如小活络丹。

(2)诸寒疼痛,跌打损伤。本品辛散温通、散寒止痛功效显著,除用于风寒湿痹外,还常用于治疗头痛、心腹冷痛、寒疝腹痛、手足厥冷。可单用浓煎加蜜服,即大乌头煎;治外伤瘀滞疼痛,常配伍乳香、没药、三七,如跌打损伤酒;用于麻醉止痛,常配伍蟾酥、生南星、生半夏等。

【使用注意】生品内服宜慎;阴虚阳盛、热证疼痛、孕妇忌服。

七、草乌

【性味归经】辛、苦,热,有大毒。归心、肝、肾、脾经。

【功效】祛风除湿,温经止痛。

【应用】

（1）用于治疗寒湿瘀血留滞经络，肢体筋脉挛痛，关节屈伸不利：与川乌、地龙、乳香等同用。

（2）常作为麻醉止痛药，多以生品与生川乌并用，配伍羊踯躅、姜黄等。

【使用注意】生品内服宜慎。

八、羌活

【性味归经】辛、苦，温。归膀胱、肾经。

【功效】祛风解表，化湿止痛。

【应用】

（1）长于发散肌表及上半身之风寒湿邪；兼入少阴肾经，又可通利关节而止痛，常用于治疗风寒或风湿在表之头痛、身痛及上半身之风湿痹痛。

（2）羌活祛风之力较强，能祛风通络、畅通血脉，用于治疗口僻、破伤风等。

【使用注意】羌活气雄升散，辛燥性较强，故血虚痹痛、阴虚外感、表虚自汗者忌用。

九、艾叶

【性味归经】苦、辛，温。归肝、脾、肾经。

【功效】温经止血，散寒止痛。

【应用】

（1）用于出血之证。艾叶能温经止血，主要用于虚寒性的出血病证，对妇女崩漏下血尤为适宜。常炒炭用，可与阿胶、地黄等药配伍，如胶艾汤。至于血热妄行的衄血、咯血，也可用鲜艾叶配合凉血止血的鲜生地、鲜侧柏叶、鲜荷叶同用，即四生丸。

（2）用于下焦虚寒，腹中冷痛，月经不调，经行腹痛，以及带下诸证。本品生用能温通经脉，逐寒湿而止冷痛，常配合当归、香附等。

（3）本品煎汤外洗，可治皮肤湿疹瘙痒；将艾绒制成艾条、艾炷等，用以烧灸，能使热气内注，具有温煦气血、透达经络的作用。

【使用注意】阴虚血热者及孕产妇慎服。

十、巴戟天

【性味归经】辛、甘，微温。归肾经。

【功效】补肾助阳，祛风除湿。

【应用】

（1）用于阳痿、尿频、宫冷不孕、月经不调、少腹冷痛。本品有补肾助阳的功效。如以本品配伍人参、山药、覆盆子等药，可治阳痿、不孕；《奇效良方》以本品配伍益智仁、桑螵蛸、菟丝子等，治小便不禁；巴戟丸以本品配伍良姜、肉桂、吴茱萸等，治月经不调、少腹冷痛。

（2）用于腰膝疼痛或软弱无力。本品既可补肾阳，又可祛风湿，故可用于肾阳不足兼有风湿之证。如金刚丸，即以本品与萆薢、杜仲等组成。

【使用注意】本品补肾助阳，性质柔润，不若淫羊藿之燥散，但只适用于阳虚有寒湿之证，如阴虚火旺或有湿热者均不宜服。

 ## 第三节　祛风湿热药

一、苦参

【性味归经】苦，寒。归心、肝、胃、大肠、膀胱经。

【功效】清热燥湿，祛风杀虫，利尿。

【应用】

（1）用于湿热所致的黄疸、泻痢、带下、阴痒等证。

（2）用于皮肤瘙痒、脓疱疮、疥癣、麻风诸证。

（3）用于湿热蕴结，小便不利、灼热涩痛之证。

【使用注意】苦寒之品，凡脾胃虚寒者忌用。反藜芦。

二、黄柏

【性味归经】苦，寒。归肾、膀胱、大肠经。

【功效】清热燥湿,泻火解毒,退虚热。

【应用】

(1)用于湿热泻痢、黄疸、白带、足膝肿痛及热淋等证。

(2)用于疮疡肿毒、湿疹等。

(3)用于阴虚发热、骨蒸盗汗及遗精等证。

【使用注意】本品大苦大寒,易损胃气,脾胃虚寒者忌用。

三、白鲜皮

【性味归经】苦,寒。归脾、胃经。

【功效】清热解毒,除湿,止痒。

【应用】用于湿热疮疹,多脓或黄水淋漓、肌肤湿烂、皮肤瘙痒等证。此外,取其清热解毒,除湿的功效,配合其他相应药物,可治湿热黄疸及湿热痹证。

【使用注意】本品苦寒,易损胃气,脾胃虚寒者忌用。

四、大黄

【性味归经】苦,寒。归脾、胃、大肠、肝、心经。

【功效】泻下攻积,清热泻火,解毒,活血祛瘀。

【应用】

(1)用于肠道积滞,大便秘结。

(2)用于血热妄行之吐血、衄血,及火邪上炎所致的目赤、咽痛、牙龈肿痛等症。

(3)用于热毒疮疡及烧伤。

(4)用于瘀血证,如妇女瘀血经闭产后恶露不下,癥瘕积聚及跌打损伤等。

(5)用于黄疸、淋病等湿热证。

【使用注意】妇女怀孕、月经期、哺乳期应慎用或忌用。

五、秦艽

【**性味归经**】苦、辛,平。入肝、胃、胆经。

【**功效**】祛风除湿,和血舒筋,清热利尿。

【**应用**】

(1)用于风湿痹痛、周身或关节拘挛及手足不遂等。秦艽能祛风湿,舒筋络。风湿痹证无问新久或偏寒偏热,均可配伍应用。本品性微寒,兼能清热,痹证见发热、关节红肿等热象者尤为适宜。一般偏热者,可配防己、知母、忍冬藤等;属寒者,配羌活、独活、桂枝、附子等。对于中风手足不遂者,亦适用本品。

(2)用于骨蒸潮热。本品清虚热,为治疗阴虚骨蒸潮热的常用药。可与青蒿、鳖甲、知母、地骨皮等配伍,如秦艽鳖甲散。

(3)本品尚能利湿退黄。治疗湿热黄疸,可与茵陈、栀子等配伍。

【**使用注意**】久痛虚羸,溲多、便滑者忌用。

六、防己

【**性味归经**】苦、辛,寒。归膀胱、肾、脾经。

【**功效**】利水消肿,祛风止痛。

【**应用**】

(1)汉防己偏于利湿走里,可利小便以消肿;木防己偏于祛风而走外,用于祛风湿以止痛。

(2)用于风湿痹痛,多配伍薏苡仁、滑石、蚕沙等清热除湿之品。对寒湿痹痛,须与温经止痛的肉桂、附子等药同用。用于水肿、小便不利等症,可与椒目、葶苈子、大枣等配伍。若属虚证,常与黄芪、茯苓、白术等配伍。

【**使用注意**】本品苦寒较甚,不宜大量使用,以免损伤胃气。食欲不振及阴虚无湿热者忌用。

七、豨莶草

【**性味归经**】苦,寒。归肝、肾经。

【功效】祛风湿,通经络,清热解毒。

【应用】

(1)用于风湿痹证,骨节疼痛、四肢麻木、脚弱无力及中风手足不遂等。可单用,以酒拌蒸晒,炼蜜为丸;或与臭梧桐合用,即豨桐丸。

(2)用于痈肿疮毒、湿疹瘙痒。本品能清解疮毒,并祛风湿而治湿疮。多生用,内服、外用均可。

(3)现代应用本品治疗高血压。

八、土茯苓

【性味归经】甘、淡,平。归肝、胃经。

【功效】解毒,除湿,利关节。

【应用】

(1)用于梅毒或因梅毒服汞剂而致肢体拘挛者。本品有解毒、利关节之效。可用较大剂量单用,或配伍金银花、白鲜皮、甘草等,如复方土茯苓汤。

(2)用于火毒痈疖、热淋尿赤涩痛之证。有解毒和除湿热功效。治疮毒多与金银花同用;治热淋可配伍木通、蒲公英、萹蓄等。

九、地肤子

【性味归经】苦,寒。归膀胱经。

【功效】清热利水,止痒。

【应用】

(1)用于小便不利,淋沥涩痛。本品能清湿热,利小便,但作用较平和,大多入复方作为佐使。

(2)用于皮肤湿疮瘙痒。本品有清利湿热、止痒作用。可与黄柏、白鲜皮等同入汤剂内服,亦可与苦参、蛇床子、明矾等煎汤外洗。

【使用注意】地肤子性味苦寒,脾胃虚寒者慎用。

十、露蜂房

【性味归经】甘,平;有毒。归胃经。

【功效】祛风,攻毒,杀虫。

【应用】

（1）用于痈疽、瘰疬、牙痛、癣疮。

（2）用于风湿痹痛、瘾疹瘙痒。

（3）本品还可用于多种癌症,常与全蝎、僵蚕、山慈菇等药同用。

【使用注意】气血虚弱者不宜服用。

 ## 第四节　舒筋活络药

一、红花

【性味归经】辛,温。归心、肝经。

【功效】活血通经,散瘀止痛。

【应用】

（1）用于痛经、血滞经闭、产后瘀阻腹痛、癥瘕积聚、跌打损伤麻痛,以及关节疼痛等证。

（2）用于斑疹色暗,因于热郁血滞所致者。

（3）本品活血祛瘀之功甚佳,近年广泛应用于临床各科多种瘀血阻滞为患或血行不畅之证。

【使用注意】孕妇忌用。

二、鸡血藤

【性味归经】苦、微甘,温。归肝经。

【功效】活血补血,调经止痛,舒筋活络。

【应用】用于月经不调、经行不畅、痛经、血虚经闭,以及关节酸痛、手足麻木、肢体瘫痪、风湿痹痛等证。对于上述诸证,无论血瘀、血虚或血虚而兼有瘀滞之证者,皆可适用。妇科诸症,常与四物汤配伍;风湿痹痛,可随证配伍补肝肾、强筋骨或祛风、活血、通络之品。

三、苏木

【**性味归经**】甘、咸、微辛,平。归心、肝、脾经。

【**功效**】活血通经,祛瘀止痛。

【**应用**】用于血滞经闭、产后瘀阻腹痛,以及跌打损伤等证。用治妇科血滞瘀阻之证,可与红花、桃仁、当归等配伍;用治伤科折跌瘀痛,常与乳香、没药、血竭、自然铜等同用,如八厘散。

【**使用注意**】孕妇忌用。

四、路路通

【**性味归经**】辛、苦,温。归肺、脾、肾经。

【**功效**】祛风,活血,除湿,止咳,祛痰。

【**应用**】

(1)风湿痹痛,中风半身不遂。本品既能祛风湿,又能舒筋络、通经脉。①治风湿痹痛、麻木拘挛者,常与伸筋草、络石藤、秦艽等配伍;②治气血瘀滞、脉络痹阻、中风后半身不遂者,可与黄芪、川芎、红花等同用。

(2)跌打损伤。本品能通行经脉而散瘀止痛,治跌打损伤,瘀肿疼痛,常配桃仁、红花、苏木等。

(3)水肿,小便不利。

(4)经行不畅,经闭,乳少,乳汁不通。

五、昆明山海棠

【**性味归经**】辛、苦,微温,有大毒。归肝、脾、肾经。

【**功效**】祛风除湿,活血止痛,续筋接骨。

【**应用**】

(1)续筋接骨,祛瘀通络;主治骨折,风湿疼痛,跌打损伤。(《云南中草药》)

(2)治产后腹痛,流血过多:搭配紫金皮9g,大血藤12g。水煎服。(《红河中草药》)

【使用注意】孕妇及体弱者忌服;小儿及育龄期妇女慎服;不宜过量或久服。

六、透骨草

【性味归经】甘、辛,温。归肺、肝经。

【功效】祛风除湿、舒筋活络、活血止痛及解毒化疹。

【应用】

(1) 透骨草在很多的药方中均有使用,如在《青岛中草药手册》中记载的药方透骨草9g、黄柏9g、防风9g、苍术9g、牛膝12g,用水进行煎服可以治疗风湿性关节痛。

(2) 在《陕甘宁青中草药选》中记载的药方透骨草9g、制川乌3g、制草乌3g、伸筋草6g,用水煎服,可以治疗风湿性关节炎,筋骨拘挛等。

除了作为药物使用外,透骨草还可作为食物使用,比如透骨草炖牛肉可以祛风湿、养气血,透骨草蒸鲮鱼可以祛风湿、补筋骨。

【使用注意】孕妇禁用。

七、雷公藤

【性味归经】苦、辛,寒,有大毒。归心、肝经。

【功效】祛风除湿,活血通络,消肿止痛,杀虫解毒。

【应用】

(1) 风湿顽痹。本品性猛有大毒,祛风除湿,活血通络之功较强,为治风湿顽痹要药,且苦寒清热力强,消肿止痛功效显著,故尤宜于关节红肿热痛、肿胀难消、晨僵、功能受限,甚至关节变形者,可单用内服或外敷,能改善功能活动,减轻疼痛。或配威灵仙、独活、防风等同用,并宜配伍黄芪、党参、当归,鸡血藤等补气养血药,以防久服而克伐正气。

(2) 麻风,顽癣,疥疮,湿疹。本品以毒攻毒,清热燥湿,杀虫止痒,对麻风、顽癣、疥疮、湿疹等多种皮肤病皆有良效,治顽癣等可单用,或随证配伍防风、荆芥、蒺藜等祛风止痒药内服或外用。治麻风病,可单用煎服,或配金银花、黄柏、当归等。

（3）疗疮肿毒。本品以毒攻毒,消肿止痛,治热毒痈肿疗疮,配蟾酥以增强攻毒消肿止痛之功。

【使用注意】本品有大毒,内服宜慎。内脏有器质性病变及白细胞减少者慎服;孕妇禁用。外敷不可超过半小时,否则起疱。

八、乳香

【性味归经】辛、苦,温。归心、肝、脾经。

【功效】活血止痛,消肿生肌。

【应用】

（1）用于痛经、经闭、胃脘疼痛、风湿痹痛、跌打伤痛及痈疽肿痛、肠痈等证。本品既能活血化瘀,又可行气散滞。凡临床内、妇、外、伤诸科见有瘀滞疼痛之证者,用以活血止痛,其效颇佳。对于痛经、经闭,可配当归、川芎、香附等品;对胃脘疼痛,可配川楝子、延胡索等品;用治风寒湿痹,可配羌活、秦艽、当归、海风藤等,如蠲痹汤;治损伤瘀痛,可配没药、血竭、红花、麝香等,如七厘散;治痈疽肿毒、坚硬疼痛者,可配没药、雄黄、麝香,即醒消丸;治肠痈,可配红藤、紫花地丁、连翘、银花等,如红藤煎。

（2）用于疮疡溃破,久不收口。以本品配合没药,共研细末,即海浮散,外敷患处,有消肿止痛、去腐生肌之效;也可配合其他收敛生肌药同用。

此外,临床常用本品配合活血散瘀或祛风止痛药,制成膏药作为敷贴剂,或入洗剂,外用治跌打损伤瘀滞肿痛或风湿痹痛等证。

【使用注意】本品味苦,入煎剂汤液混浊,胃弱者多服易致呕吐,故用量不宜过多,胃弱者尤应慎用。无瘀滞者及孕妇不宜用。

九、没药

【性味归经】苦,平。归心、肝、脾经。

【功效】活血止痛,消肿生肌。

【应用】用于经闭、痛经、胃腹疼痛、跌打伤痛、痈疽肿痛及肠痈等证。本品功用与乳香相似,故对上述瘀痛之证,常与乳香相须为用,可增强活血止痛之功。前人总结实践经验,认为乳香功擅活血伸筋,没药偏于散血化瘀。故在治疗痹证的蠲痹汤中,选用乳香而不用没药;而治血瘀气滞较重之胃痛,选用没药而不用乳香,如手拈散,配合五灵脂、延胡索、香附同用。

此外,本品外用,亦有消肿生肌之功,每与乳香伍用。

【使用注意】与乳香同。如与乳香同用,两药用量皆须相应减少。

十、川芎

【**性味归经**】辛,温。归肝、胆、心包经。

【**功效**】活血行气,祛风止痛。

【**应用**】

(1)用于月经不调、痛经、闭经、难产、产后瘀阻腹痛、胁肋作痛、肢体麻木,以及跌打损伤、疮痈肿痛等病证。本品温通血脉,既能活血祛瘀以调经,又能行气开郁而止痛,前人称为血中之气药,实具通达气血的功效。每与当归配伍,可增强活血散瘀、行气止痛之功。以之为基础,常用于血瘀气滞之证。如用以调经,可配合赤芍、茺蔚子、香附等药;治难产,常配合牛膝、龟板等品;治产后瘀阻,常与益母草、桃仁等配合同用;对肝郁气滞而致血行失畅的胁痛,可与柴胡、香附等药合用;对肢体麻木或伤痛,可与赤芍、红花等配用;对疮痈化脓,体虚不溃者,又可与黄芪、金银花、皂角刺等同用,如托里消毒散。

(2)用于头痛、风湿痹痛等证。川芎祛风止痛之功颇佳,又秉升散之性,能上行头目,为治头痛之要药。对于外感风寒头痛,常配白芷、防风、细辛等品,如川芎茶调散;对风热头痛,可与菊花、石膏、僵蚕同用,即川芎散;对风湿头痛,可配羌活、藁本、防风等品,如羌活胜湿汤;治血瘀头痛,可与赤芍、红花、丹参、白芷等同用;治血虚头痛,可与当归、地黄、白芍、菊花等同用。若用治风湿痹阻、肢节疼痛之症,可与羌活、独活、桑枝、海风藤等祛风通络之品同用。

此外,近年临床常用本品治疗冠心病心绞痛及缺血性脑血管病。

【使用注意】本品辛温升散,凡阴虚火旺、舌红口干者不宜应用;妇女月经过多及出血性疾病,亦不宜应用。

第五节　祛风湿强筋骨药

一、五加皮

【**性味归经**】辛、苦,温。归肝、肾经。

【**功效**】祛风湿,补肝肾,强筋骨。

【**应用**】

(1)风湿痹证。本品具有补肝肾、强筋骨之功,治风湿痹证,腰膝疼痛,筋脉拘挛,可单用或配当归、牛膝、地榆等,如五加皮酒;亦配木瓜、松节同用,即五加皮散。

(2)筋骨痿软,小儿行迟,体虚乏力。本品补肝肾而坚骨益精,也常用于肝肾不足,筋骨痿软者,以及小儿行迟。①治肝肾不足,筋骨痿软者,配杜仲、牛膝等,如五加皮散;②治小儿行迟,配龟甲、牛膝、木瓜等。

(3)水肿,脚气。本品又能温肾而利水除湿,用于水肿、脚气。①治水肿,小便不利,配茯苓皮、大腹皮、生姜皮、地骨皮,如五皮散;②若风寒湿壅滞之脚气肿痛,配远志,如五加皮丸。

【**使用注意**】阴虚火旺者慎用。

二、桑寄生

【**性味归经**】苦,平。入肝、肾经。

【**功效**】补肝肾,除风湿,强筋骨,安胎。

【**应用**】

(1)用于风湿腰痛,关节不利,筋骨酸痛等症。本品既能祛风湿,又能补肝肾、强筋骨,对风湿腰痛、筋骨酸痛属于肝肾不足者,常与独活、牛膝等药配伍应用。

(2)用于妇人怀孕胎漏、胎动不安等症。本品有补肝肾而兼养血安胎的功效,用于妇人胎漏、胎动不安,常与续断、阿胶等配伍。

(3)本品有降压作用,近年来常用于高血压。

三、狗脊

【**性味归经**】苦、甘,温;归肝、肾经。

【**功效**】补肝肾,强腰脊,祛风湿。

【**应用**】

(1)风湿痹证。本品温散风寒湿邪,补肝肾、强腰膝、坚筋骨,能行能补:①用于风湿痹证,对肝肾不足,兼有风寒湿邪之腰痛脊强,不能俯仰者最为适宜,配杜仲、续断、海风藤等,如狗脊饮;②治腰痛,配萆薢、菟丝子,即狗脊丸。

(2)腰膝酸软,下肢无力。本品能补肝肾,强腰膝,坚筋骨,治肝肾虚损,腰膝酸软,下肢无力者,配杜仲、牛膝、熟地、鹿角胶等。

(3)遗尿,白带过多。本品又有温补固摄作用。①治肾虚不固之尿频、遗尿,配益智仁、茯苓、杜仲等;②治冲任虚寒,带下过多、清稀,配鹿茸、白蔹、艾叶,如白蔹丸。

此外,狗脊的绒毛有止血作用,外敷可用于金疮出血。

【**使用注意**】阴虚有热,小便不利者慎用。

四、千年健

【**性味归经**】味苦、辛,性温;小毒;归肝、肾、胃经。

【**功效**】祛风湿,健筋骨,活血止痛。

【**应用**】用于风寒湿痹,腰膝冷痛,拘挛麻木,筋骨痿软等症。如《本草正义》:"千年健……今恒用之于宣通经络,祛风逐痹,颇有应验。盖气味皆厚,亦辛温走窜之作用也。"

【**使用注意**】阴虚内热者忌用。

五、鹿衔草

【**性味归经**】苦、甘,平。归肝、肾、肺经。

【**功效**】祛风湿,强筋骨,调经止血,补肺止咳。

【应用】

（1）用于风湿痹痛，腰膝酸软。可与独活、桑寄生、牛膝等同用。

（2）对于咯血、吐血、衄血以及月经过多等症，可配合止血药物同用。如外伤出血，可用鲜草捣烂外敷。此外，本品配芡实等，还可用于肾炎、蛋白尿。

（3）肺痨咳血，肺虚久咳。

（4）补肝肾，止血。治肾虚腰痛、肝肾亏损、脚膝无力，可配合金雀根、菟丝子等药。

六、牛膝

【性味归经】苦、酸，平。归肝、肾经。

【功效】活血祛瘀，补肝肾，强筋骨，利尿通淋，引血下行。

【应用】

（1）用于月经不调、痛经、闭经、产后瘀阻腹痛及跌打伤痛等证。本品有活血祛瘀之功。对上述妇科疾患，常配红花、桃仁、当归等以通经脉；对腰膝及足部伤痛，可与当归、川芎、续断等同用。

（2）用于腰膝酸痛，下肢无力等证。牛膝既能补肝肾，强筋骨，又能通血脉而利关节，性善下走，用治下半身腰膝关节酸痛，为其专长。

（3）用于尿血、小便不利、尿道涩痛等证。可与当归、瞿麦、通草、滑石等配用，如牛膝汤。

（4）用于吐血、衄血、齿痛、口舌生疮，以及头痛眩晕等证。牛膝功擅苦泄下降，能引血下行，以降上炎之火。此外，本品又可用于难产，常与当归、川芎、龟板等配伍，亦是取其引血下行之功。

【使用注意】孕妇及月经过多者忌用。

七、杜仲

【性味归经】甘，温。归肝、肾经。

【功效】补肝肾，强筋骨，安胎。

【应用】

（1）用于肝肾不足，腰膝酸痛或痿软无力之证。本品补益肝肾，故能强筋骨,为治上述病证之要药。多与补骨脂、胡桃肉等同用,如青娥丸。

(2)用于肝肾虚寒,阳痿、尿频等证。本品有温补肝肾之效。可与山萸肉、菟丝子、补骨脂等温补固涩药同用。

(3)用于胎动不安或习惯性堕胎。肝肾亏虚可引起胎元不固,本品补益肝肾,故有安胎功效。如杜仲丸,单用本品研末,枣肉为丸服,治胎动不安;或以杜仲配伍续断、山药治习惯性堕胎。

(4)本品尚可用于肝阳上升,头目眩晕。可配伍白芍、石决明、夏枯草、黄芩等药。

【使用注意】为温补之品,阴虚火旺者慎用。

八、续断

【性味归经】苦、辛,微温。归肝、肾经。

【功效】补肝肾,行血脉,续筋骨。

【应用】

(1)肝肾不足,腰膝酸软,风湿痹痛。本品补益肝肾,强健筋骨,又能通利血脉,为治肝肾不足、血脉不利之腰膝酸痛,足膝无力,或风寒湿痹,筋骨拘挛等常用药物。①治肝肾不足,腰膝酸痛,与萆薢、杜仲、牛膝等同用,如续断丹;②治肝肾不足兼寒湿痹痛,与防风、川乌等配伍,如续断丸。

(2)跌扑损伤,筋伤骨折。本品辛散温通,苦温通降,有活血化瘀,续筋接骨,疗伤止痛之能,为伤科之要药。①治跌扑损伤,筋伤骨折,常与骨碎补、自然铜、土鳖虫等配伍,如接骨散;②治脚膝折损愈后失补,筋缩疼痛,与当归、木瓜、黄芪等同用,如邱祖伸筋丹。

(3)肝肾亏虚,崩漏,胎漏,胎动不安。本品补益肝肾,调理冲任,有固肾安胎之功。用治肝肾不足,下元不固诸证。①治胎漏下血,胎动不安,滑胎,多配伍桑寄生、菟丝子、阿胶,如寿胎丸;②治肝肾亏虚之崩漏经多,与黄芪、地榆、艾叶等配伍,如续断丸。

九、蛇床子

【性味归经】辛、苦,温。归肾经。

【功效】温肾壮阳,散寒祛风,燥湿杀虫。

【应用】

(1)用于阳痿、宫冷不孕。本品有温肾壮阳功效。如三子丸,即以本品配伍五味子、菟丝子各等分研末,作蜜丸服,用治上述病症。

(2)用于寒湿带下、湿痹腰痛。本品有散寒祛风燥湿作用。如《金匮要略》蛇床子散治妇人带下,寒湿不化证。症见自觉前阴中寒冷,或伴有少腹、股腋寒冷,腰酸重,时下白带清稀量多,阴中瘙痒。治湿痹腰痛,可与桑寄生、杜仲、秦艽等益肾祛风湿药同用。

(3)本品外用既长于杀虫止痒,又兼有祛湿作用。治湿疹皮肤瘙痒,可单用浸酒外擦,或配大黄、苦参、黄柏等同用。

【使用注意】阴虚火旺或下焦有湿热者不宜内服。

十、骨碎补

【性味归经】苦,温。归肝、肾经。

【功效】补肾,活血,止血,续伤。

【应用】

(1)跌打损伤,骨折筋伤。本品能活血散瘀、消肿止痛,又可续筋接骨,为伤科要药。治跌打损伤,骨折筋伤,瘀血肿痛,内服外用均有效。可单味泡酒饮用、外敷;或与自然铜、没药、龟甲等配伍,如骨碎补散。

(2)肾虚腰痛,足膝痿弱,耳鸣耳聋,牙痛久泻。肾主骨。本品苦温入肾,能温补肾阳,强筋健骨。腰为肾之府,肾主骨,齿为骨之余,肾开窍于耳,凡肾虚诸证,皆可以本品治之。①治肾虚腰痛,骨软脚弱,可与补骨脂、牛膝等配伍补肾强骨;②治肾虚耳鸣、耳聋、牙痛,可与熟地黄、山茱萸等补肾之品配伍;③治肾虚久泻,可单用本品研末,或与补骨脂、益智仁、肉豆蔻等配伍,以增强补肾涩肠之功。

(3)本品外用有消风祛斑作用,可用治斑秃、白癜风等。

【使用注意】阴虚内热及无瘀血者不宜服。

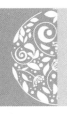

第二章

风湿病特色膳食疗法

 第一节　邪实候

一、风湿痹阻证

1. 麻黄玉米粥

【配方】麻黄 10g,玉米粉 80g。

【功效】温阳散寒、利水消肿。

【制作】将麻黄洗净,加水煎煮 2~3 沸,滤渣取汁,备用。锅内放清水 500ml,烧沸后加药汁,再沸后加玉米粉勾芡即成。

2. 五加皮粳米粥

【配方】五加皮 20g,粳米 80g。将五加皮洗净,放入布袋中备用。

【功效】祛风湿、壮筋骨,可用于增生性骨关节炎、强直性脊柱炎等偏风寒湿型。

【制作】将粳米淘净后加水适量,烧煮 20min 后,加入备好的五加皮布袋,再煎 10min,取出布袋即成。

　　附:五加皮莴苣粥

【配方】五加皮 10g,鲜莴苣 100g,粳米 50g,精盐、味精、麻油各适量。

【功效】祛风除湿。

【制作】将莴苣洗净去皮,切成细丁状,五加皮洗净,装布袋中备用。将粳米加清水适量,与五加皮同煮半小时后,取出布袋,加入莴苣丁及适量精盐、味精、麻油,煎煮 5min 即成。

3. 寄生鳝鱼粥

【配方】桑寄生 15g,鳝鱼 250g,粳米 100g。

【功效】祛风、除湿、宣痹。

【制作】将鳝鱼杀死、剔骨,取鳝鱼丝备用。桑寄生用布包裹,入锅加水煎 20min,取药汁 1 200ml,加入粳米煮粥。待粥将成时,加入葱、姜、料酒、精盐、味精、鳝鱼丝一同煮开,再加入胡椒粉适量。

4. 威灵仙粥

【配方】威灵仙 20g,粳米 100g,冰糖 20g。

【功效】祛风除湿、通络止痛。用于类风湿关节炎、风湿性关节炎、痛风、强直性脊柱炎等病症。对偏风寒湿性患者,该粥有一定的止痛作用,对痛风发作期的止痛有辅助治疗作用。

【制作】将威灵仙洗净,取片,放入小布袋中包裹,与淘净的粳米一同入锅,加清水 1 000ml,大火烧开后改用小火焖煮,稀粥将成时取出布袋,加少许冰糖,搅拌后即成。

附:

(1)威灵仙高粱羹

【配方】威灵仙 20g,高粱 100g,白糖 20g。

【功效】祛风利湿、通经止痛。

【制作】将威灵仙、高粱洗净,晾干,一同研成粉末。将 300g 清水放入锅中烧开,把威灵仙、高粱粉边倒入锅中边搅拌,同时加入白糖,调成稀糊即成。

(2)威灵仙炖猪瘦肉

【配方】威灵仙 20g,猪瘦肉 250g,料酒 10g,姜 5g,葱 10g,盐 3g,鸡精 3g,鸡油 30g,胡椒粉 3g。

【功效】祛风湿,通经络,止疼痛。适用于风湿痹痛,肢体麻木,关节屈伸不利,腰膝关节酸痛等症。

【制作】将威灵仙洗净,切碎,放入锅内,加水 100ml,置武火烧沸,再用文火煮 25min,停火,过滤,去药渣,留汁液、备用;姜切片,葱切段;肉切 3cm

见方的小块。将威灵仙液、猪瘦肉、姜、葱、料酒一同放锅内,加水 1 500ml,用武火烧沸,再用文火炖煮 35min,加入盐、鸡精、鸡油、胡椒粉即成。

（3）威灵仙蒸松子仁

【配方】威灵仙 15g,松子仁 150g。

【功效】祛风湿,息风,养液。适用于风湿疼痛,风痹,头眩,燥咳,吐血,便秘等症。

【制作】威灵仙洗净,煎煮汁液 50ml,备用。松子仁去杂质,洗净,放入蒸杯内,加入水 250ml,放入药液,置武火大气蒸笼内,蒸 25min 即成。

5. 独活粥

【配方】独活 20g,粳米 60g。

【功效】祛风胜湿、散寒止痛。用于类风湿关节炎、风湿性关节炎等偏风湿型;对下肢关节游走疼痛拘挛不适、腰膝酸痛者效果较好。

【制作】独活洗净,装入布袋内备用。粳米淘净,加水适量,煮 20min 后加入备用布袋,再煎 20min,取出布袋即成。每日 1 次,连用 1 周,可当早饭食用。

附:

（1）独活茶

【配方】独活 10g,红茶 3g。

【功效】祛风除湿。用于风盛夹湿型痹痛,尤其对痹痛在下半身者效果较好。

【制作】将独活洗净,切成细末,加水煎开,煎汁与红茶同入杯中,加盖闷 10min 后即可。

（2）独活黑豆薏苡仁汤

【配方】独活 15g,黑豆 50g,薏苡仁 50g,樱桃 10 粒,白糖适量。

【功效】祛风胜湿、通络止痛。

【制作】将上述 4 味药洗净,入锅,加清水 1 000ml,大火烧沸后改用小火,煮 1 小时后加白糖,搅拌即成。

6. 木瓜茯苓玉米甜粥

【配方】木瓜 15g,茯苓 10g,玉米 50g,白糖适量。

【功效】利水渗湿、祛风除痹。

【制作】将茯苓、玉米磨粉备用。木瓜入锅,加清水适量,蒸沸 10min 后,捞出木瓜,撒入茯苓粉、玉米粉,边撒边搅拌。煮沸后加糖适量,搅匀即成。

7. 蛇肉汤

【配方】乌蛇 1 条,尖头红辣椒 20g,葱段、姜片、料酒、精盐、味精、胡椒粉等各适量。

【功效】祛风散寒、舒筋通络。

【制作】将乌蛇杀死,去皮与内脏、洗净,与洗净的辣椒同入砂锅中,加葱段、姜片、料酒和清水适量。大火烧沸后,改用小火焖煮 1 小时,加入精盐、味精、胡椒粉适量,烧煮片刻后即成。

8. 三风鸡肉汤

【配方】寻骨风 10g,防风 10g,凤(风)尾草 10g,鸡肉 100g,姜片、料酒、精盐、胡椒粉、味精、熟猪油各适量。

【功效】祛风除湿、散寒止痛。

【制作】将三味中药洗净,加水 1 000ml,煎煮取滤液 800ml 备用。鸡肉入油锅氽 2min 后捞出,与药液一同倒入砂锅内,加姜片、料酒、精盐,大火烧沸后,改用小火炖煨 30min,加胡椒粉、味精,再加入熟猪油即成。

9. 钻地风鹌鹑汤

【配方】鹌鹑 5 只,钻地风 20g,海风藤 15g,生姜片、葱段、料酒、精盐、味精、花椒各适量。

【功效】祛风除湿、通络止痛。

【制作】将鹌鹑宰杀,去毛及内脏,洗净,切块,用植物油炒熟备用。将钻地风、海风藤洗净,加清水 1 000ml,煎煮 30min,取液,与鹌鹑一起入锅,加姜片、葱段、料酒、精盐、味精、花椒适量,大火烧沸后,改用小火焖 3 小时即成。

10. 鳝鱼萝卜丝薏苡仁羹

【原料】鳝鱼 2 条,萝卜 100g,薏苡仁 15g,平菇 50g,牛油 50g,料酒、精盐、味精、姜丝、葱末、胡椒粉、水淀粉各适量。

【功效】祛风化湿、消痰散结、通络止痛。

【制作】将鳝鱼洗净,入锅加清水适量,烧煮2沸,取出鳝鱼,剖腹,剔骨取肉,将鳝鱼肉撕成线状备用。将萝卜洗净,削皮后刨丝。薏苡仁洗净。平菇洗净后切丝。将鳝鱼骨、薏苡仁、萝卜丝、平菇丝一同入锅,加清水适量,大火烧开后改用小火,并加牛油,煨煮1小时,至汤呈奶白色,加入鳝丝、鳝血、料酒、精盐、姜丝、味精,再沸后调入葱末、胡椒粉、水淀粉,勾芡即成。

11. 葛根炖乌蛇

【配方】葛根20g,乌蛇1条,葱段、姜片、料酒、精盐、味精、麻油、胡椒粉各适量。

【功效】祛风除湿、舒筋通络。

【制作】葛根洗净,放锅中,加清水1 000ml,煮沸后再用文火煎30min,滤液备用。将乌蛇宰杀,去皮切头,去内脏,洗净,切成小段、放入砂锅中,倒入葛根液,加葱段、姜片、料酒、精盐,用大火烧沸后,改小火炖1小时,再加味精、胡椒粉,淋入麻油即成。

12. 木瓜烧猪蹄筋

【配方】木瓜30g,猪蹄筋300g,青菜头100g,料酒10g,姜5g,葱10g,盐3g,鸡精3g,素油35g。

【功效】舒经活络,化湿和胃。适用于筋脉拘急,风湿痛,关节不利,脚气肿胀等症。

【制作】木瓜洗净,切薄片;猪蹄筋用油发好,清水漂洗干净,切4cm长的段;青菜头洗净,切3cm大小的块;姜切片,葱切段。再将炒锅置武火上烧热,加入素油,烧六成热时,下入姜葱爆香,随即下入猪蹄筋、料酒和青菜头、木瓜,炒变色,加水少许,烧熟,加入盐、鸡精即成。

附:木瓜蛇肉包

【配方】木瓜100g,乌蛇1条,茯苓100g,葱末、姜末、料酒、精盐、味精、白糖、麻油、面粉各适量。

【功效】祛风化湿、通络止痛。

【制作】先将面粉调碱发酵,揉成软面,备用。将木瓜洗净去皮,剁成泥;茯苓洗净晒干,研粉;乌蛇宰杀,去皮及内脏,整条入砂锅,加清水、料酒煮两三沸,去骨取蛇肉,剁泥;将木瓜、茯苓、蛇肉混合,加料酒、精盐、味精、白糖、葱末、姜末、麻油搅拌成馅;取发酵后的软面与馅料包成包子,蒸熟即成。

13. 龙凤会

【配方】乌梢蛇1条,凤仙草20g,陈皮5g,料酒、姜丝、葱段、精盐、味精、植物油各适量。

【功效】祛风除湿、舒筋通络。

【制作】将乌梢蛇宰杀,剥皮后去头及内脏,洗净入锅,加清水适量,用小火煮20min后把蛇捞出,从头到尾轻轻拆下蛇肉,将蛇骨、凤仙草、陈皮放回原砂锅,继续煮1小时,捞出蛇骨、凤仙草、陈皮后,将蛇肉切成丝状,放回砂锅,同时放入料酒、姜丝、葱段、精盐、味精、植物油等,再用小火煨30min即成。

14. 桑枝茶

【配方】桑枝10g,红茶3g。

【功效】祛风通络、除湿止痛。

【制作】将桑枝洗净,切细后加水煎煮20min,煎汁和红茶同入杯中,稍闷后当茶频频饮用。

15. 柳枝茶

【配方】柳枝5g,绿茶3g。

【功效】祛风除湿、散寒止痛。

【制作】将柳枝洗净晒干,切成细片,加茶叶,冲开水代茶。频频饮用。

16. 六味化湿蛋糕

【原料】薏苡仁50g,桑枝20g,防风15g,茯苓20g,厚朴5g,木瓜10g,面粉200g,鸡蛋500g,白糖300g,发面、碱水适量。

【功效】祛风化湿、通络止痛。

【制作】将桑枝、防风、厚朴、木瓜洗净入锅,薏苡仁、茯苓洗净后用布包裹,一同入锅,煎煮30min后,捞出诸药,留薏苡仁、茯苓继续煎煮30min,滤渣取汁;薏苡仁、茯苓捣烂如泥,与面粉、白糖、鸡蛋、发面、药汁一同拌匀,揉成面团,发酵起孔后,加碱水适量,做成蛋糕,上笼蒸20min

即成。

17. 木瓜薏苡仁粥

【配方】木瓜 10g,薏苡仁 30g。

【功效】祛风除湿、通络止痛。适用于关节活动不利,风湿所致手足痉挛,屈伸不利。尤对下肢踝、膝关节痛,经脉不舒,湿痹重者,常食有较好疗效。

【制作】将成熟木瓜采摘后纵剖晒干,切片,每次将木瓜片入锅加水适量,浓煎后去渣留汁,与洗净的薏苡仁一同入锅,加清水适量,大火烧开后,改用小火,烧煮至稀糊粥样,即可服用。

附:

(1)苍术薏苡仁粥

【配方】苍术 30g,薏苡仁 100g。

【功效】燥湿利水止痹。

【制作】将春秋季采挖的新鲜苍术根茎去泥沙、洗净,薏苡仁洗净,同苍术一起入锅,加清水适量,大火烧开后改用小火煨煮至薏苡仁烂熟,捞出苍术,加白糖适量,搅拌即成。

(2)薏苡仁扁豆虾皮粥

【配方】薏苡仁 20g,扁豆 30g,虾皮 15g,粳米 50g,精盐、植物油、味精、葱末各适量。

【功效】补气健脾、化湿通络。

【制作】将扁豆洗净,用清水浸泡 2 小时。虾皮洗净后用适量黄酒浸泡。将薏苡仁、粳米淘洗干净,与扁豆一起入锅,加清水适量,大火烧开后改用小火煨煮 40min,入虾皮、精盐、植物油,继续煨煮至扁豆、粳米熟烂后,调入味精、葱末即成。

二、湿热痹阻证

1. 赤小豆冬瓜皮羹

【配方】赤小豆 50g,冬瓜皮 6g,砂糖适量。

【功效】清热利湿。

【制作】将赤小豆洗净,用清水浸泡 2 小时;冬瓜去毛,削皮洗净,将冬瓜皮剁末。赤小豆入锅,加清水适量,大火煎煮 1~2 沸后,入冬瓜皮,加砂糖适量,再煮 2~3 沸即成。

2. 葫芦薏苡仁赤小豆甜羹

【配方】葫芦 200g,薏苡仁 50g,赤小豆 100g,冬瓜皮 50g,白糖、生粉各适量。

【功效】清热利湿。

【制作】将葫芦去瓤核,洗净后切片备用;薏苡仁、赤小豆洗净加温水浸泡 2 小时;取现切新鲜冬瓜皮约 50g,去毛刺后洗净,用布袋包;将薏苡仁、赤小豆、冬瓜皮入锅,加清水适量,大火烧开后改用小火煨煮 1 小时,至赤小豆烂熟后,取出冬瓜皮,放入葫芦片,烧沸后加白糖适量,用生粉勾芡成羹。

3. 生地茯苓薏苡仁粥

【配方】生地黄 20g,茯苓片 15g,薏苡仁 50g,丹参 10g。

【功效】养血活血、清热化湿。

【制作】将生地、茯苓、丹参洗净,用纱布包裹。将薏苡仁洗净,清水浸泡 2 小时后入锅,加清水适量,大火烧煮 1~2 沸后,投入药袋继续煎煮,至薏苡仁熟烂成粥后捞出药袋即可。

4. 丝瓜薏苡仁粥

【配方】鲜丝瓜 2 条,丝瓜络 10g,薏苡仁 30g,粳米 30g,鸡汤、精盐、味精各适量。

【功效】清热化痰、活血行气。

【制作】鲜丝瓜削皮后洗净,切片备用。丝瓜络洗净。粳米、薏苡仁淘净,与丝瓜络一同入锅,加清水适量,大火烧沸后改用小火煨煮 40min,粳米熟烂后,捞出丝瓜络,加丝瓜片、鸡汤,再沸后调入精盐、味精即成。

附:

(1)忍冬藤薏苡仁粥

【配方】忍冬藤(鲜)60g,通草 9g,防风 9g,薏苡仁 90g。

【功效】清利湿热,宣痹止痛。

【制作】将全部用料洗净,放入砂锅内,加清水适量,文火煮 2~3 小时,成粥即可。随量食用。

（2）苍术薏苡仁粥

【配方】苍术(米泔水浸炒)12g,川牛膝 15g,薏苡仁 90g,石膏(生)24g。

【功效】祛风除湿,清热宣痹。

【制作】将全部用料洗净,放入砂锅内,加清水适量,文火煮 2~3 小时,成稀粥即可。随量食用。

5. 蜜汁木瓜甜汤

【配方】木瓜 50g,薏苡仁 30g,蜂蜜 30ml,生姜 5g。

【功效】祛风利湿、舒筋止痛。

【制作】先将薏苡仁洗净,加水 500ml,煮沸 20min。再将洗净的木瓜去皮切片,放入锅内,加生姜丝,小火煨 10min,放凉后调入蜂蜜即成。

6. 当归赤小豆粥

【配方】当归 15g,虾皮 10g,赤小豆 50g,粳米 50g,饴糖 30g。

【功效】清热利湿、养血活血、通络止痹。

【制作】将当归、虾皮洗净,用纱布包裹。赤小豆洗净,加清水浸泡 2 小时。粳米淘洗干净,与赤小豆一同入锅,加清水、药袋,大火烧沸后改用小火煨煮至豆、米烂熟,取出药袋。加饴糖,充分搅拌后再煮沸即成。

7. 草莓薏苡仁甜饮

【配方】草莓汁 100ml,薏苡仁 50g,赤小豆 50g,砂糖适量。

【功效】清热利湿、消肿止痛。

【制作】将草莓洗净,捣烂绞汁备用;薏苡仁、赤小豆洗净用清水浸泡 2 小时,捞出后入锅,加水 300ml,大火烧开后改用小火,煨煮 1 小时,至薏苡仁、赤小豆熟烂后,调入草莓汁、砂糖即成。

8. 威灵仙炒芹菜

【配方】威灵仙 20g,芹菜 500g,料酒 10g,姜 5g,葱 10g,盐 3g,鸡精 3g,素油 30g。

【功效】祛风湿,平肝热。适用于风湿疼痛,高血压眩晕头痛、面红目赤,血淋,痈肿等症。

【制作】威灵仙用水煎煮,取药液 50ml,备用;芹菜去叶,留梗,切 3cm 长的段;姜切片,葱切段。再将炒锅置武火上烧热,加入素油,烧六成热时,下入姜葱爆香,再下入芹菜,炒熟,加入盐、鸡精即成。

9. 土茯苓鲫鱼羹

【配方】土茯苓(鲜品)60g,鲫鱼 1 条,莴苣 1 根,姜末、葱白末、料酒、精盐、味精、胡椒粉、麻油各适量。

【功效】清热解毒、利湿通络、补气养血。

【制作】取秋末冬初采挖的土茯苓块茎,洗净后切片,入锅加水 500ml,煎煮 30min 后,滤渣取汁备用。鲫鱼宰杀,去鳃鳞及内脏,洗净后备用。莴苣去皮叶,洗净切细丁。将鲫鱼入锅,加药汁及清水、姜末、葱白末,大火烧沸后加料酒、精盐煨煮 30min,至鱼肉散脱后,加入莴苣丁,两沸后调入味精、胡椒粉,浇上麻油即成。

附:土茯苓鸭肉煲

【配方】鸭 1 只,土茯苓 30g,木瓜 30g,八角 6g,花椒 3g,料酒、精盐、姜片、葱段、味精、植物油、胡椒粉各适量。

【功效】解毒除湿、祛风通络。

【制作】将鸭宰杀,去毛、取出内脏,洗净切块;另将诸味药洗净,与鸭块一同入砂锅,大火烧开后,加入料酒、精盐、姜片、葱段、味精、植物油,小火煨煮 2 小时左右,以鸭肉酥烂为度,调入胡椒粉即成。

10. 薏米桂花粥

【配方】薏米 30g,淀粉少许,砂糖、桂花适量。

【功效】清利湿热,健脾除痹。

【制作】将薏米洗净,先煮薏米,米烂熟后再放入淀粉少许,最后加砂糖、桂花,可作早餐食用。

三、寒湿痹阻证

1. 桂浆粥

【配方】肉桂 10g,粳米 50g,红糖适量。

【功效】温经散寒、暖胃止痛。适用于类风湿关节炎。热证及阴虚火旺重者禁用。

【制作】将肉桂碾成细末,粳米洗净备用。如常法煮粥,待粥将煮熟时,加入肉桂粉末、红糖,再煮沸 1~2 次即可。趁热空腹吃下,每日 1 剂,3~5 日一个疗程,有效再服用 1~2 个疗程。

附:

(1)肉桂玉米须扁豆糊

【配方】肉桂 30g,玉米须 60g,扁豆 250g,荔枝核 60g,红糖适量。

【功效】温阳散寒、化湿通络。

【制作】将肉桂研末,玉米须洗净烘烤至微黄,切极细末,荔枝核打成碎末,扁豆磨粉,烘炒至香熟,四味混合,贮瓶密封。每次 30g,以开水加红糖调糊饮服。

(2)桂皮花椒羊骨粥

【配方】桂皮 10g,花椒 10 粒,羊骨 500g,粳米 80g,精盐、姜末、葱白末、味精、胡椒粉各适量。

【功效】温经散寒、通络止痛。

【制作】桂皮、花椒洗净备用。将新鲜羊骨洗净、捶碎,与桂皮、花椒一同入锅,加水 1 000ml,煎煮 1 小时,滤渣取汁代水,同淘洗干净的粳米一起煮粥,待粥将成时,加入精盐、姜末、葱白末,稍煮 2~3 沸,调入味精、胡椒粉即成。

(3)二桂红糖粥

【配方】桂皮 5g,肉桂 15g,粳米 100g,红糖适量。

【功效】散寒温阳、除湿止痛。

【制作】将桂皮洗净,用布包好。肉桂磨粉。粳米淘净,和布袋一起入锅,加水煮粥,至粥熟时,加入肉桂粉、红糖,搅匀后再煮 10min,取出布袋即成。

2. 温阳散寒粥

【配方】桂枝 5g,泡姜 2g,麻黄 1g,白芍 10g,生地 10g,炙甘草 3g,火腿肉 50g,粳米 250g。

【功效】温经散寒。

【制作】诸药洗净,入锅加清水适量,煎煮 30 分钟,滤渣取汁备用。将粳米淘净,火腿肉切细丁,同入锅内,加清水适量,共煮至米、肉将熟时,再兑入药汁,煮至粥成,调入砂糖即可。

3. 温阳化湿腊八粥

【配方】桂圆肉 20g,核桃肉 30g,茨菰 100g,玉米、薏苡仁、赤小豆、扁豆各 50g,蚕豆 100g,栗子 30 粒,血糯米 300g,生姜 20g,砂糖适量。

【功效】温阳化湿、补气益阴。

【制作】先将蚕豆用水浸泡至发涨,玉米、薏苡仁、扁豆洗净后浸泡一夜;核桃肉杵碎,茨菰洗净切丁,生姜切末;将全部用料入锅,加清水、砂糖,熬煮成粥。

4. 麻辣豆腐肉末

【配方】辣椒粉 2g,花椒 10 粒,蒜泥 10g,豆腐 250g,猪瘦肉 50g,葱末、姜末、料酒、精盐、胡椒粉各适量。

【功效】温经散寒、通络止痛。

【制作】花椒洗净,晒干后研成细末。豆腐洗净切块。猪瘦肉洗净,剁成肉泥,拌入蒜泥、姜末、葱末、料酒、精盐。起油锅,加入辣椒粉、花椒末,余 1~2min,加肉泥,翻炒至将熟时,倒入豆腐,加清水、精盐、翻炒 1~2 沸后,撒入胡椒粉即成。

四、痰瘀互结证

1. 加减阳和粥

【配方】熟地 15g,川芎 10g,当归 10g,肉桂 3g,鹿角胶 10g,干姜 3g,白芥子 5g,麻黄 3g,羊肉 100g,粳米 100g,砂糖适量。

【功效】温阳散寒、活血散瘀、行气化痰。

【制作】将前八味中药洗净,一同入锅,加清水适量,煎煮 40min,滤渣取汁备用。将粳米淘洗干净,羊肉洗净切碎。同放锅内,加水适量,煨煮粳米、羊肉熟烂时,再兑入药汁。煮至粥成,调入砂糖即成。佐餐,随量服食。

2. 冬青薏苡仁粥

【配方】冬青新叶 30g,薏苡仁 50g,白糖适量。

【功效】清热解毒、化湿利水。

【制作】将采摘的新鲜冬青叶洗净,切碎末,入锅。加水适量,煎煮 20分钟后滤渣取汁。薏苡仁洗净,入锅加水适量,煎煮 30 分钟,待薏苡仁熟烂后,调入药汁,加白糖适量,再沸后即成。上下午温服。

3. 川芎野鸭煲

【配方】当归 15g,川芎 10g,红花 5g,野鸭 1 只,料酒、精盐、味精、胡椒粉、姜片、葱白段各适量。

【功效】化湿解毒、活血消瘀。

【制作】将当归、川芎、红花洗净,隔水蒸煮 30min,备用。将鸭宰杀,去毛及内脏,洗净。把当归、川芎、红花及洗净的姜片、葱白段塞入鸭腹中,入锅加清水淹没,大火烧沸后,撇去浮沫,加料酒,小火煨煮 30min 后,调入精盐,继续煨煮至鸭肉酥烂,调入味精、胡椒粉即成。

4. 红七鸡

【配方】母鸡 1 只,红花 5g,三七 10g,枸杞子 10g,面粉 150g,料酒、精盐、生姜片、葱段、胡椒粉各适量。

【功效】活血化瘀、消肿止痛、补益肝肾。

【制作】鸡宰杀后去毛及内脏,去爪甲,洗净。红花洗净,枸杞子、三七洗净、隔水蒸煮 30min 后,将三七切片;面粉加水调成面团。葱、姜洗净后,少许葱切成细末,葱白切段;部分生姜捣汁。将鸡先放入沸水中氽一下,捞出后沥干水分,将红花、三七片、枸杞子、姜片、葱白段塞入鸡腹,把鸡放入搪瓷盆内,加清汤及胡椒粉、料酒、精盐,上笼用大火蒸煮 1 小时。鸡熟时取出鸡,将鸡汤盛入瓷盆中即成。

 第二节　正虚候

一、气血亏虚证

1. 当归红花猪肚粥

【配方】当归 10g,红花 3g,猪肚 50g,黄芪 15g,五味子 10g,白术 10g,

鸡血藤 20g,粳米 100g,料酒、姜末、葱末、精盐、味精各适量。

【功效】补气活血、通络止痛。

【制作】将猪肚漂洗干净,入锅加清水、姜末、料酒,大火烧沸后改用小火煨煮 30min,备用。当归、黄芪、五味子、白术洗净后用纱布包裹,连同洗净的红花、粳米一同入猪肚锅中,并加清水适量,大火烧沸后改用小火煨煮,至米熟烂成粥时,取出药袋,加精盐、葱末、味精,搅拌后煮沸即成。

附:当归山芋柿子羹

【配方】当归 10g,山芋 200g,柿子 2 只。

【功效】益气养血、活血通络。

【制作】将当归洗净,用纱布包裹;山芋洗净,切小块;柿子洗净,剥皮去核取肉。将山芋、当归药袋入锅,加清水 500ml,大火烧沸后改用小火烧煮,至山芋烂熟后,搅拌成泥糊状,捞出山芋皮,加柿肉,搅拌再沸后取出药袋即成。

2. 山药粥

【配方】鲜山药 100g,薏苡仁 30g,粳米 30g,饴糖 30g,橘皮 10g。

【功效】补脾益气、养血通经。

【制作】山药洗净,削皮,切成细丁。薏苡仁淘洗干净,清水浸泡 2 小时。粳米淘洗干净,橘皮洗净,切极细丁。将薏苡仁、粳米入锅,加清水适量,大火烧沸后改用小火煨煮 30min,加入山药丁、橘皮丁,再用小火煨煮至薏苡仁、粳米烂熟后,加饴糖,充分搅拌,再沸后即成。

3. 百合粥

【配方】百合 50g,淡豆豉 20g,粳米 50g。

【功效】养阴清虚热。

【制作】百合去苦衣,洗净;淡豆豉洗净;粳米淘洗干净。将 3 味一同入锅,加适量清水煮粥,待粥成时调入适量白糖,搅拌即成。佐餐,随量服食。

4. 柚子粳米粥

【配方】柚子 1 只,丹参 10g,沙参 15g,粳米 50g。

【功效】化痰通络、益气养阴。

【制作】柚子剥开,取瓤切片,果皮洗净,切细丁状备用。丹参、沙参分别洗净,粳米淘洗干净,丹参、柚子皮用布包好。将粳米、沙参、药袋一同入锅,加清水适量,大火煮沸后改用小火煨煮 30min,加柚子瓤,再煮 30min,至米熟烂,取出药袋即成。

5. 枸杞麦冬鳝鱼汤

【原料】枸杞子 15g,麦冬 15g,鳝鱼 2 条,料酒、精盐、味精、姜末、胡椒粉各适量。

【功效】益气养阴、祛风通络。

【制作】枸杞子、麦冬洗净。鳝鱼入锅,加清水适量,煮沸处死,捞出鳝鱼,剖腹后取出完整鳝血条,撕下鳝鱼肉,将鳝鱼肉切丝、鳝血切块。将枸杞子、麦冬、鳝鱼丝、鳝血块一同入锅,加姜末、清水等适量,大火烧沸后加料酒、精盐,煨煮 20min 后,调入味精、胡椒粉即成。

6. 木瓜炖羊肉

【配方】木瓜 30g,羊肉 300g,白萝卜 100g,料酒 10g,生姜 5g,葱 10g,盐 3g,鸡精 3g,胡椒粉 3g,香菜 25g。

【功效】舒经活络,益气补虚,温中暖下。适用于风湿疼痛,虚劳羸瘦,腰膝酸软,腹痛,中虚反胃等症。

【制作】木瓜洗净,切薄片;羊肉洗净,切 3cm 见方的厚块;白萝卜去皮,切 3cm 见方的厚块;姜切片,葱切段。再将木瓜、白萝卜、羊肉、料酒、姜、葱同放炖锅内,加水 1 800ml,置武火烧沸,再用文火炖煮 35min,加入盐、鸡精、胡椒粉、香菜即成。

7. 参杞煨蹄筋

【配方】白参 3g,枸杞子 15g,水发蹄筋 100g,蘑菇 50g,火腿肠 1 根,精盐、味精、植物油、鲜汤、葱末各适量。

【功效】补气益阴、通络止痛。

【制作】白参、枸杞子洗净,隔水蒸煮 30min,将白参切薄片;蹄筋洗净后切块;蘑菇洗净后切条;火腿肠切片;将全部用料入砂锅,加鲜汤适量,大火烧沸后改用小火煨煮至蹄筋烂熟,调入精盐、味精、植物油、葱末等,搅拌再沸后即成。

二、肝肾亏虚证

1. 黑豆粥

【配方】黑大豆、白糖各 500g,大米 1 500g,生姜末适量。

【功效】具有益肝补肾功效,适用于类风湿关节炎肌肉萎缩、皮肤发黑者。

【制作】黑大豆隔日浸泡,与食用水同煮烂。大米煮烂,下入煮好的黑豆,并加入白糖、生姜末,每天当粥吃。

2. 桂皮羊肉芝麻粥

【配方】桂皮 10g,羊肉 50g,黑芝麻 15g,粳米 50g,料酒、姜末、精盐、味精、胡椒粉各适量。

【功效】温阳补肾、行气通络、散寒止痛。

【制作】桂皮洗净,用纱布包裹;羊肉洗净,切块状;黑芝麻入油锅中爆至香脆,盛出;粳米淘洗干净。将羊肉入锅,加姜末及清水后大火烧沸,撇去浮沫,加料酒、桂皮、粳米煮粥,待粥将成时,捞出纱布袋,加芝麻、精盐、味精、胡椒粉,搅拌再沸后即成。

3. 桂枝黑芝麻糊

【配方】桂枝 50g,黑芝麻 500g,核桃肉 500g,大麦 2 000g,砂糖 100g。

【功效】补肾、益气养血、温经通络。

【制作】将桂枝烘干研末,另三味入锅炒熟,杵成粉末状,加砂糖,搅拌均匀后入坛,加盖封紧。食用前取粉 50g 入碗,加开水,边倒边搅成糊状即成。

4. 肉苁蓉牛骨髓粥

【配方】肉苁蓉 10g,牛骨 500g,牛肉 50g,粳米 50g,精盐、味精、料酒、姜末各适量。

【功效】补肾壮阳、益精填髓、祛风通络。

【制作】将牛骨洗净,打碎,与肉苁蓉一起用布包裹;牛肉洗净、切丁块;粳米淘洗干净。将药布包、牛肉入锅,加清水、姜末,大火烧沸后,撇去浮沫,加料酒,小火炖煮至牛肉烂熟,取出药袋,加粳米煮粥,待粥成时加入精盐、味精,拌匀即成。

附:肉苁蓉粥

【配方】肉苁蓉 10g,木瓜 10g,薏苡仁 30g,粳米 30g。

【功效】补肾壮阳、祛风化湿、散寒止痹。

【制作】肉苁蓉、木瓜洗净,入锅加水 300ml,煮取药汁 150ml,备用。薏苡仁洗净,用清水浸泡 2 小时。粳米淘洗干净。将粳米、薏苡仁一同入锅,加药汁及清水适量,煮粥。

5. 杜仲牛膝排骨汤

【原料】杜仲 10g,牛膝 15g,桑寄生 15g,猪排骨 300g,料酒、精盐、味精、姜片、葱末各适量。

【功效】益肾、强壮筋骨、祛风化湿。

【制作】将三味中药洗净,加水适量,煎煮 30min,滤渣取汁备用。排骨洗净,斩块,入锅后加姜片、清水适量,大火烧沸后撇去浮沫,加料酒、精盐、药汁,小火煨煮至排骨酥烂,调入味精、葱末即成。

6. 寄生甲鱼汤

【配方】桑寄生 30g,防风 10g,甲鱼 1 只,姜片、葱白、料酒、精盐、味精各适量。

【功效】祛风化湿、强壮筋骨。适用于风湿性关节炎、类风湿关节炎、强直性脊柱炎、增生性骨关节炎等属肝肾不足之证。

【制作】将甲鱼宰杀后去内脏,洗净,入锅,桑寄生、防风洗净后用布包裹,连同姜片、葱白一起入锅,加适量清水、料酒、精盐、味精等一同焖煮,至甲鱼烂熟后,取出布包即成。佐餐当菜,随量食用。

7. 木瓜煮猪腰

【配方】木瓜 30g,猪腰 1 只,料酒 10g,姜 5g,葱 10g,盐 3g,鸡精 3g,素油 30g。

【功效】补肝肾,祛风湿。适用于风湿疼痛,肾虚腰痛,老人耳聋等症。

【制作】将木瓜洗净,切薄片;猪腰切成腰花;姜切片,葱切段。再将炒锅置武火上烧热,加入素油,烧六成热时,下入姜葱爆香,加入清水 800ml,烧沸,加入木瓜,煮 20min,下入猪腰、盐、鸡精即成。

附:木瓜炖牛蹄筋

【配方】木瓜 30g,牛蹄筋 300g,青菜头 100g,料酒 10g,姜 5g,葱 10g,盐 3g,鸡精 3g,胡椒粉 3g。

【功效】舒经活络,强筋健骨。适用于风湿疼痛、腰膝酸软等症。

【制作】木瓜洗净,切片;蹄筋用油发透,洗净,切 3cm 长的段;姜切片,葱切段;青菜头去皮,切 3cm 见方的厚块。再将木瓜、蹄筋、青菜头、料酒、姜、葱同放炖锅内,加水 1 800ml,置武火烧沸,再用文火炖煮 45min,加入盐、鸡精、胡椒粉即成。

8. 鳝鱼猪肉羹

【配方】鳝鱼 300g,猪瘦肉 100g,杜仲 15g,黄芪 10g,植物油 50g,葱、姜、料酒、醋、胡椒粉、食盐各适量。

【功效】补肝肾、益气血、祛风通络。适用于行痹关节疼痛,屈伸不利,手足痉挛、拘急等。

【制作】先将杜仲与黄芪入锅,加水 500ml,煮沸后用文火煮 20min,捞出中药备用。鳝鱼剖开,去内脏、头尾,留血,切段,备用。将猪肉洗净剁末,放热油锅内煸炒后,加入杜仲、黄芪药汁煮沸,再加入鳝鱼段、葱、姜、料酒烧沸后,用文火炖至鱼酥,加醋、食盐、胡椒粉即成。

9. 红辣椒烧鳗鱼

【配方】鳗鱼 500g,尖头红辣椒 5 只,植物油、姜片、葱末、胡椒粉、酱油、料酒、精盐、味精、红糖各适量。

【功效】祛风化湿、强壮筋骨。

【制作】将鳗鱼宰杀,去内脏,洗净,切段。炒锅上火,放油烧至六成热,加红辣椒,烧 3min 后放入姜片,再烧 1min 倒入鳗鱼段,加料酒、酱油、精盐、味精、红糖,焖至鳗鱼熟烂,撒入胡椒粉、葱末即成。

10. 猪脚汤

【配方】猪脚 1~2 只,薏米、木瓜、伸筋草、千年健各 60g。

【功效】祛风除湿,补益肝肾。

【制作】将除猪脚外的材料用纱布包好,同猪脚放于锅内用文火煨烂,去渣后不放盐食用。患者可喝汤吃肉,分两餐食用。

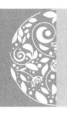

第三章

中医治疗风湿病的古代方剂

 第一节　按证候分类

一、治风寒湿痹方

1. 乌头汤(《普济本事方》)

治寒冷湿痹,留于筋脉,挛缩不得转侧。(冬服之)

组成:大乌头(炮,去皮脐)、细辛(去叶)、川椒(去目并合口,微炒,地上出汗)、甘草(炙)、秦艽(洗,去芦)、附子(炮,去皮脐)、官桂(不见火)、白芍药(各等分)、干姜(炮)、白茯苓(去皮)、防风(去钗股,炙)、当归(去芦,薄切,焙干,各一两)、川独活(黄色如鬼眼者,去芦,洗,焙,秤,一两三钱半)。

上为粗末。每服三钱,水一盏半,枣二个,同煎至八分,去滓,空心食前服。

2. 续断丸(《普济本事方》)

治风湿四肢浮肿,肌肉麻痹,甚则手足无力,筋脉缓急。

组成:川续断(洗,推去节,锉,焙)、萆薢、当归(洗去芦,薄切,微炒)、附子(焙,去皮脐)、防风(去钗股)、天麻(各一两)、乳香(乳钵坐水盆中,研)、没药(各半两)、川芎(三分)。

上为细末,炼蜜丸如梧桐子大。每服三四十丸,酒或饮下,空心食前。

3. 增损续断丸(《普济本事方》)

治荣卫涩少,寒湿从之痹滞,关节不利而痛者。

组成:川续断(洗,推去,焙筋,锉)、薏苡仁、牡丹皮、山芋、桂皮、白茯苓(去皮)、黄芪(蜜炙)、山茱萸(连核)、石斛(去根,净洗,细锉,各一两)、干地黄(九蒸九曝,焙干,秤,三两)、人参(去芦)、鹿角胶(各七钱)。

上为细末,炼蜜丸如梧子大。每服三四十丸,温酒下,空心食前。

4. 薏苡仁散(《普济本事方》)

治湿伤肾,肾不养肝,肝自生风,遂成风湿,流注四肢筋骨,或入左肩髃,肌肉疼痛,渐入左指中。

组成:薏苡仁(一两)、当归(洗去芦,薄切,焙干)、小川芎、干姜(炮)、甘草(炙)、官桂(去粗皮,不见火)、川乌(炮,去皮尖)、防风(去钗股)、茵芋(去梗,锉,炒用)、人参(去芦)、羌活(去芦)、白术、麻黄(去根结)、独活(黄色如鬼眼者,去芦,洗,焙,秤,各半两)。

上为细末。每服二钱,空心临卧酒调下,日三服。

5. 芎附散(《普济本事方》)

治五种痹,腿并臂间发作不定,此脾胃虚,卫气不温分肉,为风寒湿所着。

组成:小川芎、附子(炮,去皮脐)、黄芪(蜜炙)、白术、防风(去钗股)、当归(洗去芦,薄切,焙干)、熟干地黄(酒洒,九蒸九曝,焙,秤)、桂心(不见火)、柴胡(去苗,净洗)、甘草(炙,各等分)。

上为粗末。每服四钱,水一盏半,生姜三片,枣一个,同煎至七分,去滓,食前日三服。常服不生壅热,兼消积冷。

6. 五痹汤(《太平惠民和剂局方》)

治风寒湿邪,客留肌体,手足缓弱,麻痹不仁;或气血失顺,痹滞不仁,并皆治之。

组成:片子姜黄(洗去灰土)、羌活、白术、防己(各一两),甘草(微炙,半两)。

上㕮咀。每服四钱重,水一盏半,生姜十片,煎至八分,去滓。病在上,食后服;病在下,食前服。

7. 乳香宣经丸(《太平惠民和剂局方》)

治体虚为风、湿、寒、暑进袭,四气相搏,半身不遂,手足顽麻,骨节烦疼,足胫浮肿,恶寒发热,渐成脚气,肝肾不足,四肢挛急,遍身攻注;或闪肭打扑,内伤筋骨……常服活血止痛,补虚,壮筋骨。

组成:川楝子(锉,炒)、牵牛子(炒)、乌药(去木)、茴香(淘去沙土,炒)、橘皮(去白)、萆薢(微炙)、防风(各二两),乳香(研)、草乌(乌豆一合同煮,竹刀切透黑,去皮、尖,焙)、五灵脂(酒浸,淘去沙石,晒干,研各半两),威灵仙(去芦,洗,二两)。

上为细末,酒糊为丸,如梧桐子大。每服五十丸,盐汤、盐酒任下,妇人醋汤下。

8. 大防风汤(《太平惠民和剂局方》)

祛风顺气,活血脉,壮筋骨,除寒湿,逐冷气……或两膝肿大痛,髀胫枯腊,但存皮骨,拘挛跧卧,不能屈伸,名曰鹤膝风,服之气血流畅,肌肉渐生,自然行履如故。

组成:川芎(抚芎不用)、附子(炮,去皮、脐各一两半),熟干地黄(洗)、白术、防风(去芦)、当归(洗,去芦,酒浸,焙炒)、白芍药、黄芪、杜仲(去粗皮,炒令丝断各二两),羌活(去芦)、人参(去芦)、甘草(炙)、牛膝(去芦,酒浸,切,微炒各一两)。

上为粗末。每服五钱,水一盏半,入姜七片,大枣一枚,同煎八分,去滓,温服,空心、食前。

9. 通痹散(《张氏医通》)

治风寒湿三气袭于足三阴经,腰以下至足冷如冰,不能自举。

组成:天麻(三两),独活、藁本、当归、川芎、白术(各二两)。

为散,每服二三钱,热酒调,晨昏各一服。

10. 千金附子汤(《张氏医通》)

治湿痹缓风,身体疼痛如欲折,肉如锥刺刀割。

组成:附子(一枚),芍药、桂心、甘草、茯苓、人参(各一两),白术(一两二钱)。

上七味㕮咀,以水八升,煮取三升,分二服。

11. 附子汤(《脉因证治》)

治风、寒、湿痹。

组成:附子(炮、去皮脐)、桂枝、白芍、甘草、茯苓、人参(各三钱),白术(一两)。行痹,加麻黄桂汤;痛痹,加附子、姜茯汤;胞痹,加四苓;肠痹,加平胃、茱萸、草肉、豆蔻等。

12. 秦艽天麻汤(《笔花医镜》)

治寒湿入络,肩背臂痛。

组成:秦艽(一钱五分),天麻、羌活、陈皮、当归、川芎(各一钱),炙草(五分),生姜(三片),炒桑皮(三钱)。挟寒加桂枝。

13. 蠲痹汤(《笔花医镜》)

治风寒湿三气成痹。

组成:羌活、独活(各一钱),桂心(五分),秦艽(一钱),当归、桑枝(各三钱),川芎(七分),海风藤(二钱),炙甘草(五分),乳香、木香(各八分)。

二、治风湿热痹方

1. 升麻汤(《金匮翼》)

组成:升麻、射干、甘草、芍药(各二两),麦冬、葳蕤、生姜(各三两),赤小豆(炒,三合),人参(二两)。

每服四钱,入生地黄汁半合,青竹叶十五片,水煎,温服无时。

2. 河间升麻汤(《金匮翼》)

治热痹,肌肉热极,体上如鼠走,唇口反纵,皮色变。

组成:升麻(三两),茯苓、人参、防风、犀角(水牛角代)、羚羊角、羌活(各一两),官桂(三钱)。

上为末,每服四钱,水二盏,姜二片,竹沥半酒杯,同煎至一盏,温服无时。

3. 升阳散火汤(《医宗金鉴》)

治脾阴血虚,胃阳气弱,春寒不去,及过食冷物,抑遏少阳清气,郁于脾土之中,四肢发困热,肌热,筋骨间热,表热如火燎于肌肤,扪之烙手,并宜服之。

组成:升麻、葛根、独活、羌活、白芍、人参(以上各五钱),甘草(三钱,炙),柴胡(三钱),防风(二钱),甘草(二钱,生)。

上㕮咀,如麻豆大,每服秤五钱,水二盏,煎一盏,去滓,大温服,无时,忌寒凉之物。

附:加味升阳散火汤,即升阳散火汤加羚羊角、犀角(水牛角代),治痹病而肌热如火,名曰热痹也。

4. 防风汤丸(《古今医统大全》)

治热痹。

组成:防风、羌活、茯神、五加皮、枳实、牛膝、桂心、麦门冬、人参、玄参、薏苡仁、生地黄、芍药、丹参(各一两),槟榔(二两),磁石(四两,火煅醋淬),大黄、松子仁、木香(各一两)。

上为末,炼蜜丸、梧桐子大。每服三十丸,空心温酒下。

三、治痰瘀痹方

1. 桃红饮(《类证治裁》)

有瘀血,败血入络。

组成:桃仁、红花、川芎、当归尾、威灵仙(各三钱)。

上五味,煎好,加麝香少许冲服。

2. 小活络丹(《太平惠民和剂局方》)

治……诸般风邪湿毒之气,留滞经络,流注脚手,筋脉挛拳,或发赤肿,行步艰辛,腰腿沉重,脚心吊痛,及上冲腹胁膨胀,胸膈痞闷,不思饮食,冲心闷乱,及一切痛风走注,浑身疼痛。

川乌(炮,去皮、脐)、草乌(炮,去皮、脐)、地龙(去土)、天南星(炮,各六两),乳香(研)、没药(研,各二两二钱)。

上为细末,入研药和匀,酒面糊为丸,如梧桐子大。每服二十丸,空心、日午冷酒送下,荆芥茶下亦得。

3. 滋荣舒筋健步丸(《万病回春》)

治痰湿手足不便,血虚注下,筋软不能行步,兼痛者。

组成:当归(酒洗,一两),白术(去芦,二两),熟地黄(酒洗,一两二钱),川芎(七钱),白芍(酒炒,一两),茅山苍术(米泔浸,二两),羌活(七钱),防风(七钱),牛膝(去芦,酒洗,一两),独活(酒浸一宿,焙,七钱),桑寄生(酒炒,六钱),木瓜(酒浸,焙,七钱),防己(酒浸,焙,七钱),肉桂(厚者四钱)。一方加虎胫骨(现已禁用,羊胫骨代)(一两酥炙),杜仲(酒炒,一两)。

上为细末,酒打糊为丸,如梧桐子大。每服百丸,空心,淡盐汤送下。天阴,姜汤下,酒亦可。

4. 指迷茯苓丸(《类证治裁》)

有支饮,臂痛不举,眩冒麻痹。

组成:半夏曲(二两),茯苓(一两),枳壳(五钱),风化硝(二钱半)。

姜汁糊丸,姜汤下。

5. 二陈汤加羌活、白芥子、风化硝(《类证治裁》)

有停痰,遍身走痛。

二陈汤组成:半夏(二钱),陈皮、茯苓(各一钱),甘草(五分)。加姜煎。

四、治脏腑亏虚方

1. 地黄丸(《普济本事方》)

益气血,补肝肾,祛风湿,壮脚膝。

组成:熟干地黄(酒洒,九蒸九曝,焙干,一两),牛膝(洗,锉,焙,酒浸一宿,再焙)、石斛(洗去根,各三分),肉苁蓉(水洗,酒浸,切片,焙)、茵芋(去梗,锉,炒)、防风(去钗股)、川芎(洗)、五味子(拣)、桂心(不见火)、附子(炮,去皮脐)、薏苡仁(各半两,炒)。

上为末,炼蜜丸如桐子大。每服三四十丸,酒吞下,空心食前。

2. 思仙续断丸(《普济本事方》)

治肝肾风虚气弱,脚膝不可践地,腰脊疼痛,风毒流疰下经,行止艰难,小便余沥。此药补五脏内伤,调中益精凉血,坚强筋骨,益智轻身耐老。

组成:思仙木(即杜仲也,去皮,锉,炒令黑,五两),五加皮、防风(去钗股)、薏苡仁、羌活(洗去土)、川续断(洗,锉,焙干)、牛膝(洗,锉,焙,酒浸一宿,再焙,各三两),萆薢(四两),生干地黄(五两)。

上细末,好酒三升,化青盐三两,用大木瓜半斤,去皮子,以盐酒煮木瓜成膏,杵丸如桐子大。每服五十丸,空心食前温酒盐汤下,膏子少,益以酒糊。

3. 骨碎补丸(《太平惠民和剂局方》)

治肝肾风虚,上攻下注,筋脉拘挛,骨节疼痛,头面浮肿,手臂少力,腰背强痛,脚膝缓弱,屈伸不利,行履艰难,并宜服。

组成:荆芥穗、白附子(炮)、牛膝(酒浸,焙干)、肉苁蓉(酒浸一宿,切作片,焙,各一两),骨碎补(去毛,炒)、威灵仙(去苗)、缩砂仁(各半两),地龙(去土,微炒)、没药(各二钱半),自然铜(酒淬九遍)、草乌头(炮,去皮、脐)、半夏(汤洗七次,各半两)。

上同为细末,酒煮面糊,丸如梧桐子大。每服五丸至七丸,温酒下;妇人醋汤或当归酒下,妊娠不宜服之。不计时候。

4. 七圣散(《太平惠民和剂局方》)

治风湿流注经络间,肢节缓纵不遂;或脚膝疼痛,不能步履。

组成:续断、独活、防风、杜仲、萆薢、牛膝(酒浸一宿)、甘草(等分)。

上件各修事净,焙干半两,为细末。每服二钱,温酒调下。

5. 活血应痛丸(《太平惠民和剂局方》)

治风湿客于肾经,血脉凝滞,腰腿重疼,不能转侧,皮肤不仁,遍身麻木。上攻,头面虚肿,耳内常鸣;下注,脚膝重痛少力,行履艰难。亦治项背拘挛,不得舒畅。常服活血脉,壮筋骨,使气脉宣流。

狗脊(去毛,四斤),苍术(米泔浸一宿,去皮,六斤),香附子(去毛,炒,七斤半),陈皮(洗,去蒂,五斤半),没药(别研,一十二两),威灵仙(洗,二斤),草乌头(一斤半,半炮)。

上为细末,用酒煮面糊为丸,如梧桐子大。每服十五粒至二十粒,温酒或熟水任下,不拘时候。久服忌桃、李、雀、鸽、诸血物。

6. 秘方换腿丸(《太平惠民和剂局方》)

治肾经虚弱,下注腰膝,或当风取凉,冷气所乘,沉重少力,移步迟缓,筋脉挛痛,不能屈伸,脚心隐痛,有妨履地。大治干、湿脚气,赤肿痛楚,发作无时,呻吟难忍,气满喘促,举动艰难。面色黧黑,传送秘涩,并皆疗之。

组成:薏苡仁、石楠叶、天南星(洗,姜制,炒)、川牛膝(酒浸,焙)、肉桂(去粗皮)、当归(去芦)、天麻(去苗)、附子(炮,去皮、脐)、羌活、防风(去叉)、石斛(去根)、萆薢(微炙)、黄芪(蜜炙)、续断(各一两),苍术(米泔浸,

301

一两半)、槟榔(半两)、干木瓜(四两)。

上为细末,面糊为丸,如梧桐子大。每服三十丸至五十丸,空心,温酒或木瓜汤吞下,日进二三服。常服舒筋轻足,永无脚气之患。(昔人有此疾,服之一月,脚力顿健,委有换腿之功)

7. 木瓜丸(《太平惠民和剂局方》)

治肾经虚弱,下攻腰膝,沉重少力,腿部肿痒,痓破生疮,脚心隐痛,筋脉拘挛;或腰膝缓弱,步履艰难,举动喘促,面色黧黑,大小便秘涩,饮食减少,无问久新,并宜服之。

组成:熟干地黄(洗,焙)、陈皮(去瓤)、乌药(各四两)、黑牵牛(三两,炒),石楠藤、杏仁(去皮、尖)、当归、苁蓉(酒浸,焙)、干木瓜、续断、牛膝(酒浸,各二两)、赤芍药(一两)。

上为细末,酒糊为丸,如梧桐子大。每服三五十丸,空心,木瓜汤吞下,温酒亦可。

8. 换腿丸(《太平惠民和剂局方》)

治足三阴经虚,为风、寒、暑、湿进袭,挛痹缓弱,上攻胸胁肩背,下注脚膝疼痛,渐成风湿脚气,行步艰辛,足心如火,上气喘急,食不思食。

组成:薏苡仁(炒)、石楠叶、石斛(去苗,酒浸)、萆薢(微炙)、川牛膝(去苗,酒浸)、天南星(炮)、羌活(去芦)、防风(去芦,叉)、黄芪(去芦头,蜜炙)、当归(去苗,酒浸)、天麻(去苗)、续断(各一两半),槟榔(二两半),木瓜(四两)。

上为末,酒煮面糊丸,如梧桐子大。每服五十丸,温酒、盐汤任服。

第二节 按中医病名分类

一、治脏腑痹方

(一) 心痹

论曰:《内经》言风寒湿三气杂至,合而为痹。又曰:以夏遇此为脉痹。脉痹不已,复感于邪,内舍于心,是为心痹。其状脉不通,烦则心下鼓,暴上气而喘,嗌干善噫,厥气上则恐。盖淫气忧思,痹聚在心,经所谓诸痹不已,亦益内者如此。

1. 茯神汤(《圣济总录》)

治心痹,神思昏塞,四肢不利,胸中烦闷,时复恐悸。

组成:茯神(去木)、羌活(去芦头)、龙齿、麦门冬(去心,焙)、麻黄(去根节,各一两),蔓荆实、人参、薏苡仁、防风(去叉)、远志(去心)、犀角屑(现用水牛角代,各三分),赤芍药、甘草(微炙,各半两)。

上一十三味,粗捣筛。每服三钱匕,水一盏,生姜五片,同煎至七分,去滓温服,不计时候。

2. 赤茯苓汤方(《圣济总录》)

治心痹,胸中满塞,心中微痛,烦闷不能食。

组成:赤茯苓(去黑皮)、人参、半夏(汤浸,洗七遍去滑,焙)、柴胡(去苗)、前胡(去芦头)、桂(去粗皮)、桃仁(汤浸,去皮尖、双仁,炒,各三分),甘草(微炙,一分)。

上八味,粗捣筛。每服三钱匕,水一盏,生姜五片,枣二枚劈破,同煎至七分,去滓热服,不计时候。

3. 犀角散(《医门法律》)

治心痹,神恍惚恐畏,闷乱不得睡,志气不宁,语言错乱。

组成:犀角(水牛角代)、羚羊角、人参、沙参、防风、天麻、天竺黄、茯神、升麻、独活、远志、麦门冬、甘草(各一钱),龙齿、丹参(各五分),牛黄、麝香、龙脑(各一分)。

上为末,和诸药重研,令极细。每服钱半,不拘时,麦门冬汤调下。

4. 散痹汤(《辨证录》)

治风寒湿结于心包,症见心下畏寒作痛,惕惕善惊,懒于饮食,以手按之,如有水声。

组成:巴戟天(五钱),白术(五钱),菟丝子(三钱),炒枣仁(三钱),远志(八分),山药(五钱),莲子(五钱),茯苓(三钱),甘草(三分),柴胡(一钱),半夏(一钱)。

水煎服。一剂而惊止,二剂而胃气开,三剂而水声息,十剂而心下之痛安然也。

（二）肝痹

论曰：《内经》谓风寒湿三气杂至合而为痹。又曰：以春遇此者为筋痹。又曰：筋痹不已，复感于邪，内舍于肝。盖五脏皆有合，病久而不去者，内舍于其合。肝之合筋也，故筋痹不已，复感于邪，则舍于肝也。其证夜卧则惊，多饮小便数，上为引如怀者是也。

1. 薏苡仁汤方（《圣济总录》）

治肝痹筋脉不利，拘挛急痛，夜卧多惊，上气烦满。

组成：薏苡仁、羌活（去芦头）、蔓荆实、荆芥穗（各二两），白术、木瓜（去核）、防风（去叉）、牛膝（酒浸，切，焙）、甘草（炙，各一两）。

上九味，锉如麻豆。每服五钱匕，水一盏半，入生姜五片，煎至一盏，去滓，稍热服。

2. 人参散（《医门法律》）

治肝痹气逆，胸膈引痛，睡卧多惊，筋脉挛急。

组成：人参、黄芪、杜仲（酒炒）、酸枣仁（微炒）、茯神、五味子、细辛、熟地黄、川芎、秦艽、羌活（各一两），丹砂（五钱，另研）。

上为极细末，入丹砂再研匀。每服一钱，不拘时调下，日二服。

3. 肝痹散（《辨证录》）

治肝痹，治肝气常逆，胸膈引痛，睡卧多惊，饮食不思，吞酸作呕，筋脉挛急。

组成：人参（三钱），当归（一两），川芎（五钱），代赭石末（二钱），羌活（五分），肉桂（一钱），茯苓（五钱），酸枣仁（一钱），丹砂末（五分）。

水煎，调丹砂、代赭石末同服。

4. 萆薢丸方（《圣济总录》）

治肝痹，缓筋脉，去邪毒，调营卫。

组成：萆薢、羌活（去芦头）、天麻（酒浸一宿，切，焙各一两），附子（炮裂，去皮脐半两）、没药（研）、乳香（研，各一分）。

上六味，将四味捣罗为末，入没药、乳香同研匀，炼蜜和丸，如弹丸大。每服一丸，空心温酒化下，日再。

5. 补肝汤方(《圣济总录》)

治肝痹,两胁下满,筋急不得太息,疝瘕四逆,抢心腹痛,目不明。

组成:白茯苓(去黑皮,一两二钱)、乌头(四枚,炮裂,去皮脐)、薏苡仁、独活(各一两)、附子(二枚,炮裂,去皮脐)、柏子仁(研)、防风(去叉)、细辛(去苗叶,各二两)、山茱萸、桂(去粗皮,各三分)、甘草(炙,锉,半两)。

上一十一味,锉如麻豆,入研药拌匀。每服五钱匕,水一盏半,大枣二枚擘开,同煎数沸。去滓,取一盏服,不计时候。

(三)脾痹

论曰:风寒湿三气杂至,合而为痹。又曰:以至阴遇此者为肌痹。肌痹不已,复感于邪,内舍于脾,是为脾痹。其状四肢懈惰,发咳呕汁,上为大塞。经所谓诸痹不已,亦益内者如此。

1. 黄芪丸方(《圣济总录》)

治脾痹肌肉消瘦,心腹胀满,水谷不化,食即欲呕,饮食无味,四肢怠惰,或时自利。

组成:黄芪(锉)、石斛(去根)、附子(炮裂,去皮脐)、肉苁蓉(酒浸,切,焙)、益智(去皮)、白术、人参(各一两)、桂(去粗皮)、厚朴(去粗皮,生姜汁炙,各一两半)、诃黎勒(煨,去核,二两)、五味子、当归(切,焙)、白豆蔻(去皮)、沉香(锉)、高良姜、枳实(去瓤,麸炒,各三分)、吴茱萸(汤浸,焙,炒)、丁香(各半两)。

上一十八味,为细末,煮枣肉,和捣五百杵,丸如梧桐子大。每服三十丸,食前温酒下。

2. 温中法曲丸(《医门法律》)

治脾痹,发咳呕涎。

组成:法曲(炒)、麦芽(炒)、白茯苓、陈皮(去白)、厚朴(制)、枳实(麸炒,各一两)、人参、附子(制)、干姜(炮)、当归(酒洗焙)、甘草(各五钱)、吴茱萸(汤泡,三钱)。

上为细末,炼蜜丸,梧桐子大。每服七八十丸,食前热水送下。

3. 白术汤方(《圣济总录》)

治脾痹,心腹胀满,不欲饮食,食则气滞体重,四肢无力。

组成:白术、人参、荜澄茄(各一两),诃黎勒(煨,去核,二两),丁香、草豆蔻(去皮)、黄芪、附子(炮裂,去皮脐)、白茯苓、麦芽(微炒)、沉香、陈橘皮(汤浸,去白,焙)、木香(各三分),枳实(去瓤,麦炒)、甘草(炙,各半两)。

上一十五味,锉如麻豆。每服三钱匕,水一盏,生姜五片,枣二枚擘破,煎至七分,去滓温服,不拘时。

4. 大半夏汤方(《圣济总录》)

治脾痹,四肢怠惰,发咳。

组成:半夏(为末,生姜汁和作饼,曝干,五两),白术、白茯苓(去黑皮)、人参、甘草(炙)、附子(炮裂,去皮脐)、陈橘皮(汤浸,去白,焙,各二两),桂(去粗皮,三两)。

上八味,锉如麻豆。每服五钱匕,水一盏半,生姜五片,煎至一盏,去滓温服,日三。

(四)肺痹

论曰:风寒湿三气杂至,合而为痹。以秋遇此者为皮痹,皮痹不已,复感于邪,内舍于肺,是为肺痹。其候胸背痛甚,上气、烦满、喘而呕是也。

1. 紫苏汤(《医门法律》)

治肺痹,心膈窒塞,上气不下。

组成:紫苏子(炒)、半夏(制)、陈皮(去白,各一钱),桂心、人参、白术(各五分),甘草(二分)。

上水盏半,姜五片,枣二枚,煎七分,不拘时温服。

2. 肺痹汤(《辨证录》)

治肺痹,治咳嗽不宁,心膈窒塞,吐痰不已,上气满胀,不能下通。

组成:人参(三钱),茯苓(三钱),白术(五钱),白芍(五钱),苏叶(二钱),半夏(一钱),陈皮(一钱),枳壳(三分),黄连(三分),肉桂(三分),神曲(五分)。

水煎服。

3. 橘皮丸方(《圣济总录》)

治肺痹,上下痞塞,不能息。

组成:陈橘皮(汤浸,去白,焙)、桔梗(锉,炒)、干姜(炮裂)、厚朴(去粗皮,生姜汁炙)、枳实(去瓤,麸炒)、细辛(去苗叶,各三分),胡椒、蜀椒(去闭口及目,炒出汗)、乌头(炮裂,去皮尖,各二两)、荜茇(二两半)、人参、桂(去粗皮)、附子(炮裂,去皮脐)、白茯苓(去黑皮)、前胡(去芦头)、防葵、芎劳(各一两),甘草(炙)、当归(切,焙,各二两)、白术、吴茱萸(汤洗,焙干,炒,各一两半),大黄(湿纸裹,煨香熟,半两)、槟榔(锉,一两)、葶苈子(隔纸炒,一分),紫苏子(炒,二两)。

上二十五味,捣罗为末,炼蜜丸梧桐子大。每服十丸,温酒下,日三。觉有热者,空腹服之。

4. 杏仁丸方(《圣济总录》)

治肺痹,复感风冷,胸胁满急。

组成:杏仁(汤浸,去皮尖、双仁,微炒)、赤茯苓(去黑皮)、防葵(各二两),吴茱萸(汤洗,焙干,炒)、陈橘皮(汤浸,去白,焙)、桂(去粗皮)、防风(去叉)、泽泻(各一两),白术、射干、芎药、紫苏子(微炒)、桔梗(锉,炒)、枳实(去瓤,麦炒,各一两半)。

上一十四味,捣罗为末,炼蜜丸如梧桐子大。每服十丸,食前温酒下,渐加至三十丸,日再。

(五)肾痹

论曰:《内经》谓风寒湿三气杂至,合而为痹。又曰:以冬遇此者为骨痹。骨痹不已,复感于邪,内舍于肾,是为肾痹。其证善胀,尻以代踵,脊以代头。盖肾者胃之关,关门不利,则胃气不行,所以善胀,筋骨拘迫,故其下挛急,其上蜷屈,所以言代踵代头也。

1. 牛膝酒(《医门法律》)

治肾痹虚冷,复感寒湿为痹。

组成:牛膝、秦艽、川芎、白茯苓、防己、官桂、独活(各二两),五加皮(四两),丹参、薏苡仁、火麻仁(炒)、麦冬、石斛、杜仲(炒,各一两),附子(制)、地骨皮、干姜(炮,各五钱)。

上咬咀,生绢袋盛之,好酒一斗浸。春秋五日;夏三日;冬十日。每服半盏,空心食前服,日二次。

2. 肾痹汤(《辨证录》)

治下元虚寒,复感寒湿,腰肾重痛,两足无力。

组成:白术(一两),山茱萸(五钱),茯苓(五钱),薏仁(五钱),杜仲(三钱),肉桂(一钱),附子(五分),防己(五分),石斛(二钱),地骨皮(五钱)。

水煎服。

3. 远志丸(《圣济总录》)

治肾脏虚乏,久感寒湿,因而成痹,补损益气。

组成:远志(去心)、山芋、肉苁蓉(去皱皮,酒浸,切,焙)、牛膝(去苗,酒浸,切,焙,各一两)、石斛(去根)、天雄(炮裂,去皮脐)、巴戟天(去心)、人参、山茱萸、泽泻、菟丝子(酒浸一宿,别捣)、茯神(去木)、覆盆子、续断、生干地黄(焙)、桂(去粗皮)、鹿茸(酒炙,去毛)、甘草(炙,锉)、附子(炮裂,去皮脐)、牡丹皮、白茯苓(去黑皮)、五味子、杜仲(去粗皮,炙,锉,各一分)、蛇床子、楮实(微炒)、黄芪(各一两)。

上二十六味,捣罗为末,炼蜜和捣数百下,丸如梧桐子大。每服空心温酒下二十丸,加至三十丸。

4. 茵芋散方(《圣济总录》)

治肾脏中风湿,腰痛、脚膝偏枯,皮肤痛痹,语声謇涩,两耳虚鸣,举体乏力,面无颜色,志气不乐,骨节酸疼。

组成:茵芋(去茎)、杜仲(去粗皮,炙,锉)、石南、石龙芮、羊踯躅(微炒)、麝香(研)、狗脊(去毛)、当归(锉,炒)、干蝎(微炒)、桑螵蛸(微炒)、菖蒲(各半两)、赤箭、独活(去芦头)、附子(炮裂,去皮脐)、天雄(炮裂,去皮脐)、甘菊花、牛膝(去苗,酒浸,切,焙)、木香、麻黄(去根节,煮,掠去沫,焙)、芎䓖(各三分)、萆薢(锉,一两)。

上二十一味,捣罗为散。每服二钱匕,食前温酒调下,日再服。

(六)肠痹

论曰:《内经》曰,肠痹者,数饮而出不得,中气喘争,时发飧泄。夫大肠者,传导之官,其所以传导者,皆冲和之气。今风寒湿三气乘虚客于肠间,则邪留而和气闭矣。故其证数饮而出不得,中气喘争,时发飧泄,大小肠气痹,水道不通,故虽多饮而不得溲便;并气于大肠,使糟粕不化,故中气喘争,时发飧泄也。

1. 吴茱萸散(《金匮翼》)

治肠痹,寒湿内搏,腹痛气急,大便飧泄。

组成:吴茱萸(汤炮,焙干)、干姜(泡)、甘草(炙)、肉豆蔻(煨,各五钱),砂仁、神曲、白术(各一两),厚朴(姜汁炒)、陈皮(去白,焙)、良姜(各二两)。

上为末,每服一钱,食前米饮下。

2. 攻痹散(《辨证录》)

治风寒湿结于小肠,症见小便艰涩,道涩如淋,而下体生疼,时而升上有如疝气。

组成:车前子(三钱),茯苓(三钱),薏仁(一两),肉桂(五分),木通(二钱),白术(五钱),王不留行(一钱)。

水煎服。一连数剂。而似淋者不淋,似疝者不疝,再服数剂,而痛如失也。

3. 草豆蔻散(《圣济总录》)

治肠虚,寒湿内攻,腹痛飧泄。

组成:草豆蔻、陈橘皮(汤浸去白,焙,各一两)、桂(去粗皮)、木香、白术、当归(切,焙)、白豆蔻仁、丁香、肉豆蔻仁、高良姜(各半两)。

上一十味,捣罗为散。每服一钱匕,煎生姜枣汤调下,食前服。

4. 赤茯苓丸(《圣济总录》)

治肠痹,腹满喘争,小便不利,大便飧泄。

组成:赤茯苓(去黑皮)、白术、桂(去粗皮,各二两),木香、诃黎勒(煨,去核)、陈橘皮(汤浸去白,焙)、厚朴(去粗皮,生姜汁炙,各一两)。

上七味,捣罗为末,炼蜜和丸梧桐子大。每服三十丸,米饮下,空心食前,日二。

(七)胞痹

论曰:《内经》谓胞痹者,少腹膀胱,按之内痛,若沃以汤,涩于小便,上为清涕。夫膀胱者,为州都之官,津液藏焉,气化则能出矣。今风寒湿邪气,客于胞中,则气闭不能化出,故胞满而水道不通,其证少腹膀胱,按之内痛,若沃以汤,涩于小便,以足太阳经气阏,故热而痛也,上为清涕,以足太阳经,其直行者,从巅入络脑,脑气下灌,出于鼻窍,则为清涕矣。

1. 肾沥汤(《金匮翼》)

治胞痹,小腹急痛,小便赤涩。

组成:麦冬、五加皮、犀角(水牛角代)(镑,各一钱),杜仲、桔梗、赤芍、木通(各一钱半),桑螵蛸(一个)。

上水盏半,入羊肾一只,去脂膜切细,竹沥少许,同煎一盏去滓,空心顿服,日再服。

2. 巴戟丸(《张氏医通》)

治胞痹虚寒,脐腹痛,溲数不利,睡则遗尿。

组成:巴戟(去骨)、生地黄(酒焙,各两半),桑螵蛸(切破,炙)、肉苁蓉(酒浸,切焙)、山药、山茱萸肉、菟丝子(酒煮,各一两),附子(炮)、肉桂(勿见火,各五钱),远志(甘草汤泡,去骨,四钱),石斛(去根,八钱),鹿茸(一对,酥炙)。

为末。炼白蜜丸,梧子大,每服三五十丸,空心卧时米饮、温酒任下。

3. 茯苓丸(《张氏医通》)

治胞痹小腹膀胱,按之内痛,若沃以汤,涩于小便,上为清涕。

组成:赤茯苓(一两),细辛(五钱),泽泻(五钱),肉桂(五钱),紫菀茸(一两),附子(炮,三钱),生地黄(一两),牛膝(酒浸,一两),山茱萸肉(五钱),干山药(一两)。

为末,蜜丸,梧子大,每服五七十丸,食前米饮,临卧温酒送下。

二、治五体痹方

(一) 骨痹

论曰:《内经》谓人有身寒,汤火不能热,厚衣不能温,然不冻栗。是人者素肾气胜,以水为事,太阳气衰,肾脂枯不长,一水不能胜两火。肾者水也,而生于骨,肾不荣则髓不能满,故寒甚至骨也。所以不能冻栗者,肝,一阳也;心,二阳也;肾,孤脏也,一水不能胜二火,故不能冻栗。病名曰骨痹,是人当挛节也。夫骨者,肾之余;髓者,精之所充也。肾水流行,则髓满而骨强。追夫天癸亏而凝涩,则肾脂不长;肾脂不长,则髓涸而气不行,骨乃痹而其证内寒也。虽寒不为冻栗,则以肝心二气为阳火,一水不能胜之,特为骨寒而已,外证当挛节,则以髓少而筋燥,故挛缩而急也。

1. 肉苁蓉丸(《圣济总录》)

补骨髓,治寒湿。

组成:肉苁蓉(酒浸,切,焙,一两)、獭肝(一具,涂酥炙,切)、柴胡(去苗)、秦艽(去苗土,各三分)、巴戟天(去心)、黄芪(锉,各一两)、人参(半两)、白茯苓(去黑皮,三分)、熟干地黄(切,焙,半两)、泽泻、附子(炮裂,去皮脐,各三分)、远志(去心,一两)、山芋、蒺藜子(炒去角,各半两)、石斛(去根,三分)、厚朴(去粗皮,姜汁炙)、五味子、桂(去粗皮)、桃仁(汤浸去皮尖、双仁,炒,别研)、丁香、木香(各半两)、当归(切,焙,三分)、芍药、陈橘皮(汤浸去白,焙)、赤石脂、槟榔、白术、干姜(炮)、郁李仁(汤浸去皮尖,炒,研)、甘草(炙,锉)、牡丹皮、蜀椒(去目并闭口者,炒出汗)、山茱萸、芎䓖、牡蛎(炒,各半两)。

上三十五味,捣研为末,再和匀炼蜜,和杵数百下,丸如梧桐子大。每服温酒下三十丸,不拘时,日三服。

2. 石斛丸(《圣济总录》)

治肾虚骨痹,肌体羸瘦,腰脚酸痛,饮食无味,小便滑数。

组成:石斛(去根)、牛膝(酒浸,切,焙)、续断(各三分)、菟丝子(酒浸,别捣)、石龙芮(炒)、桂(去粗皮,各一两)、肉苁蓉(酒浸,切,焙,三分)、鹿茸(去毛,酥炙,一两)、杜仲(去粗皮,炙,锉)、白茯苓(去黑皮)、熟干地黄(切,焙,各三分)、附子(炮裂,去皮脐,一两)、巴戟天(去心,半两)、防风(去叉,三分)、桑螵蛸(炙)、芎䓖(各半两)、山茱萸(三分)、覆盆子(半两)、补骨脂(微炒)、荜澄茄(各三分)、五味子(半两)、泽泻(一两)、沉香、茴香子(微炒,各三分)、薏苡仁(炒,一两)。

上二十五味,捣罗为末,炼蜜和杵数百下,丸如梧桐子大。每服空心以温酒下三十丸,日二服。

3. 当归没药丸(《景岳全书》)

血瘀作痛,及血风筋挛骨痹,手足麻木疼痛。

组成:当归(一两)、五灵脂(一两,炒)、没药(五钱)。

311

上为末,醋糊丸,桐子大。每服三十丸,姜汤下。

(二)筋痹

论曰:《内经》曰,风寒湿三气杂至,合而为痹。又曰:以春遇此者为筋痹。其状拘急,屈而不伸是也。筋痹不已,复感于邪,内舍于肝,是为肝痹。其状夜卧则惊,饮多数小便,上为引如怀。盖淫气乏竭,痹聚在肝。治法以筋痹为先,筋痹既平,则邪弗入于肝矣。

1. 天麻丸(《圣济总录》)

治筋风,四肢挛痹。

组成:天麻(二两),苦参(三两),细辛(去苗叶,二两),菖蒲(二两),牛膝(去苗,酒浸,焙,二两),赤箭(二两),附子(炮裂,去皮脐,一两),地榆(二两),人参(二两),芎䓖(一两),桂(去粗皮,一两半),木香(一两),陈橘皮(汤浸,去白,焙干,一两半),当归(切,焙)、赤芍药、酸枣仁(微炒)、威灵仙(去土)、藁本(去苗土)、防风(去叉,锉)、独活(去芦头,各二两)。

上二十味,捣罗为细末,炼蜜和杵为丸,如梧桐子大。每服温酒下二十丸,日二服,加至三十丸。

2. 羚羊角散(《医门法律》)

痹在筋,用羚羊角散,原治筋痹,肢节酸痛。

组成:羚羊角、薄荷、附子、独活、白芍药、防风、川芎(各等分)。

上水盏半,姜三片,煎五分服。

3. 独活散(《圣济总录》)

治筋痹,肢体拘急,不得伸展。

组成:独活(去芦头,三两),附子(炮裂,去皮脐)、薏苡仁、苍耳、防风(去叉)、蔓荆实、芎䓖、细辛(去苗叶)、秦艽(去苗土)、菖蒲(各二两)。

上一十味,捣罗为细散。每服一钱匕,空腹以温酒调下,日二。

4. 羚羊角汤(《普济本事方》)

治筋痹,肢节束痛。(秋服之)

组成:羚羊角(镑)、肉桂(不见火)、附子(炮,去皮脐)、独活(黄色如鬼眼者,去芦,洗,焙,秤,各一两三钱半),白芍药、防风(去钗股,炙)、芎䓖(各一两)。

上为粗末,每服三大钱,水一盏半,生姜三片,同煎至八分,取清汁服,日可二三服。

(三) 皮痹

论曰:风寒湿三气杂至,合而为痹,以秋遇此者为皮痹。盖肺主皮毛,于五行为金,于四时为秋。当秋之时,感于三气则为皮痹,盖正言其时之所感者尔。固有非秋时而得之者,皮肤不营而为不仁,则其证然也。

1. 防风汤(《圣济总录》)

治肺中风寒湿,项强头昏,胸满短气,嘘吸颤掉,言语声嘶,四肢缓弱,皮肤瘙痹。

组成:防风(去叉)、芎䓖、麻黄(去根节,各一两)、独活(去芦头)、桂(去粗皮)、前胡(去芦头)、五味子、附子(炮裂,去皮脐)、杏仁(汤浸去双仁,麦炒)、人参、茯神(去木,炙,各三分)、细辛(去苗叶)、甘菊花、黄芪、山茱萸、甘草(炙,锉,各半两)。

上一十六味,锉如麻豆。每服四钱匕,水一盏半,生姜五片,煎至八分,去滓,稍热服,不拘时。

2. 赤箭丸(《圣济总录》)

治肺感外邪,皮肤瘙痹,项强背痛,四肢缓弱,冒昧昏塞,心胸短气。

组成:赤箭、羌活(去芦头)、细辛(去苗叶)、桂(去粗皮)、当归(锉,炒)、甘菊花、防风(去叉)、天雄(炮裂,去皮脐)、麻黄(去根节)、蔓荆实、白术、杏仁(汤浸去皮尖、双仁,炒,研)、萆薢(锉)、茯神(去木)、山茱萸、羚羊角(镑)、芎䓖、犀角(水牛角代)(镑)、五加皮(锉)、五味子、阿胶(炙令燥)、人参、枫香脂(研)、天南星(炮)、白附子(炮,各半两)、龙脑(研)、麝香(研)、牛黄(研,各一钱)。

上二十八味,捣罗二十三味极细,与研者五味拌匀,炼蜜和捣三二百杵,丸如梧桐子大。每服十五丸,荆芥汤下,不拘时。

3. 羌活汤(《医门法律》)

痹在皮,用羌活汤。原治皮痹,皮中状如虫走,腹胁胀满,大肠不利,语不出声。

组成:羌活、细辛、附子(炮去皮脐)、沙参、羚羊角(镑)、白术、五加皮、生地黄、官桂、枳壳（麸炒）、麻黄（去节）、白蒺藜、杏仁、丹参、草薢、五味子、石菖蒲、木通、槟榔、郁李仁（泡去皮）、赤茯苓（各等分）。

上水盏半，姜五片，煎七分，不拘时温服。

（四）脉痹

论曰：血性得温则宣流，得寒则凝涩，凝涩不行，则皮毛萎悴，肌肉痛痹。《内经》谓风寒湿三气杂至，合而为痹。又曰：夏遇此者为脉痹。痹则血凝不流可知也。

1. 济生茯苓汤（《医学入门》）

治停蓄支饮及筋痹、脉痹。

组成：半夏、赤茯、陈皮各一钱，甘草、桔梗、枳实各五分。

姜煎温服。

2. 导痹汤（《圣济总录》）

治脉痹，血道壅涩。

组成：黄芪（锉，四两），当归（切，焙）、人参、白茯苓（去黑皮）、龙齿、远志（去心）、甘草（炙，各三两），桂（去粗皮）、半夏（汤浸洗七遍，焙，各五两），枳实（去瓤，麸炒）、桔梗（去芦头，锉，炒）、茯神（去木，各二两）。

上一十二味，粗捣筛。每服先以水二盏，煮粳米半合，米熟去米，即入药五钱匕，生姜五片，大枣二枚擘破，同煎数沸，去滓，取一盏温服，不计时候。

3. 人参丸（《圣济总录》）

治脉痹，通行血脉。

组成：人参、麦门冬（去心，焙）、茯神（去木）、龙齿、远志（去心）、黄芪（锉）、菖蒲、赤石脂（各一两），熟干地黄（焙，二两）。

上九味，捣罗为末，炼蜜和捣三二百杵，丸如梧桐子大。每服食后良久，以清粥饮下三十丸。

4. 黄芪汤（《圣济总录》）

治脉痹，身体不仁。

组成：黄芪（锉）、芍药、桂（去粗皮，各三两），当归（切，焙）、白茯苓（去黑皮）、菖蒲、人参（各二两）。

上七味,粗捣筛。每服五钱匕,水一盏半,生姜五片,大枣二枚擘破,同煎,去滓,取一盏温服,不计时。

（五）肉痹

论曰:脾主肌肉,脾虚则肉不荣,肉不荣则肌肤不滑泽,肌肤不滑泽,则腠理疏,则风寒暑湿之邪易入,久不治则为肉痹。

蠲痹汤(《医方考》)

有渐于湿,以水为事,痹而不仁,发为肉痹者。

组成:羌活、赤芍药(酒炒)、姜黄(酒炒)、甘草(各五分),黄芪、当归(酒炒)、防风(各二钱五分)。

水煎服。

三、治血痹方

论曰:血痹之状,形体肌肤,如被微风所吹者是也。盖血为阴,邪入于血而痹,故谓之血痹。宜先针引阳气,后以药治之。

1. 干地黄丸方(《圣济总录》)

治血痹,去邪益心,悦颜色,壮筋力。

组成:生干地黄(焙,二两半),五味子、桂(去粗皮)、秦艽(去苗土)、独活(去芦头)、附子(炮裂,去皮脐)、石斛(去根,各一两半),远志(去心,一两),肉苁蓉(酒浸,切,焙)、萆薢(炒)、菟丝子(酒浸,别捣)、蛇床子(炒)、牛膝(酒浸,切,焙)、狗脊(去毛)、桃仁(去皮尖、双仁,炒,各一两半),诃黎勒皮、槟榔(各三两半,锉)。

上一十七味,捣罗为末,炼蜜和丸,如梧桐子大。每日空心、食前温酒下二十丸。

2. 防风汤方(《圣济总录》)

治风血痹,皮肤不仁。

组成:防风(去叉,二两),甘草(炙,锉,半两),独活(去芦头,三分),当归(切,焙)、赤茯苓(去黑皮)、秦艽(去苗土,各一两),茵芋(去粗茎,半两),桂(去粗皮,三分),杏仁(汤浸去皮尖、双仁,麸炒,半两)。

上九味,粗捣筛。每服四钱匕,水酒各七分,入生姜五片,煎至八分,去滓温服,不计时候。

3. 黄芪桂枝五物汤(《金匮要略》)

治血痹,身体不仁,如风痹状。

组成:黄芪(三两)、桂枝(三两)、芍药(三两)、生姜(六两)、大枣(十二枚)。

上五味,以水六升,煮取二升,温服七合,日三服。

4. 芍药汤方(《圣济总录》)

治风血痹,身体不仁,肉冷。

组成:赤芍药、侧子(炮裂,去皮脐)、桂(去粗皮)、麻黄(去根节)、草薢(炒)、当归(切,焙)、丹参(各一两),细辛(去苗叶)、甘草(炙,锉,各半两)。

上九味,锉如麻豆。每服三钱匕,水一盏,入生姜五片,同煎至六分,去滓温服,不计时候。

四、治痛风历节方

论曰:历节风者,由血气衰弱,为风寒所侵,血气凝涩,不得流通关节;诸筋无以滋养,真邪相搏,所历之节,悉皆疼痛,故谓历节风也;痛甚则使人短气汗出,肢节不可屈伸。

1. 茵芋丸(《普济本事方》)

治历节肿满疼痛。

组成:茵芋(去梗,锉用)、朱砂(水飞)、薏苡仁(各一分),牵牛子(一两半),郁李仁(半两,去皮尖,微炒)。

上为细末,炼蜜杵,丸如梧子大,轻粉衮为衣。每服十丸至十五丸至二十丸,五更初温水下,到晚未利,可再一二服,快利为度,白粥将息。

2. 牛蒡子散(《普济本事方》)

治风热成历节,攻手指,作赤肿麻木,甚则攻肩背两膝,遇暑热或大便秘即作。

组成:牛蒡子(三两,隔纸炒)、新豆豉(炒)、羌活(各一两,去芦),干生地黄(二两半),黄芪(一两半,蜜炙)。

上为细末。汤调二钱服,空心食前,日三服。此病多胸膈生痰,久则赤肿,附着肢节,久而不退,遂成厉风,此孙真人所预戒也,宜早治之。

3. 痛风丸(《丹溪心法》)

治痛风,上、中、下一身尽痛。

组成:南星、苍术、黄柏各二两,川芎、神曲各一两,白芷、桃仁各五钱,威灵仙、羌活、桂枝各三钱,红花一钱半,防己、草龙胆各四钱。

曲糊丸梧子大。每百丸,空心白汤下。

4. 趁痛丸(《普济本事方》)

治走注历节,诸风软痛,卒中倒地,跌扑伤损。

组成:草乌头(三两,不去皮尖)、熟地黄(酒洒,九蒸九曝,焙干)、南星(炮)、半夏曲、白僵蚕(去丝、嘴)、乌药(各半两,并日干)。

上为细末,酒糊丸如梧子大,日干。每服五七粒,空心夜卧温酒下。如跌扑痛,用姜汁和酒研十数粒搽之;如卒中倒地,姜汁、茶清研五六丸,灌下立醒。

5. 海桐皮散(《仁斋直指方》)

治历节走注,骨节疼痛。

组成:独活、萆薢(盐水浸,焙)、川芎、当归(各三分),桃仁(去皮,焙)、天麻、辣桂、牛膝、麻黄(去节)、枳壳(制)、海桐皮、白芍药、川乌(炮,去皮脐)、松节、防风、杜仲(姜制)、甘草(炙,各半两),麝香(一分),虎胫骨(羊胫骨代)(酒炙黄,一两)。

上粗末。每服二钱,姜五片,枣二枚,食前煎服。

6. 乌头汤(《仁斋直指方》)

治历节痛,不可伸屈。

组成:川乌(一枚,用蜜四合煮二合,去乌),甘草(炙),麻黄(去节),芍药,黄芪(各等分)。

上水煎,蜜一合,再煎至八分,去渣,空心服。

7. 四妙散(《仁斋直指方》)

治历节痛风走注。

组成:威灵仙(酒浸,五钱),羊角灰(二钱),白芥子(一钱),苍耳(一钱半。一云苍术)。

上为末。每服一钱,生姜一大片擂汁入汤调服。

8. 虎骨散(《太平惠民和剂局方》)

治风毒邪气,乘虚攻注皮肤骨髓之间,与血气相搏,往来交击,痛无常处,游走不定,昼静夜甚,少得眠睡,筋脉拘急,不能屈伸。一名乳香趁痛散。

组成:苍耳子(微炒)、骨碎补、自然铜(酒淬,细研)、麒麟竭(细研)、白附子(炮)、赤芍药(各三两),当归(去苗)、肉桂(去粗皮)、白芷、没药、防风(去苗,各三分),牛膝(去苗,酒浸一宿)、五加皮、天麻(去芦)、槟榔、羌活(去芦,各一两),虎胫骨(羊胫骨代)(酥炙)、败龟(酥炙,各二两)。

上件捣罗为末,入研药匀。每服一钱,温酒调下,不拘时候。

9. 大醒风汤(《太平惠民和剂局方》)

治历节痛风,筋脉挛急。

组成:南星(生,八两),防风(生,四两),独活(生)、附子(生,去皮、脐)、全蝎(微炒)、甘草(生,各二两)。

上㕮咀,每服四钱重,水二大盏,生姜二十片,煎至八分,去滓,温服,不拘时候,日进二服。

10. 千金犀角散(《张氏医通》)

治热毒流入四肢,历节肿痛。

组成:犀角(水牛角代)(镑,二两),羚羊角(镑,一两),前胡、黄芩、栀子仁、大黄、升麻(五味并姜汁拌炒)、射干(酒炒黑,各四两),豉(一升)。

上九味,为散,每服五钱。水煎,食后热服。

11. 附子八物汤(《医学纲目》)

治历节风,四肢疼痛,如槌打不可忍。

组成:附子(炮,去皮脐)、干姜(炮)、芍药、茯苓、半夏、桂心(各三两),白术(四两),人参(三两)。

上锉散,每服四钱,水二盏,煎至七分,去渣,食前服。

12. 没药散方(《圣济总录》)

治历节风,百节疼痛,昼夜不可忍。

组成:没药(研,半两),虎胫骨(羊胫骨代)(酒炙,三两)。

上二味,捣研为末,每服二钱匕,温酒调下,日三服,不计时候。

13. 透关散方(《圣济总录》)

治历节风四肢挛急,疼痛难忍,短气汗出。

组成:麻黄根(五两),天南星(炮)、威灵仙(去土,各半两),萆薢、当归(切,焙)、人参、天麻(各一两),赤小豆(水浸去皮,焙,半升)。

上八味,捣罗为末。每服半钱,或一钱匕,温酒调下,食后临卧服。

第三节　药酒及外用方

1. 茵芋酒(《圣济总录》)

治风血痹,肌体手足痿弱,四肢拘挛。

组成:茵芋(去粗茎),附子(炮裂,去皮脐),天雄(炮裂,去皮脐),乌头(炮裂,去皮脐),秦艽(去苗土),女萎,防风(去叉),羊踯躅,防己,石楠,细辛(去苗叶),桂(去粗皮,各一两)。

上一十二味,咀如麻豆,夹绢囊盛贮,以清酒五升浸之,冬七日,夏三日,春秋五日。初服一合,日三,渐增之。

2. 独活酒(《千金翼方》)

主八风十二痹。

组成:独活、石楠(各四两),防风(三两),茵芋、附子(去皮)、乌头(去皮)、天雄(去皮,各二两)。

上七味,切,以酒二斗浸六日,先食服,一服半合,以知为度。

3. 杜仲酒(《千金翼方》)

主风劳虚冷,腰脚疼弱。

组成:杜仲(炙)、乳床(各八两),当归、芎䓖、干姜、附子(去皮)、秦艽、石斛、桂心(各三两),蜀椒(去目、闭口者,汗)、细辛、茵芋、天雄(去皮,各二两),独活、防风(各五两)。

上一十五味,切。以酒三斗渍五宿,一服三合,日三。(一方加紫石英五两。)

4. 五加皮酒(《古今医统大全》)

治一切风湿相搏,腰腿疼痛,并风痹,四肢挛急,皮肤瘙痒,大补五劳七伤,和气生血,久服神效。

组成:五加皮(五两),南木香(二两)。

上为粗末,用生绢袋盛之,以好酒一坛浸,用裹封口,入锅内煮一时,取出浸二七日,开坛。空心临卧随意饮二杯。

5. 松节酒(《医学纲目》)

治历节风,四肢疼痛。

组成:松节二十斤,酒五斗,渍三七日,服一合,日五六服。

6. 秘传药酒方(《古今医统大全》)

治男子、妇人风湿相搏,腰膝痛,或因坐卧湿地,雨露所袭,遍身骨节痛,风湿脚气,并皆治之。

组成:麻黄、白芷、桔梗、芍药、当归、川芎、肉桂、半夏、防己、甘草(各一两),陈皮、厚朴、枳壳、乌药(各二两),苍术、槟榔(两半),川牛膝(二两),川木瓜、独活(各两半),杜仲(制,二两)。

上锉粗末,以绢袋盛之,用无灰酒三斗浸于坛内,密封坛口,锅内重汤煮一时,然后取出,过三日开,取酒饮之,量饮,一日三次。渣晒干为末,酒糊丸,梧桐子大。每服七十丸,空心酒下。

7. 摩风膏(《张氏医通》)

治风毒攻注,筋骨疼痛。

组成:蓖麻子(去壳,一两,研),川乌头(生,去皮,半两),乳香(一钱半,研)。

上以猪脂研成膏,烘热涂患处,以手心摩之,觉热如火效。

8. 皂角膏(《儒门事亲》)

上用醇酒二大碗,皂角一斤(去皮弦,捣碎),熬至一半,沸去滓,再用前汁,入银石器熬为膏子。随痛处贴之。

9. 神应膏(《万病回春》)

治骨节疼痛。

组成:乳香、没药(各一两,为末),皮胶(三两),生姜(二斤,取自然汁)。

先将生姜汁以砂锅内煎数沸,入皮胶化开,将锅取下坐灰上,方入乳、没末,搅匀成膏。用不见烟的狗皮摊膏药,贴患处。仍用鞋底炙热,时时在膏药上运动熨之,神效。勿犯铁器。

10. 洗药方(《仁斋直指方》)

治一切风气湿气,足胫羸肿疼痛,并皆有效。

组成:荆芥、番白草、防风、苍耳草、苦参、地榆、青藤、威灵仙、麻黄、苍术、生葱、煨盐(各一两)。

上件用水一桶煎热,于桶内熏蒸痛处,出微汗,待汤稍温再洗痛处,一二次觉痛减。如或贫者,只用杞、柳、榆、槐、桑、椿六件树枝煎汤洗之,亦有神效。

11. 熏蒸方(《古今医统大全》)

治肾气衰弱,脾肾肝三经受风寒湿,停于腿膝,使经络散而不行,变成脚痹,故疼痛。此药和荣卫,通经络,治痹证之法。

组成:小椒(一撮),葱(三大茎,细切),盐(一把),小麦麸(约四五升),酒(一盏),醋(不拘多少,拌和前件麸子至润为度)。

上放铜器内,炒令极热,摊卧褥下,所患腿脚就于熏蒸上盖衣被,卧一时,要汗出为妙,勿见风。

12. 治走注风痹疼痛(《太平圣惠方》)

组成:小芥菜子为末,和鸡子白。

调敷患处。以帛裹之,日一易。

13. 治腰脚疼痛方(《儒门事亲》)

组成:天麻、细辛、半夏(以上各二两)。

上用绢袋二个,各盛药三两,煮熟。交互熨痛处,汗出则愈。

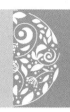

第四章

风湿病常用膏方

 ## 第一节　膏方概述

　　膏方是以中医学的阴阳五行、脏腑气血等理论为基础,运用中医整体观念、辨证论治、三因制宜等思想,既注重养生保健治未病,又兼顾慢性病调治。《黄帝内经》记载:"冬三月,此谓闭藏。"冬季"生机潜伏,阳气内藏","藏于精者,春不病温",人应当顺应其时,在冬季进行滋补以养五脏六腑、肢体百骸。膏方以其浓度高、体积小、效果显著、作用持久、服用方便、口感良好等诸多优点,在保障与增进人民健康方面发挥着积极作用,以其补益润养、滋补调治的中医特色,成为群众广为接受的养生保健重要手段之一。

一、膏方的作用

(一)补虚扶正

　　《黄帝内经》言"正气内存,邪不可干""邪之所凑,其气必虚",各种疾病的产生与正气虚弱密不可分,中国民间素有冬令进补的习惯,有道是"三九补一冬,来年少病痛""冬令进补,来春打虎"。人们习惯于在冬季进补,从而补益人体正气,减少疾病的发生;从现代医学角度来看,人体在冬季新陈代谢速度减慢,此时适当补养,可改善人体各器官的生理功能,增强免疫力。

(二)调和阴阳

　　《素问·生气通天论》曰:"阴平阳秘,精神乃治。"疾病的发生就是人体阴阳失去平衡,出现阴阳偏盛或偏衰。若人体阴阳平衡,则体健无病,故可通过辨证应用膏方来调和人体阴阳气血,使之处于动态平衡的状态,这不仅是中医养生和治病的基本思想,也是制订膏方的主要原则。

(三) 防病治病

针对患者不同的体质及病情,通过辨证开出的膏方能防病治病,尤其对于体虚的癌症患者、易反复感冒的免疫力低下患者,在冬令服食扶正膏滋药,不仅能提高免疫功能,还能在体内贮存丰富的营养物质,有助于来年防止疾病复发,预防感冒,增强抵抗力,达到防病治病的作用。

二、适应人群

1. 慢性疾病患者　在冬季,可以结合患者病情及体质,辨证使用膏方,有利于疾病的治疗和恢复。

2. 亚健康者　现代社会中,人们的工作生活压力和劳动强度很大,同时众多的应酬、嗜好烟酒、长期不足的睡眠及生活作息不规律,均可造成人体的各项正常生理功能大幅度变化,抗病能力下降,从而使机体处于亚健康状态,这就非常需要适时进行全面整体的调理,膏方调理是较为适宜的选择。

3. 老年人　老年人身体的各种功能,随着年龄的增长而趋向衰退,而冬令进补,则能增强体质,延缓衰老,有防病保健的作用。

4. 女性　对于女性来说,脾胃主一身元气,肝藏一身之血,脾胃虚弱,肝血不足,容易导致女性衰老,适时进补膏方可以补益精血,增强女性体质,防止早衰。

5. 儿童　儿童可根据生长需要适当使用膏方进补,增强免疫力。尤其适用于小儿体虚,反复感冒、久咳不愈、厌食、贫血等。

三、组方原则

膏方一般由20余味中药组成,属大方、复方范畴,有针对性强、以补为主、服用时间长等特点。因此,制订膏方时应注意以下原则:

（一）辨证施治

制订膏方，首当重视辨证论治，所谓"治病必求于本"，医家应根据患者症状，分析病因病机，探求疾病根源，从而选定方药，切忌"头痛医头，脚痛医脚"，膏方不能仅是药物的堆砌。

（二）因人制宜

每个人的体质因年龄、性别、生活习惯、先天禀赋、后天调养等不同而各有差异，故选方用药也因人而异。如老年人脏气衰退，气血运行迟缓，在补益气血的同时多佐行气活血之品；妇女以肝为先天，易于肝气郁滞，故宜辅以疏肝行气之药；小儿为纯阳之体，一般不过早服用补品，如果确实需要，多以甘淡之品调养，如四君子汤、六味地黄丸等；中年人负担较重，又多七情劳逸所伤，治疗时多需补泻兼施。此外，应根据具体情况，制订不同的治疗计划。

（三）调和阴阳

中医治病不离阴阳，并强调"阴平阳秘，精神乃治"，这也是制订膏方的主要原则。临床上，中老年人脏气渐衰，常常表现为阴阳失调，所以膏方用药，要以调和阴阳为原则，根据患者的症状，补其不足，损其有余，疏其血气，令其条达，而致阴阳平衡。

（四）通补兼施

《黄帝内经》云"形不足者，温之以气""精不足者，补之以味"，膏方用药一般以温补为主，但不能一味呆补，而应通补兼施，使补而不滞、补而不腻，寓通于补。临床上常用木香、砂仁以行气；丹参活血化瘀等。

（五）因时制宜

"冬三月，此谓闭藏"，人与自然相应，故服用滋补膏方一般以冬季为宜，从冬至开始，服至来年春天。此外，可在不同季节，根据患者病情及四季气候，采用不同的药物来制订膏方，随时而变、随证而变，故膏方又不仅仅只用于冬季。

四、分类

膏方有外敷和内服两种，外敷膏剂是中医外治法中常用的剂型，除用于皮肤、疮疡等疾患以外,还在内科和妇科等病症中使用。内服膏方因起到滋补作用,也被称为滋补药、膏滋,广泛地使用于内、外、妇、儿、骨伤、五官等科疾患及大病后体虚者。

另外,根据制作过程是否加入蜂蜜将膏方分为清膏和蜜膏,中药煎煮浓缩后直接收膏者为清膏,收膏时加入蜂蜜者称为蜜膏(又称"膏滋"),后者在临床上使用更为广泛,尤其适合年老体弱、有慢性病者。

五、制作方法

(一)常用药

膏方常选用补益滋腻的药材,如黄芪、党参、熟地黄、山萸肉、山药、枸杞子、菟丝子、女贞子、麦冬、大枣之类,以及阿胶、鹿角胶、龟板胶等"血肉有情"之品,因这些药物容易出膏,也与膏剂的特性相谐。而药性清淡少汁的药物就较少入膏。

(二)制作

膏方的制作比较复杂,有特定的程序及严格的操作过程,主要有以下步骤,一般不提倡自己制作膏方。

1. 辨证选方　由经验丰富的中医师开出符合患者自身的膏方处方,然后由药房配药。

2. 浸泡　先将配齐的药材检查一遍,把胶类药拣出另放。然后把其他药物统统放入容量相当的洁净砂锅内,加适量的水浸润药材,令其充分吸收膨胀,稍后再加水,以高出药面 10cm 左右为宜,浸泡 24 小时。

3. 煎煮　先用大火将药液煮沸,再用小火维持微沸,然后过滤,取药汁备用。药渣继续加冷水再煎,如此煎煮 3 次,3 煎的药液合而为一,静置沉淀后,用无菌多层纱布过滤 3 次,减少药渣。

4. 浓缩　过滤净的药汁倒入锅中,进行浓缩,先用大火煎熬,加速水分蒸发,并随时撇去浮沫,让药汁慢慢变成稠厚,再改用小火进一步浓缩,此时应不断搅拌,防止药汁粘底烧焦,搅拌到药汁滴在纸上不散开来为度,此时方可暂停煎熬,这就是经过浓缩而成的清膏。

5. 收膏　把烊化开的胶类药与蜂蜜一起倒入清膏中,放在小火上慢慢熬炼,不断用铲搅拌,直至能扯拉成旗或滴水成珠(将膏汁滴入清水中凝结成珠而不散)即可。

6. 在收膏的同时,可以放入准备好的药末(如鹿茸粉、人参粉、珍珠粉、琥珀粉等),要求药末极细,在膏中充分搅拌均匀。还可根据需要放入胡桃肉、桂圆肉、红枣等一起煎煮时取汁,在收膏时一起放入可充分发挥其滋补作用。

六、食用与储存方法

1. 食用时间 冬季是一年四季中进补的最好季节,故服用膏方的最佳时期是从冬至开始,服至来年春天。每天早、晚空腹各服 1 次,每次一汤匙,可以直接服用,也可用开水冲服。最好是与正餐间隔一段时间,以免影响营养和药物成分的吸收。

现代研究表明,只要根据各个季节的特点,按照人体在四季相应的阴阳气血状态,通过辨证论治,选择相应的药物或配方,做到补而不腻、补而不滞,膏方也可以一年四季适时使用。

2. 储存方法 一般存放膏方的容器以瓷罐为宜,现多采用玻璃罐,切不可用金属的锅、罐存放膏方,以免引起化学反应。因膏方含有糖分和动物蛋白,温度过高容易变质发霉,所以存放的环境须低温干燥。若气候潮湿,或者天气变暖,膏方上出现一些霉点或产生异味,则不宜食用。

七、注意事项

1. 服用膏方期间不宜吃萝卜、绿豆等。因为膏方里常常含有人参、党参、黄芪等补气药,中医认为萝卜能"破气",绿豆可"解药性",同时服用就会弱化人参、党参、黄芪等药物的补气作用。服膏方时还应少食油腻及生冷食物,不吃海鲜和油炸食品;忌烟酒,不与咖啡、可乐、茶、牛奶等同服。

2. 如果平素肠胃不好、消化不良、体质虚弱,此时用膏方进补,可能会出现厌食、腹胀腹泻等不良反应。医生在给这样的患者开膏方前,应先开些汤药进行调理,这就是"开路方"。吃了"开路方",一方面可以消除宿积,改善脾胃功能,另一方面可作为试探性的调补,及时把握药效以及患者适应药物的情况,从而开出更适合患者的膏方。

3. 服用膏方贵在坚持,持之以恒才能收到良好的疗效。如果患者在服用膏方的过程中出现感冒发热、咳嗽痰多、腹痛腹泻等症状时,应立即暂停服用膏方,等病好了再服用,以免留邪。

 ## 第二节　风湿病常用膏方

一、内服类

(一)治风寒湿痹诸膏(祛风除湿、活血止痛诸膏)

1. 丹参膏(《千金翼方》)

主治伤寒时行,贼风恶气在外,肢节挛痛,不能屈伸诸症。

组成:丹参、蒴藋根各200g,秦艽150g,羌活、花椒、牛膝、乌头、连翘、白术各100g,踯躅、菊花、莽草各50g。

制法:上十二味药切为细末,与醋五升、麻油七升合煎,待醋味尽,纱布绞去药渣,再入猪油中煎至如膏状,冷凝即成。

用法:凡风冷者用酒服,热毒单服,齿痛绵沾嚼之。病在腹内则内服,在外则摩于患处。不宜过量服用。

说明:莽草有毒。

2. 身痛逐瘀膏(《医林改错》)

活血祛瘀,通痹止痛,适用于瘀血痹阻型身体疼痛的患者。

组成:秦艽100g、川芎100g、桃仁100g、红花60g、羌活100g、当归100g、没药100g、五灵脂150g、制香附150g、乌药100g、怀牛膝100g、地龙100g、生甘草30g、鹿角胶100g、阿胶100g、生姜汁100ml、红糖200g、蜂蜜200g。药物加减:睡眠欠佳者,加酸枣仁200g、首乌藤200g;食纳欠馨者,加生山楂100g、炒麦芽200g;便秘者,加火麻仁120g、肉苁蓉100g。

制法:将中药饮片放入砂锅中,冷水浸泡约1小时,煎煮,先用大火煮开,再用小火煮30分钟,煎煮3次,3次药液混合在一起,过滤,把阿胶、鹿角胶放入黄酒中浸泡去腥,待膏溶胀后,加入过滤好的药液中,再煎煮浓缩,同时将生姜汁、红糖、蜂蜜加入药液中,用小火煎熬,不停地搅拌,熬至黏稠,关火,待自然冷却,收膏。用洁净干燥的搪瓷罐、瓷罐、砂锅存放于冰箱中。

用法:温水兑服,1次1匙(约15ml),第1周早饭前空腹服用1次,从第2周起,早饭前、晚睡前各服用1次。

3. 活血通痹膏(吴晋兰膏方)

祛风化湿,补肾通络,适用于肾虚血瘀之风湿性关节炎患者。

组成:熟地黄300g、赤芍300g、白芍300g、当归300g、川芎200g、骨碎补150g、川续断150g、狗脊200g、桑寄生300g、杜仲300g、枸杞子300g、菟丝子300g、伸筋草300g、木瓜200g、桂枝200g、威灵仙150g、鸡血藤300g、党参300g、茯苓300g、炒白术300g、苍术300g、红花200g、红枣250g、陈皮100g、炙甘草100g、阿胶250g、龟甲胶250g、蜂蜜1 000g。

制法及用法:同"身痛逐瘀膏"。

4. 健脾活血膏(安徽省中医院刘健经验膏方)

健脾化湿、活血通络,适用于缓解期类风湿关节炎。

组成:黄芪150g、当归120g、太子参100g、川桂枝100g、炒薏仁300g、陈皮100g、川朴100g、怀山药400g、茯苓300g、扁豆300g、丹参300g、桃仁100g、红花100g、鸡血藤150g、威灵仙300g、阿胶200g。

随证加减:偏于阳虚者,加制附片120g;偏于阴虚者,加麦冬150g、黄精150g;偏于湿热者,加蒲公英200g、白花蛇舌草200g、豨莶草300g。

制法:同"身痛逐瘀膏"。

用法:温水兑服,1次1匙(约15ml),每日早、晚各服用1次。

5. 健脾滋肾膏方(安徽省中医院黄传兵经验膏方)

健脾滋肾,适用于类风湿关节炎脾肾两虚型,症见关节隐痛无力、四肢疲乏、失眠、纳差等。

组成:黄芪200g、西洋参100g、山药200g、茯苓100g、白术100g、佛手100g、忍冬藤200g、鸡血藤200g、谷芽200g、麦芽200g、酸枣仁250g、远志100g、山楂200g、菟丝子150g、金樱子100g、覆盆子100g、续断100g、淫羊藿100g、巴戟天100g、补骨脂100g、核桃仁200g、龙眼肉200g、蜂蜜300g。

制法:将上药放入砂锅中,冷水浸泡约 1 小时,煎煮,先用大火煮开,再用小火煮 30 分钟,煎煮 3 次,3 次药液混合在一起,过滤,再煎煮浓缩,同时将蜂蜜加入药液中,用小火煎熬,不停地搅拌,熬至黏稠,关火,待自然冷却,收膏。用洁净干燥的搪瓷罐、瓷罐、砂锅存放于冰箱中。

用法:温水兑服,1 次 1 匙(约 15ml),每日早、晚各服用 1 次。

6. 健脾益气膏方(安徽省中医院黄传兵经验膏方)

健脾益气、活血通络,适用于缓解期类风湿关节炎、骨关节炎等。

组成:黄芪 250g、西洋参 100g、茯神 250g、山药 200g、白术 100g、佛手 100g、白扁豆 200g、谷芽 250g、麦芽 250g、酸枣仁 250g、远志 100g、山楂 200g、菟丝子 150g、金樱子 100g、红景天 100g、山萸肉 100g、覆盆子 100g、丹参 100g、川芎 100g、红花 30g、核桃仁 250g、建神曲 100g、蜂蜜 300g。

制法:同"健脾滋肾膏方"。

用法:温水兑服,1 次 1 匙(约 15ml),每日早、晚各服用 1 次。

7. 补肾益精膏方(安徽省中医院黄传兵经验膏方)

补肾益精、温阳益气,适用于肾阳不足,症见头晕目眩、腰膝酸软,肢体无力等。

组成:黄芪 200g、炙黄芪 100g、西洋参 150g、茯苓 100g、山药 200g、白术 100g、佛手 100g、谷芽 200g、麦芽 200g、山楂 200g、菟丝子 150g、金樱子 100g、覆盆子 100g、续断 100g、淫羊藿 100g、巴戟天 100g、锁阳 80g、核桃仁 200g、龙眼肉 200g、大枣 300g、阿胶 260g、蜂蜜 300g。

制法:将上药放入砂锅中,冷水浸泡约 1 小时,煎煮,先用大火煮开,再用小火煮 30 分钟,煎煮 3 次,3 次药液混合在一起,过滤,将阿胶烊化,加入过滤好的药液中,再煎煮浓缩,同时将蜂蜜加入药液中,用小火煎熬,不停地搅拌,熬至黏稠,关火,待自然冷却,收膏。用洁净干燥的搪瓷罐、瓷罐、砂锅存放于冰箱中。

用法:温水兑服,1 次 1 匙(约 15ml),每日早、晚各服用 1 次。

(二)补虚益损诸膏

1. 加味茶汤方(《良朋汇集经验神方》)

主治劳病日久,胃气短少,不思饮食者。

组成:山药150g,莲子肉100g,芡实100g,茯苓300g,菱角米100g,酥油500g,炒扁豆150g,薏苡仁300g,糯米100g,小黄米100g,人参100g,白糖500g,白蜜500g。

制法:上药将糯米、小黄米、菱角米打成粉状备用,然后将除酥油、白蜜、白糖之外的药物放入铜锅中,加入冷水浸泡12小时,水量以高出药面15cm为宜,先用大火将药液煮沸,再用小火煎煮,保持微沸,煎煮时应及时搅拌,并去除浮于表面的泡沫,以免药液溢出,煮2~5小时,过滤取出药液,药渣续加冷水再煎,第二次加水量以淹没药料即可,如法煎煮3次为度,合并药液,静置沉淀,再用四层无菌纱布过滤3次,尽量减少药液中的杂质。将制备好的米粉放入煎出的药液,再放在小火上煎煮蒸发浓缩,同时不断用筷子搅动药液,防止焦化,逐渐形成稠膏状,趁热用筷子取浓缩的药液滴于干燥皮纸上,以滴膏周围不见水迹为度,此谓清膏。白糖、白蜜先行炒透,随后与酥油一起放入稠膏状的药液中,用小火煎熬,并不断用筷子搅拌和匀收膏。

用法:一日3次,每服1匙,饭后服用,用白开水送服。

禁忌:脾胃气滞者慎服。

2. 骨填煎(《备急千金要方》)

主治肾精亏虚、关节隐痛、腰膝酸软等症。

组成:茯苓、菟丝子、山茱萸、当归、牛膝、附子、五味子、巴戟天、麦门冬、石膏各300g,石韦、人参、桂心、肉苁蓉(《外台秘要》作远志)各400g,大豆卷300g,天门冬、牛髓各500g,生地黄汁、栝楼根汁各2 000ml,白蜜1 000g。

制法:将前16味药切碎,水煎后过滤取汁,如此3遍,再将所滤汁液混合后浓缩,最后下入生地黄汁、栝楼根汁、白蜜、牛髓,浓缩如膏状。

用法:每次服1匙,每日3次。

禁忌:实证不宜服。

3. 卫生膏(《惠直堂经验方》)

主治五劳七伤,及陈年痼疾。

组成:人参、枸杞、怀牛膝、天冬(去心)、麦冬(去心)、鹿角胶、黄芪(蜜炙）、炼蜜各 1 000g。

制法：将上药水浸后慢火煎煮，纱布滤取药汁，如此 3 遍，再将所滤药汁混匀，慢火浓缩，最后下鹿角胶、炼蜜，搅拌均匀，收膏即成。

用法：开水或酒化服 15g，早晚各 1 次。

4. 百补膏（《惠直堂经验方》）

主治心血、肾水不足及诸虚。

组成：玉竹、枸杞、龙眼肉、核桃肉、女贞子各 500g。

制法：将上药切碎，水浸后慢火煎煮，纱布滤取药汁，如此 3 遍，再将所滤药汁混匀，慢火浓缩，下入白蜜 500g 收膏。

用法：开水调服 15g，早晚各 1 次。

5. 秘传当归膏（《万氏家传保命歌括》）

治五劳七伤，诸虚劳极，脾胃虚弱者。

组成：当归 45g，生地、白术、白芍各 600g，熟地黄 120g，薏苡仁 320g，白茯苓 480g，莲肉、人参、地骨皮各 160g，山药 200g，枸杞 600g，甘草、贝母各 120g，麦冬 200g，五味子 40g，琥珀 5g。

制法：将上述药物切碎后加水 600ml，小火煎煮，若变干则再加水 600ml，如此煎煮 4 次，过滤去渣取汁，用文、武火继续煎熬，待药物减去三分，每 500g 加炼熟蜜 120g，一起煎熬成膏。

用法：取 3 汤匙，白开水送下。

6. 太和膏（《医垒元戎》）

治诸虚不足，气血虚衰，精神减少，肢体瘦悴，行步艰难者。

组成：当归（酒浸）、肉苁蓉（酒浸）、川芎各 200g，舶上茴香 300g，川楝子、破故纸、楮实子、远志（去心）、白术、韭子、白茯苓、胡芦巴、枸杞各 150g，黄蜡 75g，葱白 10 茎，胡桃 50 个（切作片）。

制法：上用鹿角三十斤，东流河水三十担，铜灶铁锅二只，靠鹿顶截角，用赤石脂、盐泥于截处涂固之，勿令透气，于甑内蒸一炊时，用马蔺刷就热汤，刷去角上血刺、尘垢后，可长三四寸截断鹿角，外将前件药一十六味拌和停匀，先铺一层角于锅内，角上铺一层药，如此匀作三层铺之，将河水添在药锅内，其水于角上常令高三寸，用无烟木炭慢慢煎熬，常令小沸，勿令大滚。外一锅内,专将河水煎汤,亦勿令大滚,却取河水添在熟汤内,住火候冷,将鹿角捞出,用生绢取汁,其药滓不用。外将药汁如前法再熬,更不用加水,如膏成滴水中凝结不散,方始成膏。

用法:每服 1 匙,空心暖酒化服。

7. 陆抗膏(《外台秘要》)

治百病导致的劳损,或伤于风湿者。

组成:猪脂、生姜汁各 480g,羊脂、白蜜各 320g,牛髓 80g。

制法:先煎猪脂、羊脂及牛髓三物,再下姜汁合煎,最后下蜜,不断煎熬,反复浓缩,直至膏成。

用法:取 10g,温酒送服,每日 1 次。

禁忌:忌芜荑。

8. 风虚劳损兼时气方(《备急千金要方》)

治脏腑虚弱而风冷客之,寒气搏于血气,血气不能温于肌肤,使人虚乏疲顿,羸损不平复者。

组成:甘草 500g,石斛、防风、苁蓉、山茱萸、茯苓、人参、山药各 200g,桂心、牛膝、五味子、菟丝子、巴戟天、川芎各 150g,地骨皮 300g,丹参 100g,胡麻 1 000g(煮取汁),牛髓 1 500g,生地黄汁 500g,生姜汁 500g,白蜜 1 500g,麦门冬汁 1 500g。

制法:将前 16 味药切为细末,水煮滤汁,煎取 3 遍,将汁液混匀浓缩,再放入胡麻汁、牛髓、生地黄汁、生姜汁、白蜜、麦门冬汁,熬如饴糖状即膏成。

用法:每次服 1 匙,酒化服。每日 2 次。

禁忌:实证不宜服。

9. 耆婆汤(《外台秘要》)

主治伤风导致的各种虚损者。

组成:麻油 200g,牛酥 500g,葱白 20g,胡麻仁 50g,豉 100g,蜜 200g,酒 400g。

制法:先将麻油置于锅中烧开,再下葱白,煎煮至其颜色变黄,下牛酥、蜜、豉汁、胡麻仁等继续煎煮至沸腾,最后下酒,不断煎煮,直至膏成,收贮在干燥容器中保存。

用法:取 1~2 汤匙,口服,每天 1 次;或者用酒送服,若感觉发冷者,可酌加生姜汁 500g,加入干姜末亦可。

10. 薯蓣煎(《备急千金要方》)

主治脾肾两虚之食少肌瘦、腰膝酸软、头晕目眩等症。

组成:山药 200g,甘草 140g,泽泻、人参、黄芩各 40g,当归、白蔹、桂心、防风、麦门冬各 30g,大豆黄卷、桔梗、芍药、山茱萸、紫菀、白术、川芎、干姜、花椒、干地黄各 20g,生地黄汁 500g,麻子仁 1 000g,大枣 80 枚,蜜 2 000g,獐鹿杂髓、鹿角胶各 400g,桑白皮 1 500g。

制法:前 20 味药水煎 3 遍,将滤汁混匀后静置过滤,将桑白皮、麻子仁、大枣切碎,放入清酒中煎煮。待药液减少一半时加入生地黄汁、鹿角胶、獐鹿杂髓、蜜,混匀后微火煎煮。将 2 份药液混匀,微火慢煎至如膏状。

用法用量:每次服 1 匙,每日 3 次。

禁忌:实证不宜服。

11. 鹿角胶煎(《外台秘要》)

主治身无润泽,腰疼顽痹,脚弱不便,不能久立,肾气虚,五脏虚弱外受风邪之病。

组成:鹿角胶 1 200g,生地黄汁 500g,紫苏子汁 100g,生姜汁 500g,牦牛酥 200g,白蜜 1 500g。

制法:先将地黄汁、苏子汁、生姜汁煎煮至沸腾 20 余遍,再下牦牛酥,煎煮至沸腾 3~5 次,再下蜜和鹿角胶末,充分搅拌使其均匀混合,待胶消殆尽则膏成。用容器贮存。

用法:取 20g,空腹,酒送服,每天 2 次。

禁忌:忌羊肉、芜荑。

12. 填骨万金煎(《备急千金要方》)

主治内劳少气,寒疝里急,腹中喘逆,腰背疼痛。

组成:生地黄汁 1 000g,甘草 50g,阿胶、肉苁蓉、麻子仁各 50g,桑根白皮 40g,麦门冬、干地黄 100g,石斛 75g,牛髓 150g,白蜜 500g,清酒 4 000g,大枣 15 枚,当归 70g,干漆 100g,蜀椒 20g,桔梗、五味子、附子各 25g,干姜、茯苓、桂心各 40g,人参 25g。

制法:将上药切为细末,浸于清酒内,微火慢煎,滤取汁,下入生地黄汁、阿胶、牛髓、白蜜,浓缩如饴糖状即成。

用法:每次服 1 匙,每日 3 次。

禁忌:实证不宜服。

13. 琼脂膏(《古今医统大全》)

治血虚皮肤枯燥,消渴等证,有补血养血、益气祛风之效。

组成:生地黄(鲜者10kg洗净,细捣取其汁,去渣)2 000g,鹿角胶500g,真酥油 500g,白砂蜜(煎 1~2 沸,掠去面上沫)1 000g,生姜(捣取其汁)100g。

制法:先以文武火熬地黄汁数沸,以绢滤,取净汁,又煎二十沸,下鹿角胶,次下酥油、生姜及蜜同煎,良久候稠成膏,以瓷器取贮。

用法:每次服 2~3 匙,空心温酒调下。

禁忌:实证不宜。

14. 九仙薯蓣煎(《奇效良方》)

主治腰脚疼痛,腹内一切冷病。

组成:山药、杏仁各 100g,生牛乳 300g。

制法:将杏仁捣烂如泥,入牛乳,绞取汁,再取山药相合,入瓷器内,隔水煮 1 日即成。

用法:每日空腹以温酒调 1 匙服之。

15. 六味地黄膏(《小儿药证直诀》)

滋阴补肾,适用于肾阴亏损之头晕耳鸣、腰膝酸软、盗汗遗精、消渴等症。

组成:熟地黄 200g、山药 200g、山茱萸(制)200g、牡丹皮 100g、茯苓150g、泽泻 100g。

制法:以上 6 味,加水煎煮 3 次,合并煎液,滤过,静置,取上清液浓缩成清膏,每 100g 清膏加蜂蜜 50g,混匀,即得。

用法:温开水冲服,每次 10~15g,每日 2 次。

16. 八珍膏(《医学心悟》)

调补气血。适用于气血两虚之面色萎黄、食欲不振、四肢乏力等症。

组成:党参、白术(炒)、茯苓、炙甘草、熟地黄、当归、白芍、川芎各200g。

制法:以上8味,加水煎煮3次,每次1.5小时,合并煎液,滤过,滤液浓缩成清膏。另取蜂蜜1 500g加入上述清膏,继续浓缩至稠膏,待冷,收膏即得。

用法:温开水冲服,每次10~15g,每日2次。

17. 龟鹿二仙膏(《医方考》)

温肾益精,适用于久病肾虚之头晕耳鸣、腰膝酸软、遗精、阳痿等症。

组成:龟甲1 000g、鹿角1 000g、党参500g、枸杞子500g。

制法:以上4味,龟甲、鹿角加水煎煮3次,每次10小时,合并煎液,滤过,滤液静置;党参、枸杞子加水煎煮3次,第1、2次各2小时,第3次1.5小时,合并煎液,滤过,滤液静置。合并上述2种滤液,滤过,滤液浓缩成清膏;取蜂蜜2 000g,加入上述清膏中,混匀,继续浓缩至收膏,即得。

用法:温开水冲服,每次10~15g,每日2次。

18. 补骨强身膏(《中医膏方大全》)

补肝益肾,强身健骨。

组成:潞党参100g、生黄芪150g、当归100g、丹参100g、熟地黄100g、杜仲100g、补骨脂100g、核桃仁250g、紫河车粉250g、大枣250g、大茴香50g、阿胶250g、猪脊骨1 000g、冰糖250g、黄酒适量。

制法:将上述药材除核桃仁、紫河车粉、阿胶、猪脊骨、冰糖、黄酒外,其余药材加适量水煎煮3次,将这3次煎液过滤,去渣取汁合并,加热浓缩成清膏。取猪脊骨加适量水煎煮取汁,冲入清膏中和匀。阿胶加适量黄酒浸泡后隔水炖烊,将核桃仁也冲入清膏中和匀,最后加冰糖收膏,膏滋将成时,加入紫河车粉调匀即成。

用法:每日2次,每次15~30g,温开水冲服。

二、外用类

外用膏方又称药膏、膏药,为中医常用的外用剂型之一,是用多种方法(调和、捣合、煎熬、浓缩等)制成的黏稠、可以涂展、不易干燥且易黏着于皮肤的半固体外用制剂。

清代吴师机在我国第一部中医外治专著《理瀹骈文》中指出："外治之理,即内治之理;外治之药,亦即内治之药,所异者,法耳。医理药理无二,乃属殊途同归。"外治与内治,病因、病机、辨证论治都是一样的,只是给药方法、吸收途径不同。膏药外用可以起到保护、封闭和治疗作用,它同所有的外用药一样,具有独特的优点:①药物不经过胃肠道及肝脏代谢,避免了某些药物易被肝酶分解而降低疗效,并可防止药物对胃肠道产生刺激;②膏药外用经皮肤吸收,可以控制药物进入体内的速率,维持平稳的血药浓度;③某些膏药可以通过特定的穴位经络吸收,起到疏通经络、调和脏腑的作用。

　　制作膏药较常用的方法有以下几种:

　　调和法:中药粉末加入蜂蜜、醋、黄酒或凡士林等介质中混匀成膏。本法的要点是应边搅拌,边分次缓缓加入中药粉末。

　　捣合法:中药粉末加入动物脂肪或富含油脂的植物种子中捣合成膏。其要点是植物种子应先去皮,边捣烂,边分次缓缓加入中药粉末,直至成膏状。

　　煎熬法:中药饮片加入植物油中浸泡、煎熬、滤净,取药油,再加蜂蜡或白蜡熔化混匀成膏。本法的要点是应将药材适当碎断,食用植物油炸枯;质地轻泡不耐油炸的药材,宜待其他药材炸至枯黄后再加入。含挥发性成分的药材、矿物药以及贵重药应研成细粉,于摊涂前加入,温度不应超过70℃。

　　浓缩法:生药捣汁,加热浓缩成膏,或水煎中药浓缩成膏。本法的要点是应用文火缓缓浓缩并持续搅拌。

　　膏药具体的使用部位:①疾病的表现部位,如疼痛、瘙痒部位等;②经络穴位,如足三里、肾俞、命门等穴,背部膀胱经,胁肋部肝胆经等;③脐部,脐部使用膏药又可称为脐疗。

　　保存:膏药应密闭贮存。

　　注意事项:所有外用膏药应避免内服;过敏者禁用。

(一)治风寒湿痹诸膏

1. 肉桂膏(《疡科心得集》)

主治一切寒湿痹痛,乳痰、乳癖、瘰疬等证。

组成:草乌、川乌、海藻、当归、甘草、白及、甘遂、白芷、细辛、芫花、半夏、肉桂、红花、大戟各 40g,麻黄 50g,五倍子 50g。

制法:将上药切碎,入麻油 1 000g、清油 750g,慢火熬至焦枯,纱布滤去药渣,将所滤药油加热,入净东丹 500g 收膏,再下乳香末 50g、没药末 50g、寸香 25g、百草霜 50g,搅拌均匀,冷凝即成。

用法:不宜内服,外贴患处。

2. 摩风神验膏(《普济方》)

主治感受风邪之身体疼痹,头风目眩,伤风项强,耳鼻俱塞。

组成:硫黄、朱砂、雄黄、人参、当归、细辛、防风、白芷、肉桂、干姜、川芎、川椒、独活、石菖蒲、大黄、藁本、白术、吴茱萸各 110g,松脂 300g,生附子、天雄各 150g。

制法:先用生地黄 300g 捣绞取汁,同猪脂入锅中,小火煎透,以药味尽为度,过滤,下诸药再熬,柳枝搅拌,直至膏凝,瓷器收盛。

用法:病在内,每次用酒调服弹子大;病在外,每用弹子大外涂患处,热灸手摩皆效。

说明:方中硫黄、雄黄、生附子、天雄等药有毒。

3. 乌头膏(《千金翼方》)

主治外感风邪后肢体不遂、偏枯口僻,及感伤寒后身体强直等症。

组成:乌头 250g,野葛、莽草各 500g。

制法:上 3 味药切碎,入酒中浸渍 3 小时,再与猪油同煎,待水气尽,纱布绞去药渣,冷凝即成。

用法:有病者,向火摩多遍,汗出即愈。若触寒雾露,鼻中塞,向火膏指头摩入鼻孔中,即愈。勿令入口眼。

说明:乌头、莽草有毒。

4. 疏风活络敷药膏(《清宫配方集成》)

可疏风散寒,通络化痰;主治面风。

组成:麻黄 40g,石膏 20g,肉桂、干姜、川芎各 10g,当归、黄芩各 5g,杏仁 8g,竹沥 20g。

制法:共研细面,兑大角子掺匀。

用法:每次用适量,外敷患处。

说明:本方外用,严禁内服。

5. 局方活络丹(《太平惠民和剂局方》)

治寒湿袭经络作痛,肢体不能屈伸,及跌打损伤,瘀血停滞,或中风四肢不仁,鹤膝痛风,附骨流痰等症。

组成:川乌头 240g、草乌头 240g、地龙 200g、胆星 240g、乳香 120g、没药 120g。

制法:上六味药研为细末,密封储存,使用时用酒调和,外敷关节痛处。

说明:禁内服。

6. 乌芎膏(神秘万金膏)(《中国膏药学》)

主治:风湿寒痹。

组成:草乌 18g,川芎 18g,大黄 18g,当归 24g,赤芍 24g,白芷 24g,连翘 24g,白及 24g,白蔹 24g,乌药 24g,官桂 24g,木鳖子 24g,槐枝 12g,柳枝 12g,桃枝 12g,桑枝 12g,枣枝 12g。

制法:上药细切,用麻油 1 000ml 浸药一宿,用火熬至药焦色,用生丝绢滤去渣,将油再入锅,以火熬沸后入乳香、没药末各 12g 搅匀。

用法:用时摊贴患处。

7. 雷公藤膏(《穴位贴敷治百病》)

祛风散寒、温经通络,主治类风湿关节炎。

组成:雷公藤 50g,生川乌 30g,蜂房、地龙、桂枝各 30g。

制法:将上药研为细末,用蜂蜜、白酒各半调拌成糊膏状。

用法:均匀敷于患处、压痛点和循经取穴上,用纱布覆盖,外用胶布固定。并常加入白酒数滴于敷料上,保持药层湿润。每日换药 1 次,15 次为 1 个疗程。

(二)治肢体疼痛诸膏

1. 冶葛膏(《外台秘要》)

主治江南风毒,症见始从手脚上开始水肿痹痛,进而到达上颈部、面部,最后转入腹中而不救。

组成:野葛、犀角(水牛角代)、乌头、桔梗、茵芋、蜀椒、干姜、巴豆各 8g,

升麻、细辛各 30g,蛇衔草、防风各 45g,雄黄 6g,鳖甲 15g。

制法:将上述药物切碎后用酒浸渍一晚,再用没有沾水猪膏 1 250g 一起合煎,小火煎煮,反复煎熬,不停搅拌,不断浓缩,直至药色变黄,勿使变焦黑,过滤去渣,则膏成。

用法:取适量,摩病处。

说明:忌猪肉、冷水、生菜、苋菜、芦笋等。方中乌头、茵芋、巴豆、细辛及雄黄均有毒,不可轻易使用。

2. 脚气敷膏贴(《普济方》)

主治脚气。

组成:皂角、木鳖子、草乌、南星、肉桂、乳香、没药各 100g。

制法:将上药用醋煎熬成膏,或再同大黄、川椒、牡丹皮、吴茱萸、当归、巴豆、白芷各 100g,一并放入猪油中,小火煎熬,以药色黄为度,勿令焦黑,过滤。

用法:每次用本膏适量,加热后外敷患处,每日 3~4 次。

说明:方中木鳖子、草乌、南星有毒,本方外用,严禁内服。

3. 皂角膏(《儒门事亲》)

主治腰脚疼痛。

组成:皂角 500g,醋 400ml。

制法:将皂角去皮、弦,捣碎,入醋中煎煮,熬至药液减半,纱布滤去药渣,再将所滤药液浓缩为膏。

用法:取膏适量,随痛处贴之。

4. 曲鱼膏(《备急千金要方》)

主治风湿疼痛,四肢痿弱,偏跛不仁,并痈肿恶疮。

组成:大黄、黄芩、莽草、巴豆、野葛、牡丹、踯躅、芫花、花椒、皂荚、附子、藜芦各 100g。

制法:上 12 味药切为细末,醋浸 1 晚,入猪油中,小火煎煮至沸腾 3 遍,直至水气尽,纱布绞去药渣,冷凝药液即成。

用法:取膏适量,手摩于患处,每日 3 次。

说明:方中莽草、巴豆、芫花、附子、藜芦有毒,严禁内服。

5. 乌头摩风膏(《普济方》)

主治风痛及皮肤不仁,筋脉拘急等症。

组成:生川乌、防风、肉桂、白芷、藁本、川椒、吴茱萸、白术、细辛、川芎、白附子、藜芦、莽草、羌活各20g,黄蜡200g,猪油600g,生姜12g。

制法:先将猪油放入锅中熔化,再将诸药切细,加入共煎,至白芷色黄,去滓,下黄蜡,搅匀,膏即成,待稍凝固,收于瓷器。

用法:先将手搓热,蘸本膏少许,涂摩患处100~200遍。

说明:本方外用,不宜内服;川乌、白附子有毒。

6. 黄明胶膏(《串雅内编》)

主治腰部辗转不利、疼痛者。

组成:生姜500g、黄明胶50g。

制法:生姜捣汁,与黄明胶同煎成膏。

用法:浓纸摊贴腰眼。

7. 玉容膏(《御药院方》)

治皮肤骨疮、癣痒唇裂、面皱风刺及跌扑伤损。舒缓筋,通流血,消肿止痛,发散邪毒。

组成:黄芪、当归、白芍、白芷、川芎、藿香叶、零陵香、白檀、白附子、白及、白蔹、瓜蒌、杏仁各50g,龙脑20g,清油2 500g。

制法:上药除龙脑计十三味,入清油浸三日,用银器内慢火熬,令药煎黄色,用新绵滤过,去药渣,放温,入黄蜡溶令匀,再用新绵滤过,入龙脑,不住手用柳木篦子搅,候冷密封。

用法:每用少许涂摩热为度。

(三)补虚益元诸膏

1. 扶阳益火膏(《理瀹骈文》)

主治元阳衰耗,火不生土,胃冷成膈;或肾气虚寒,腰脊重痛,腹脐腿足常冷;或脾寒便溏,泄泻浮肿作胀;或久带下,脐腹冷痛,腰以下如坐冰雪中,三阳真气俱衰者。

配方:生鹿角屑(鹿茸更佳)500g,高丽参200g,用油先熬枯去渣听用,或用黄丹收亦可。生附子200g,川乌、天雄各150g,白附子、益智仁、茅山术、桂枝、生半夏、补骨脂、吴茱萸、巴戟天、胡芦巴、肉苁蓉各 100g,党参、白术、黄芪、熟地、川芎、酒当归、酒白芍、山萸肉、怀山药、仙茅、蛇床子、菟丝饼、陈皮、南星、北细辛、覆盆子、羌活、独活、香白芷、防风、草乌、肉蔻仁、草蔻仁、远志肉、荜澄茄、炙甘草、砂仁、厚朴(制)、杏仁、香附、乌药、良姜、黑丑(盐水炒黑)、杜仲(炒)、续断、牛膝(炒)、延胡索(炒)、灵脂(炒)、秦皮(炒)、五味子、五倍子、诃子肉、草果仁、大茴、红花、川萆薢、车前子、金毛狗脊、金樱子、甘遂、黄连、黄芩、木鳖仁、蓖麻仁、龙骨、牡蛎各 50g,炒蚕沙150g,发团 80g。

生姜、大蒜头、川椒、韭子、葱子、棉花子、核桃仁(连皮)、干艾各 200g,凤仙全株、干姜、炮姜、白芥子、胡椒、石菖蒲、木瓜、乌梅各 50g,槐枝、柳枝、桑枝各 400g,茴香 100g。

制法:两共用油 12kg,分熬,再合鹿角油并熬丹收。再入净松香、陀僧、赤脂各 200g,阳起石(煅)100g,雄黄、枯矾、木香、檀香、丁香、官桂、制乳香、制没药各 50g,牛胶(酒蒸化)200g,俟丹收后,搅至温,以一滴试之不爆,方取下。再搅千余遍,令匀,愈多愈妙,勿炒珠,炒珠无力,且不粘也。

用法:贴心、脐、脐下。

说明:严禁内服,少年火旺勿用。

2. 益寿比天膏(《万病回春》)

主治精滑不固,腰膝酸软,筋骨痿弱,下元虚冷,五劳七伤,半身不遂,下部虚冷等症。

组成:鹿茸、附子、牛膝、虎胫骨(羊胫骨代)、蛇床子、菟丝子、川续断、远志肉、肉苁蓉、天门冬、麦门冬、杏仁、生地、熟地、官桂、川楝子、山茱萸、巴戟天、破故纸、杜仲、木鳖子、肉豆蔻、紫梢花、谷精草、穿山甲、大麻子各60g,甘草 120g。

制法:将上述药物锉细,用真香油 840g 浸药一昼夜,置于小火上慢熬至黑色,下黄丹 480g、黄香 240g,同时用柳棍不停搅拌,再下雄黄、倭硫、龙骨、赤石脂各 120g,以铜汤匙挑药滴水成珠不散为度,下母丁香、沉香、木香、乳香、没药、阳起石、煅蟾酥、哑芙蓉各 12g,麝香(现用人工麝香)6g,搅拌使其混合均匀,又下黄蜡 30g,膏成,贮存于瓷罐内,严密封口,入水中浸

5天去其火毒,制成约42g重的膏药贴。

用法:取膏摊涂在红绢上,贴脐上或两腰眼上。

说明:此药最能填精补髓,保固真精不泄;善助元阳,滋润皮肤,壮筋骨、理腰膝;方中附子、木鳖子、黄丹、雄黄、倭硫均有毒,不可轻易使用,禁内服。

3. 摩腰膏(《奇效良方》)

主治肾阳虚衰之腰痛。

组成:母丁香、木香、朱砂、藿香、附子、干姜、沉香、桂心、生硫黄、枯矾、雄黄、杏仁(别研)、吴茱萸、陈皮各10g,轻粉(别研)、麝香(别研)各1g。

制法:将上药研为细末,入杏仁、轻粉、麝香同研匀,炼蜜和丸,如绿豆大。每用老姜一块,切碎,煎浓汁,倒在碗内,取1丸浸汁中,化研如膏,令人手蘸药于腰上摩之,至药汁尽为度,腰上即温热如火,但是诸虚之证,并皆治之。

用法:若摩一丸,腰下如火;二丸血脉舒畅;三丸颜色悦泽;十丸骨健身轻,气全精足,骨髓坚定。

说明:不宜内服。

4. 痿证方(《经穴贴敷疗百病》)

主治重症肌无力。

组成:白术500g、茯苓500g、怀山药300g、川牛膝300g、麦冬300g、锁阳300g、龟板300g、黄芪200g、太子参200g、肉桂60g、干姜60g。

制法:上药共研细末过筛,麻油熬膏备用。

用法:穴位选取足三里、关元、大椎、气海、肾俞,每次选3~4个穴位,隔日敷1次,连敷10~30次。